リハビリテーション

金田嘉清・大塚　圭

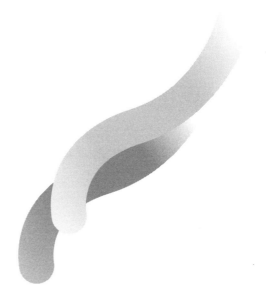

リハビリテーション（'19）
©2019　金田嘉清・大塚　圭

装丁・ブックデザイン：畑中　猛

まえがき

　世界でも例をみない速度で進行している日本の高齢化は，2040年頃にピークを迎えます．日本は，人口増加に悩む先進諸国とは異なり，人口の減少が続き，2040年頃には国民の3人に1人が高齢者を占め，さらに高齢者とともに障害者数も最多になるという，世界のどの国も経験のない社会が到来します．そのため，日本は少ない現役世代で多くの高齢者と障害者を支える社会づくりが急がれています．この社会づくりにおいてリハビリテーション（以下，リハ）医学・医療は中心的役割を担います．

　リハ医学とは，疾病や障害に対して従来の医学的対応とともに「活動」を介入させるユニークな医学です．また，リハ医療では，リハ専門医とはじめとして，理学療法士，作業療法士，言語聴覚士，看護師といった多くの専門職が，他の診療科よりも多く関わる特徴があります．本講義では，すでにリハ医療に関わっている専門職の方，またはこれから携わろうと志をもっている方に対して，リハ医学・医療の総論を概説するとともに，実践的な知識や技術をいくつか紹介します．

　本書は，2013年に開講した「リハビリテーション'13」の改訂版にあたります．前版でも解説したリハ総論，急性期・回復期・生活期のリハ，また，各論となる脳血管障害，運動器疾患，内部障害，神経筋疾患，小児，老年期・高齢者，摂食嚥下障害，精神障害，義肢装具・支援機器，リハ看護，リハの未来の内容をアップデートするとともに，近年注目を集めている地域リハとスポーツ障害のリハの解説を新しく設けました．

　本書を「リハを学んでみよう」と志を持たれた方々に入門書として活用頂き，学習への動機づけの一助となれば，筆者一同この上ない幸いです．

2019年3月
金田嘉清
大塚　圭

目 次

まえがき　　金田　嘉清, 大塚　圭　iii

1 リハビリテーション総論　　金田　嘉清　1
1. リハビリテーションの概念　1
2. リハビリテーション・チームと関連職種　16

2 急性期・回復期・生活期のリハビリテーション　　櫻井　宏明　20
1. リハビリテーションの流れ　20
2. 急性期のリハビリテーション　22
3. 回復期のリハビリテーション　28
4. 生活期のリハビリテーション　38
5. おわりに　40

3 脳血管障害のリハビリテーション　　大塚　圭　44
1. 脳血管障害　44
2. 脳血管障害のリハビリテーション　54
3. 運動療法と運動学習　63
4. 脳血管障害患者の転倒と骨折　69

4 運動器疾患のリハビリテーション　　櫻井　宏明　71
1. 運動器リハビリテーションとは　71
2. 運動器疾患に特徴的な障害　72
3. 各論　77

5 内部障害のリハビリテーション　｜鈴木由佳理　92

1. 内部障害の概要　92
2. 心臓機能障害のリハビリテーション　95
3. 呼吸器機能障害のリハビリテーション　102

6 神経筋疾患のリハビリテーション　｜松田文浩　113

1. 神経筋疾患とは　113
2. 主要な神経症候　114
3. 疾患別リハビリテーション　116

7 小児のリハビリテーション　｜鈴木由佳理　134

1. 障害児の実態と療育体制　134
2. 発達障害の評価　139
3. 障害児のリハビリテーション　147

8 老年期・高齢者のリハビリテーション　｜鈴木めぐみ　156

1. 加齢が心身におよぼす影響　156
2. 転倒予防に対するアプローチ　159
3. 認知症のリハビリテーション　165

9 摂食嚥下障害のリハビリテーション　｜鈴木めぐみ　177

1. 摂食嚥下のメカニズム　177
2. 摂食嚥下機能の評価　182
3. 摂食嚥下リハビリテーションの実際　188

10 精神疾患のリハビリテーション　｜山田　将之　198

1. 精神疾患のリハビリテーションとは　198
2. 精神疾患のリハビリテーション（作業療法）の歴史と関連法規　199
3. 精神領域の作業療法に関連する理論・モデル・技法　202
4. 疾患別リハビリテーション　206

11 義肢装具・支援機器　｜大塚　圭　221

1. 義肢装具・支援機器　221
2. 義　肢　222
3. 装　具　227
4. 支援機器　238

12 地域リハビリテーション　｜山田　将之　249

1. 地域リハビリテーションとは　249
2. 地域包括ケアシステムとは　250
3. 介護保険制度とリハビリテーション　252
4. 訪問リハビリテーション　255
5. 生活行為向上マネジメントの概要　260
6. 地域リハビリテーションにおける新たなあり方について　266

13 スポーツ障害のリハビリテーション　　松田　文浩　269

1. スポーツ障害とは　269
2. 外　傷　270
3. オーバーユース障害　276

14 リハビリテーション看護　　日高　艶子　284

1. リハビリテーション看護の視点　284
2. 脳卒中患者の変化した環境への適応を促す支援事例　289

15 我が国におけるリハビリテーション医療の現在と未来　　金田　嘉清　299

1. 少子・高齢化社会の現状と未来　299
2. リハビリテーション医療の現状　312
3. リハビリテーション医療関連職種が抱える課題　318
4. 我が国におけるリハビリテーションの未来　323

索引　326

1 リハビリテーション総論

金田嘉清

《目標＆ポイント》
リハビリテーションの歴史，関連する法律，障害モデル，リハビリテーション専門職種について述べるとともに，リハビリテーション医学のもつ特徴を解説する。
(1) リハビリテーションの概念について学ぶ。
(2) リハビリテーションが対象とする障害の概念モデルを知る。
(3) ライフサイクルに関わるリハビリテーションの流れを知る。
(4) リハビリテーション介入の考え方をチームアプローチとして理解する。
《キーワード》 障害，ICF，リハビリテーション関連職種，チームアプローチ

1. リハビリテーションの概念

　リハビリテーションは，「リハビリ」という日本語で日常の中で使われている。通常それは，ケガや病気で動かなくなった部分を治すよう運動することを指しているような印象を受ける。確かに動かない部分を動くように直接的に障害に介入することもリハビリテーションに含まれるが，それだけを意味するわけではない。なぜならば，リハビリテーションが扱う障害とは，疾病による物理的な機能不全という一義的なものではなく，人間を生活や環境を含むシステムとして捉えた多義的な機能不全を扱うからである。

（1）リハビリテーションとは
a）リハビリテーションの概念

　リハビリテーションは，中世ヨーロッパにおいて「宗教上の破門の取り消し」や「身分・地位の回復」を意味した。その後，犯罪者の更生と社会復帰の意味に拡大され，全米リハビリテーション委員会（昭和16（1941）年）は，「能力低下のある者を，彼のなしうる最大の身体的，社会的，職業的ならびに経済的な能力を有するまでに回復させる」ことと定義した。

　リハビリテーションの英語表記は"rehabilitation"で，「re（再び）＋habilis（できる，適する）＝再びできるようになる」ことに相当し，何らかの障害を受けた人が再び人間として能力を回復して社会に適合するための過程と言える。

　リハビリテーションの定義一覧を**表1-1**に示す。

　我が国においては厚生白書（昭和40（1965）年）が，「心身に障害のある者が社会人としての生活ができるようにすることである」としたが，時間の経過と共に，幅広い概念を含むもの，全人的視点をもつ内容へと変化をしている。日本リハビリテーション病院・施設協会が，地域リハビリテーション（community based rehabilitation：CBR）の定義として「障害のある子供や成人・高齢者とその家族が，住み慣れたところで，一生安全に，その人らしくいきいきとした生活ができるよう，保健・医療・福祉・介護および地域住民を含め生活にかかわるあらゆる人々や機関・組織がリハビリテーションの立場から協力し合って行う活動のすべて」[1]としている。リハビリテーションは退院後も生活の中で続けられるものであり，身体機能だけでなく精神機能も含み，さらに地域に安住して他の人々と関わりながら生活をするという個別性に着目した内容となっている。人間には百人百様の生活史があり，リハビリテー

表1-1　リハビリテーションの定義の移り変わり

全米リハビリテーション委員会	1941	リハビリテーションとは，能力低下のある者を彼のなしうる最大の身体的・社会的・職業的・経済的な能力を有するまでに回復させることである。
厚生白書	1965	リハビリテーションとは，心身に障害のある者が社会人としての生活ができるようにすることである。実際には，心身に障害のある人の社会復帰―職場への復帰，あるいは，学校への復帰―を促進することにより，身体的，精神的，社会的，職業的にその能力を最大限に発揮させ，最も充実した生活ができるようにすることを目的としている。
世界保健機関（WHO）	1968	リハビリテーションとは，能力低下の場合に機能的能力が可能な限り最高の水準に達するように個人を訓練あるいは再訓練するため，医学的・社会的・職業的手段を併せ，かつ調整して用いることである。
世界保健機関（WHO）	1981	リハビリテーションは，能力低下やその状態を改善し障害者の社会的統合を達成するためのあらゆる手段を含んでいる。さらに，リハビリテーションは障害者が環境に適応するための訓練を行うばかりでなく，障害者の社会的統合を促すために，全体としての環境や社会に手を加えることも目的とする。
「障害者に関する世界行動計画」（国連総会決議）	1982	リハビリテーションとは，損傷した者が精神的，身体的及びまたは社会的に最も適した機能水準を達成することを目的とした，目標志向的かつ時間を限定したプロセスであり，これにより，各個人に対し自らの人生を変革する手段を提供することを意味する。これには，機能の喪失あるいは機能の制約を補う（たとえば補助具により）ことを目的とした施策，及び社会的適応あるいは再適応を促進するための施策を含みうる。

(表 1-1 続き)

障害者の機会均等化に関する標準規則（国連総会決議）	1993	リハビリテーションは障害のある人々が各々の最大限の身体的，知覚的，知能的，精神的及び社会機能のレベルに達し，それを維持できるようにすることで，より自立した生活に向けた変化のための手段を提供することを目的とした過程である。リハビリテーションは機能を提供し回復する手段，又は失われたり欠如している機能あるいは機能的制約を埋め合わせるための手段を含むであろう。リハビリテーションの過程は初期の治療行為を含まない。それは，より基本的で一般的なリハビリテーションからの，例えば職業リハビリテーションの目標を定めた活動までの広い範囲の手段と活動を含んでいる。
リハビリテーション病院・施設協会	2004	リハビリテーションとは，障害のある人が，最良の心身の状態を獲得し，年齢や障害の程度に応じ，その地域に住む人々とあらゆる[*1)]面で同水準の生活がなされる[*2)]ことである。 [*1)]「あらゆる」とは，社会的，教育的，職業的，経済的，文化的な意味である。 [*2)] 生活が「なされる」としたのは，主体的に生活を「送る」ことができない人々を除外しないためである。

ションの内容はその多様性に応じて変化する。

b）ノーマライゼーション

　ノーマライゼーション（normalization）は，1950年代にデンマークで提唱され，世界中に広まった思想である。これは，障害のある人たちを一人の市民としてその地域で普通に生活できるように社会の仕組みを変えていくことを意味する。昭和56（1981）年の国連国際障害者年の

テーマとなった「完全参加と平等」は，この理念に基づくものである。我が国ではノーマライゼーションの影響を受けて，「きょうされん（共同作業所全国連絡会，昭和52（1977）年）」のように全国規模での共同作業所づくり運動が起きた。さらに，平成5（1993）年の障害者基本法など，法律の策定にも影響をおよぼした。地域で普通に生活できるようにするという視点は，そのために何をしたらよいかと考えるリハビリテーション理念に大きな影響をおよぼした。

c）自立生活運動（IL運動）

1970年代に米国で展開された自立生活運動（independent living movement：IL運動）は，自立の概念を大きく変えた。従来の身体的自立があってからの経済的自立ではなく，重度の障害があっても地域で必要な社会サービス支援を受けながら，自分らしい信念ある生活を送ることが本当の自立であるとした。尊厳ある人生のために，必要な支援は受けるべきで，決して身の回り動作が自立することがもっとも重要なことではない，という考え方はリハビリテーションを進めるうえで重要な視点となる。

d）インクルージョン

インクルージョン（inclusion）は，ノーマライゼーションの発展した姿とも考えられ，教育の場においてあらゆる人種・背景の子供たちが，等しく地域の学校にinclude（包み込む）されて，必要な支援を受けて教育を受けるべきという，インクルーシブ教育においてはじまった。

福祉分野では，知的障害者の親の会の国際団体が名称に「Inclusion International」を使用し，インクルージョンは「通常な場面における援助付きの共生戦略」とされた。これは，障害のない人と同じ場所で，それぞれのニーズに応じた必要な援助が提供され，社会における地位と役割が保障され，関係性が保てること[2]である。お互いがかけがえのない存

在として地域で支え合うことを指す。個々のニーズに応じた合理的配慮を考えることはリハビリテーションの介入方法にも共通した視点である。

(2) リハビリテーションの分野

リハビリテーションは，医学的リハビリテーション，教育的リハビリテーション，職業的リハビリテーション，社会的リハビリテーションの4つの分野に分けられ，それぞれの専門性が生かされて結びつくことが大切である。

a) 医学的リハビリテーション

医学的リハビリテーションは，科学としての「リハビリテーション医学」とその社会的実践である「リハビリテーション医療」を含む。

リハビリテーション医学は，物理医学 (physical medicine) とリハビリテーションが統合されてできた専門分野である。物理医学では，運動障害などのある患者に，温熱や電気など物理学的手段を用いて治療を行い，リハビリテーションでは患者の能力を最大限に引きだし，身体的・精神的・社会的に可能な限り回復させる。リハビリテーション医学は両者を併せて，学問的・技術的に体系化し，患者が生き甲斐をもてる社会生活を送れるように援助することを目指すもので，第二次世界大戦後に米国から臨床医学の一領域として我が国に導入された。日本リハビリテーション医学会による，リハビリテーション専門医の認定制度がある。

リハビリテーション医療は，「基本的動作能力の回復などを目的とする理学療法や，応用的動作能力，社会的適応能力の回復などを目的とした作業療法，言語聴覚能力の回復等を目的とした言語聴覚療法などの治療法として構成され，いずれも実用的な日常生活における諸活動の実現を目的としておこなわれるもの」であり（厚生労働省，リハビリテー

ション通則），多職種協働で総合的・包括的にチームで実践する医療である。

　本講座では医学的リハビリテーションを主題に，医学・医療双方の立場を含めて「リハビリテーション」として述べる。

b）教育的リハビリテーション

　心身に障害のある児童に対して，発達の各側面（運動機能，行動，認知，情緒，言語など）へ教育的援助や障害との共生体験，残存能力の開発，日常生活動作の獲得，しつけなどの他に，学習教育，進路相談，職業指導などを行う。教育，福祉，医療などの関係機関が一体になって地域における総合的な教育的支援を行う支援体制が必要で，担任教師，生活指導主事，コーディネーター，養護教諭，学校医などの学校内の職種に限らず，医師，看護師，理学療法士，作業療法士，言語聴覚士，臨床心理士などの外部専門家の活用や，医療・福祉・労働などの関係機関同士の緊密な連携が重要である[3]。

c）職業的リハビリテーション

　昭和30（1955）年には，国際労働機関（International Labour Organization；ILO）が，障害者の職業リハビリテーションの定義を「職業指導，職業訓練，職業選択などの職業的なサービスを含んだ継続的，総合的なリハビリテーションの一部であって，障害者の適切な就職の確保と継続ができるように計画されたもの」とした。その目的は，障害者が適当な雇用に就いて，社会への統合や再適応，職業生活における自立を図ることにある。関連する施設には，リハビリテーションセンター，障害者授産施設，福祉工場，共同作業所，グループホーム，地域障害者職業センター，障害者職業能力開発校，ハローワークなどがある。

d）社会的リハビリテーション

　社会的リハビリテーションとは，障害者のリハビリテーションを阻害

する社会的要因，すなわち経済面，家族関係，住宅，地域の環境，法律，行政，施設，公共機関の設備，建築，交通機関などに関し，できるかぎり障害者が制限を受けないように調整し，社会への統合と再適応を達成できるように保障するための様々なアプローチである。経済的支援，情報提供，福祉機器の支給，ボランティア養成，社会環境の整備などが含まれ，関係する機関は，国や地方自治体，福祉事務所，児童相談所，病院，介護老人保健施設，リハビリテーションセンター，社会福祉施設など多岐にわたる。

(3) ICIDH から ICF へ

リハビリテーションの多様性は，障害の概念と大きな関わりがある。1970年代，世界保健機関（World Health Organization：WHO）は疾患に由来する障害の分類作業を開始し，昭和55（1980）年に国際障害分類（International Classification of Impairments, Disabilities, and Handicaps：ICIDH）試案を刊行した。ICIDH で呈示された障害モデル（**図 1-1**）[4] では，障害を機能障害（impairment），能力低下（disability），社会的不利（handicap）に分けることで，疾患がおよぼす生活の問題を因果関係として理解しやすい利点がある。リハビリテーションを必要とする人の問題点は，この3つのレベルに当てはめることで整理することが可能になった（**表 1-2**）。リハビリテーションでは，この3つ

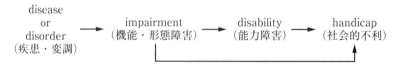

図 1-1　障害構造モデル
　　　　（文献 4 より引用）

表 1-2　国際障害分類（ICIDH）による障害の捉え方と対応
42歳男性・会社員（営業職）・脳卒中右片麻痺・失語症・右利き

障害レベル	定義	具体例	対応の方法
機能障害 impairment （臓器レベルの障害）	心理的，生理的または解剖学的な構造や機能の喪失または異常	右片麻痺 失語症	麻痺の回復訓練 言語訓練
能力低下 disability （個人レベルの障害）	ある活動を行う能力の何らかの制限あるいは欠如（日常生活動作の障害）	歩行困難 利き手で書字困難 発話困難	杖や装具の導入 利き手交換 カードの活用
社会的不利 handicap （社会的レベルの障害）	機能障害や能力低下の結果として，個人が社会生活を送るうえでこうむる職業上または社会的な不利益	営業職の継続困難 通勤困難 引きこもりによる社会生活の狭小化	配置転換 自動車利用 家族会によるピアサポート

のレベルのすべてに介入する．

　一方，健常な機能や能力というプラス面を軽視していることへの批判，環境因子が障害の成因に重要であるという立場から，平成13（2001）年にWHOは国際生活機能分類（International Classification of Functioning, Disability and Health：ICF）をICIDHに代わるものとして提唱した[5]．ICFの特徴として，①原因となる疾患については中立的な立場をとり，疾患の結果の分類ではなく，生活機能を構成する要素つまり健康を構成する要素の分類になっていること，②障害の直接的な要因だけでなく，環境的な要因に着目していること，③構成要素は，それぞれが双方向性に関連していること，つまり1つの要素に介入するとその他の1つまたは複数の要素を変化させる可能性があること，④障害に関わる多分野・多職種の共通言語となることが挙げられる（**図 1-2**）．

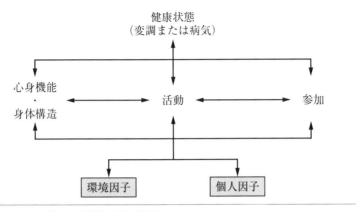

図 1-2 ICF の構成要素間の相互作用
(文献 5 より引用)

構成要素を下記に示す。
a) 心身機能・身体構造
人体構造（脳と心を含む）の生理的機能である。機能障害は，一般的標準から変異や喪失をした心身機能または身体構造の問題を指す。
b) 活 動
個人が課題や行為を遂行することである。活動制限は個人の活動を行うときの困難で，ほぼ能力障害に相当する。
c) 参 加
生活・人生場面への関わりのことである。参加制約は，個人が何らかの生活・人生場面に関わるときに経験する困難で，ほぼ社会的不利に相当する。
d) 背景因子
個人の人生と生活に関する背景全体を指す。環境因子と個人因子によって構成される。

①**環境因子**：生きていくための物理的環境や社会的環境を構成する因子で，個人の外部にあり，個人に肯定的影響または否定的影響をおよぼしうる。
②**個人因子**：健康状態や健康状況以外のその人の特性からなる。性格，年齢，ライフスタイル，教育歴，困難への対処法など，その他諸々の特質が含まれる因子で，介入の結果にも影響しうる。

（4）リハビリテーションの対象およびライフサイクルとの関連

リハビリテーションの対象の多くは，疾患によって生活上の問題すなわち活動障害（activity disorder）を抱えている人々である。活動の中心的領域は，3つの運動領域（①操作，②移動，③摂食・排泄）と，2つの認知領域（④コミュニケーション，⑤判断）に分けることが可能で，臨床においてはほぼすべての診療科と関係をもつことになる。リハビリテーション科とこれらの関連各科との関係は，縦糸と横糸にたとえることができ，両者をうまく編めれば，患者にとってよいセーフティネットとなる（**図1-3**)[6]。

リハビリテーションは，ライフサイクルや障害のレベルに応じて，誕生から死に至るまで適宜実施される。下記b）**治療的リハビリテーション**とc）**生活期リハビリテーション**については，第2章で詳細に述べる。以下に，リハビリテーションが関与できる対象を挙げる。

a）予防的リハビリテーション

障害の予防がもっとも大切な役割となる。障害発生のリスクが高い対象者に対して，体力を増進させるなどの手段でもって障害の発生を予防する。介護予防として市町村が主催する体操教室などでは身体の活動性を上げ，心身の不使用・不活発による廃用症候群の予防を行っている。また，入院中であっても過度の安静による筋力低下や関節拘縮などの廃

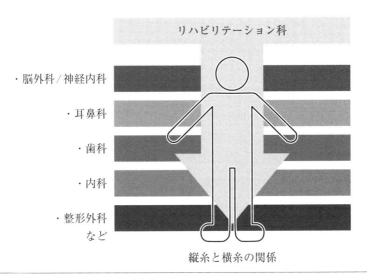

図1-3 リハビリテーションと関連科
（文献6より引用）

用症候群を予防する目的で，早期からリハビリテーションが実施されて，障害そのものの予防と最小化に努めることになる。

b）治療的リハビリテーション

　発症直後の急性期と状態が安定してきた回復期のリハビリテーションが含まれる。発症間もない急性期では，疾患の内容と安静度に応じて早期離床と廃用症候群の予防を目標にした活動性向上のためのリハビリテーションが開始される。その後，回復期には頻度と時間数を増加して積極的なリハビリテーションが実施される。患者に応じた目標をたて，セルフケア，移動，コミュニケーションなどの日常生活動作（activities of daily living：ADL），手段的日常生活動作（instrumental activities of daily living：IADL）の能力における最大限の活動の回復と社会

復帰を目指す[7]。

c）生活期リハビリテーション

　急性期と回復期のリハビリテーションによって獲得された機能を可及的長期に維持するために行われる。医療保険と介護保険が相互に乗り入れて提供される。退院後に家庭で不活発な生活を送るようになり，筋力低下や体力低下によって入院中にできていたことができなくなることは多い。獲得した機能を少しでも長い間維持するためには，社会資源によるリハビリテーションの機会だけに依存するのではなく，日常生活の中に運動要素を取り入れることや活動継続のモチベーションを保つことが重要になる。

d）終末期リハビリテーション

　終末期リハビリテーションは，大田によって「加齢や障害の進行のため，自分の力で身の保全が難しく，かつ生命の存続が危ぶまれている人々に対して，最後まで人間らしくあるよう医療・看護・介護とともに行うリハビリテーション活動」[8]である。自力で自分の身を処しきれないことで人間らしさを喪失しないように，そのような人を最期まで人間らしくケアすることの重要性について述べている。

e）介護期リハビリテーション

　介護期リハビリテーションとは，「介護が必要な人々に対し，積極的な自立支援の介護を行うとともに，廃用症候群によって介護が困難な状態になることを予防する」[9]もので，介護の中にもっと積極的にリハビリテーションの考えと手法をもつための概念である。これによって全介助の期間をできるだけ短縮し，たとえ全介助であっても終末期にスムーズに移行できるように努める。

　介護期リハビリテーションは，患者の病状に応じて実施の時期は異なるため，急性期から生活期，終末期への時系列に必ずしも従わない（**図**

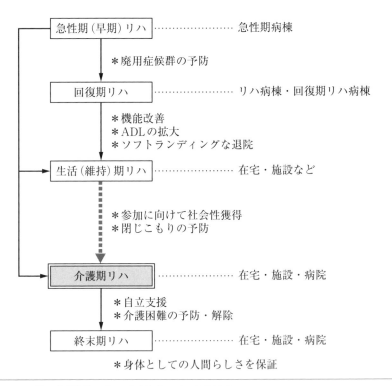

図 1-4　リハビリテーション医療・ケアの流れ
　　　（文献 10 より引用）

1-4）。そして，前述の終末期リハビリテーションとともに，人間の尊厳に配慮した人権思想と言える。

(5) リハビリテーション介入の考え方

　リハビリテーションによる介入の考え方には，以下の3つの方略がある。①低下した機能に対する直接的介入，②残存している健常な部位を活用して，生活しやすくする，③失われた機能を代償するための環境

表1-3 リハビリテーション介入の方略（脳卒中左片麻痺患者の歩行を例に）

方略	具体的介入
低下した機能に対する直接的介入	麻痺している左下肢の動きを促通し，麻痺の改善を図る
残存している健常な部位を活用して，生活しやすくする	健常な右下肢の筋力強化 杖や装具を使った歩行様式の学習
失われた機能を代償するための環境（物理的環境・人的環境）の整備を行い，地域に戻りやすくする	装具の調整 家屋環境の調整（手すり，整理整頓） 家族の理解（本人ができること，困難であることの見極め）

（物理的環境・人的環境）の整備を行い，地域に戻りやすくする。

　脳卒中片麻痺患者の歩行を例に示す（**表 1-3**）。

　新しい動作様式の獲得には治療的学習が用いられる。これは，リハビリテーションの重要な因子で，目的とする動作を繰り返し練習する過程を利用して，個人の動作能力を直接変化させ，それによって能力低下を改善するものである。

　実際のリハビリテーションでは，これら①〜③のすべての方略を組み合わせて実施している。

　疾患によって障害を得た場合，低下した機能がもっとも目立つ。これまでできていたことができなくなるからである。そのため，低下した機能を回復させることに力を注ぐあまり，日常生活動作の自立や社会生活への適応が遅れることがある。機能回復はもちろん重要であるが，生活を再建すること，地域社会に戻ってその人らしく生活をすることを忘れてはならない。医療職は，失った機能と健常で使える機能を的確に把握して，練習を組み立てる必要がある。これらの方略によって新しく得た活動能力は，実際に生活の中に適応して使用するために繰り返しの練習が必要になる。

2. リハビリテーション・チームと関連職種

(1) チームアプローチ

　リハビリテーションはチームアプローチ，チームワークを柱とする。患者を中心にして様々な医療専門職が協議・協業して有機的に動くことが前提になっている。それぞれの職種が患者に対してばらばらに独断で動くのではなく，定期的なカンファレンスの機会を通して，チームでの情報共有とディスカッションをもとに共通の方向性をもってリハビリテーションを実施する。

(2) 主な関連職種

a) 医師（リハビリテーション専門医）

　担当医として診断・投薬管理・訓練処方・義肢装具・車いすの処方などを行う。障害の程度，帰結予測，ゴールの最終判断をチームの中で行う。

b) 看護師・保健師

　病棟ではもっとも身近に入院生活を知る立場であり，日常の健康管理，患者・家族教育，リハビリテーションでの練習成果を病棟での日常生活に応用させる。

c) 理学療法士

　主に移動能力など基本的動作能力の回復のために，評価・訓練・指導を行う。また物理的手段（電気刺激や温熱など）を疼痛や関節拘縮の改善に用いる。

d) 作業療法士

　身体・精神障害者に，作業を通して，ADLと応用的動作能力または社会適応能力の回復を図る。生活と社会参加に必要な機能の評価，訓練

を行う．

e）言語聴覚士
　音声・言語機能・摂食嚥下機能や聴覚に障害のある者に必要な検査・訓練・指導を行う．

f）義肢装具士
　医師の処方のもとに，義肢（義手・義足）および装具の装着部位の採寸・採型，製作と身体への適合を行う．

g）社会福祉士（ソーシャルワーカー）
　心身の障害や環境上の理由により日常生活に支障がある者に対し，専門知識・技術をもって，相談・助言・指導などの援助を行う．

h）臨床心理士
　心理・精神的問題の評価，カウンセリングを行う．また，高次脳機能障害の神経心理学的評価を行い，認知リハビリテーションプログラムの立案をする．

i）リハビリテーション工学士
　運動機能と治療効果の客観的・定量的計測を行い，医用工学の応用で動作補助具，ロボット訓練機器，ベッド回りの環境制御装置の製作に関わる．

j）精神保健福祉士
　医療機関や社会復帰施設を利用している精神障害者の社会復帰に関する相談に応じ，助言・指導・日常生活への適応訓練などの援助を行う．

k）介護福祉士
　心身の障害や環境上の理由により日常生活に支障がある者に対し，専門知識・技術をもって入浴・排泄・食事その他の介護，介護者への指導を行う．

l）介護支援専門員（ケアマネジャー）
　介護保険法で要支援・要介護認定を受けた人からの相談を受けて，居宅サービス計画を作成し，他の介護サービス事業者との連絡，調整を取りまとめる。

m）その他
　薬剤師，管理栄養士，視能訓練士，音楽療法士，健康運動指導士，特別支援学校教員など，患者の症状や背景によって，様々なリハビリテーション領域の専門性を持ち寄って有機的結びつきを構築する。

（3）よりよいチームワークのために

　チームワークには，①チームの目的を明確にし，共有する，②他の職種とその目標を理解する，③他の職種の一部をカバーできる[11]，ということが求められる。つまり，チームの中で役割が縦割りに決まってしまっていて，自分の役割以外の所には手を出さない，というのではなく，共通の目標があってそれを達成するために必要なことならば，他職種が主として行っていることであってもカバーすることを意味する。

　たとえば，下肢の筋力増強に立ち上がり動作を繰り返して行うことは多い。1日数百回の立ち上がり動作をこなすためには，理学療法士の訓練時間だけでなく，作業療法士や病棟での看護師と行うことも必要になってくる。さらに，患者と家族もチームの一員として加えることは重要なポイントである[12]。家族が病棟で立ち上がり動作練習を共に行うことで，家族は患者が何をできて何ができないのかという現状を正確に知り，退院後のビジョンを描く材料を得ることができる。リハビリテーションに早期から家族に参加してもらうことを，心がけることは患者の帰結に影響するために重要である。

引用文献

1) 日本リハビリテーション病院・施設協会ホームページ：http://www.rehakyoh.jp/teigi.html（2018年7月1日閲覧）
2) 松友了：「インクルージョン」の理念と実現への動向①．月刊福祉 79（7）：64-69，1996
3) 西岡亞耶，辛島千恵子，五十嵐剛：特別支援教育における作業療法士の訪問活動の成果—教員は作業療法士をどのように理解しているのか？作業療法 34（3）：257-269，2015
4) 上田敏：国際障害分類初版（ICIDH）から国際生活機能分類（ICF）へ—改訂の経過・趣旨・内容・特徴—．http://www.dinf.ne.jp/doc/japanese/prdl/jsrd/norma/n251/n251_01-01.html（2018年9月5日閲覧）
5) 障害者福祉研究会（編）：国際生活機能分類—国際障害分類改訂版—．pp5-17，中央法規，東京，2002
6) 才藤栄一，植田耕一郎（監修）：摂食嚥下リハビリテーション第3版．pp2-3，医歯薬出版，東京，2016
7) 澤村誠志（監）：これからのリハビリテーションのあり方．pp2-6，青海社，東京，2004
8) 大田仁史：介護予防と介護期・終末期リハビリテーション．pp76-78，荘道社，東京，2015
9) 全国介護・終末期リハ・ケア研究会：http://n-cerc.org/node/6（2018年9月5日閲覧）
10) 大田仁史：介護予防と介護期・終末期リハビリテーション．p64，荘道社，東京，2015
11) 大田仁史：リハビリテーション入門．pp156-84，IDP出版，東京，2012
12) Osawa A, Maeshima S：Family participation can improve unilateral spatial neglect in patients with acute right hemispheric stroke. Eur Neurol 63：170-175, 2010

2 | 急性期・回復期・生活期の
リハビリテーション

櫻井宏明

《目標&ポイント》
急性発症した疾患のリハビリテーションの過程は,しばしば急性期・回復期・生活期の3期に分けて示される。各期におけるリハビリテーションの特徴および留意点について解説をする。
(1) 急性期・回復期・生活期リハビリテーションの目的を理解する。
(2) 各期における評価およびゴール設定,運動ならびに練習の過程を理解する。
(3) ADLとIADLの違いについて理解する。
(4) 家族がリハビリテーション・チームで果たす役割を理解する。

《キーワード》 急性期,回復期,生活期,廃用症候群,ADL,IADL,ゴール設定

1. リハビリテーションの流れ

　発症から社会復帰までのリハビリテーションの流れを,病期ごとに分けてみると,リハビリテーションの目指す到達目標が時間の経過と共に変化することを確認できる(**図 2-1**)。これは,患者の心身状態の回復程度に対応して,患者に必要なアプローチが病期ごとに異なっているためである。発症後の急性期より,医学的治療と並行して身体機能の回復に重点を置いたリハビリテーションが開始され,病態の安定と共に行動可能範囲が拡大していくのが,入院リハビリテーションの一般的な過程である。しかし,患者は疾病に罹患する以前から社会的存在としての個

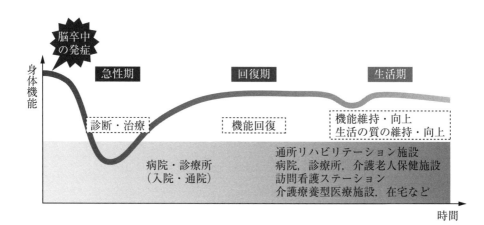

図2-1 患者の状態に合わせたリハビリテーション（脳卒中の場合）
急性期，回復期，生活期に大別される。

人であり，経過と共に個人の社会的背景に応じたリハビリテーションが必要になる。

急性発症後の病期別リハビリテーションは，しばしば急性期・回復期・生活期に分けられる[1]。この期間による分け方に科学的な根拠はなく，病状の回復程度に合致するリハビリテーションを実施するための一般的概念として多用されている。また，厚生労働省（平成30（2018）年保険医療制度）の定める「回復期リハビリテーション病棟」の入院適応患者は，たとえば脳血管障害患者であれば，「発症後2ヶ月以内」であり，入院上限期間は180日とされている（**表2-1**）[1]※。このことより，発症後2ヶ月未満〜6ヶ月前後を「回復期」としてとらえることが多い。以下，リハビリテーションでもっとも関与の多い脳血管障害患者を例にとり説明する。

※この要件の「発症からの期間」は，2020年の診療報酬の改定において削除されている。厚生労働省保健局医療課・令和2年度診療報酬改定の概要。
https://www.mhlw.go.jp/content/12400000/000691038.pdf（閲覧日：2022年4月20日）

表2-1 回復期リハビリテーション病棟の基準

入院目的	ADL能力の向上による寝たきりの防止と家庭復帰
入院適応疾患	1. 脳血管疾患，脊髄損傷などの発症または手術後2ヶ月以内 2. 大腿骨，骨盤，脊椎などの骨折の発症または手術後2ヶ月以内 3. 外科手術，肺炎などの治療時の安静により廃用症候群をきたしており，手術後または発症後2ヶ月以内 4. 大腿骨，骨盤，脊椎などの神経，筋，または靭帯損傷後1ヶ月以内
入院期間	1は180日以内，2と3は90日以内，4は60日以内
構造整備基準	1床当たり6.4 m^2 以上 廊下幅1.8 m以上（両側に居室ある場合は2.7 m以上） 障害者に適した浴室とトイレの設置
人員配置基準	病棟専従のリハビリテーション科医師1名以上 看護15：1以上，看護補助者30：1以上 病棟専従の理学療法士2名以上，作業療法士1名以上

(文献1より引用)

2．急性期のリハビリテーション

(1) 急性期のリハビリテーションの特徴

　急性期は，病状が不安定であるため，生命維持のための医学的治療・処置が最優先される。この時期のリハビリテーションの目的は，合併症の予防と，臥床に起因する廃用症候群の予防，早期離床および早期機能回復である（**表2-2**）[2]。患者の安静度により練習内容は制限を受ける一方，厳密なリスク管理のもと，起こりうる障害を予測しつつ段階的に進められる（**表2-3～5**）[3]。脳卒中患者の一般的な早期離床開始基準は，「意識障害が軽度（JCS（Japan Coma Scale）にて10以下）であり，入院後24時間神経症状の増悪がなく，運動禁忌の心疾患のない場合」で，2～3日以内に離床開始となる[4]。

表 2-2 廃用症候群

筋骨格系	拘縮，筋力低下，筋持久力低下，筋萎縮，骨粗鬆症
心血管系	起立性低血圧，血漿量減少，血栓塞栓現象，心予備能力減退，心血管系デコンデショニング（フィットネス低下）
皮膚	皮膚萎縮，褥瘡
呼吸器系	機械的呼吸抵抗の増大，換気拡散比の不均一，1回・分時換気量減少，肺塞栓，咳嗽力減退，気管線毛活動減退，誤嚥性肺炎（沈下性肺炎）
泌尿器系	尿結石，排尿困難・尿閉，尿路感染
無機物代謝	窒素，カルシウム，リン，硫黄，カリウム，ナトリウムなどの負の平衡，利尿と細胞外液の増加，高カルシウム尿症
内分泌	アンドロゲン・精子生成減少，耐糖能障害，上皮小体ホルモン産生増加
消化器系	食欲減退，便秘
神経系	感覚遮断，錯乱・失見当識，不安・うつ状態，知的能力の減退，バランスおよび協調運動の障害

（文献2より引用）

表 2-3 座位耐久性練習の基準

開始基準	1. 障害（意識障害，運動障害，ADL の障害）の進行が止まっていること。 2. 意識レベルが1桁であること。 3. 全身状態が安定していること。
施行基準	1. 開始前，直後，5分後，15分後，30分後に血圧と脈拍を測定する。 2. 30°，45°，60°，最高位（80°）の4段階とし，いずれも30分以上可能となったら次の段階に進む。 3. まず1日2回朝食・昼食時に施行し，安定したら食事ごととする。 4. 最高位で30分以上可能となったら車いす座位練習を開始する。
中止の基準	1. 血圧の低下が10 mmHg 以上のときは5分後の回復や自覚症状で判断，30 mmHg 以上なら中止。 2. 脈拍の増加が開始前の30％以上，あるいは120/分以上。 3. 起立性低血圧症状（気分不良など）がみられた場合。

（文献3より改変して引用）

表 2-4　Japan Coma Scale

I. 刺激しないでも覚醒している状態	1. だいたい意識清明だが，今ひとつはっきりしない 2. 見当識障害がある 3. 自分の名前，生年月日が言えない
II. 刺激すると覚醒する状態	10. 普通の呼びかけで容易に開眼する 20. 大きな声または体をゆさぶることにより開眼する 30. 痛み刺激を加えつつ呼びかけを繰り返すとかろうじて開眼する
III. 刺激しても覚醒しない状態	100. 痛み刺激に対し，はらいのけるような動作をする 200. 痛み刺激で少し手足を動かしたり，顔をしかめる 300. 痛み刺激に反応しない

（文献 3 より引用）

表 2-5　Glasgow Coma Scale

E. 開眼	自発的に	4
	言葉により	3
	痛み刺激により	2
	開眼しない	1
V. 言葉による応答	見当識あり	5
	錯乱状態	4
	不適当な言葉	3
	理解できない声	2
	声がでない	1
M. 運動による最良の応答	命令に従う	6
	痛み刺激部位に手足をもってくる	5
	四肢を屈曲する　逃避	4
	異常屈曲	3
	四肢伸展	2
	まったく動かさない	1

（文献 3 より引用）

表2-6　急性期リハビリテーション評価項目

1. 診断名
2. 一般情報
   職業，家族構成（同居の有無），趣味，性格，病前の生活（健康面・経済面），家族の面会時間
3. 現病歴・既往症
4. 禁忌事項
5. バイタルサイン
   血圧，脈拍，体温，動脈血酸素飽和度，酸素流量，栄養状態
   動作時のバイタルサインの変動
6. 投薬内容
7. 意識レベル
   Japan Coma Scale, Glasgow Coma Scale, せん妄
8. 安静度/safe range
9. 主訴・ニード
10. 身体機能
    随意運動の有無（上肢・下肢・体幹），麻痺の有無，関節可動域制限，筋緊張の程度，筋力低下の有無，失調の有無，姿勢，呼吸時の胸郭の可動性，眼球運動
11. 感覚機能
    温痛覚，触圧覚，深部覚，疼痛
12. 認知機能
    見当識障害，コミュニケーション障害，失語，失行，失認，注意障害，記憶障害，遂行機能障害
13. 摂食・嚥下機能
14. ADL能力
    食事動作・排泄の可否，整容動作，寝返り・起き上がり，安静度に応じたADL能力

　リハビリテーション開始時の評価項目には，患者の健康状態，心身機能・身体構造，活動，参加，環境因子，個人因子において，基本的な情報収集，身体機能評価，日常生活活動（activities of daily living：ADL）評価などを実施する（**表 2-6**）。評価結果は関連職種で情報交換し，話し合いをもとに今後の練習の方向性を決定する。

　評価結果より，患者の現在の状態が明らかになれば，今後の回復状態を予測しつつ機能回復練習を開始する。このとき，血圧・心拍数・動脈血酸素飽和度などのバイタルサインを指標に容態急変に対するリスク管理を行うことは必須である（**表 2-7**）[5]。

　リハビリテーション内容は患者の安静度によって異なるが，ベッドサイドにおいて四肢の関節可動域維持運動，筋力維持運動，麻痺肢の促

表2-7　運動療法実施のための基準

Ⅰ．訓練を行わない方がよい場合
1. 安静時脈拍数 120/分以上
2. 拡張期血圧 120 以上
3. 収縮期血圧 200 以上
4. 労作狭心症を現在有するもの
5. 新鮮心筋梗塞1ヶ月以内のもの
6. うっ血性心不全の所見の明らかなもの
7. 心房細動以外の著しい不整脈
8. 訓練前すでに動悸，息切れのあるもの

Ⅱ．途中で訓練を中止する場合
1. 訓練中，中等度の呼吸困難，めまい，嘔気，狭心痛などが出現した場合
2. 訓練中，脈拍数 140/分を超えた場合
3. 訓練中，1分間 10 個以上の期外収縮が出現するか，または頻脈性不整脈（心房細動，上室性または心室性頻脈など）あるいは徐脈が出現した場合
4. 訓練中，収縮期血圧 40 mmHg 以上または拡張期血圧 20 mmHg 以上上昇した場合

Ⅲ．次の場合は訓練を一時中止し，回復を待って再開する
1. 脈拍数が運動前の 30% を超えた場合，ただし，2分間の安静で 10% 以下に戻らない場合は，以後の訓練は中止するか，またはきわめて軽労作のものに切り替える
2. 脈拍数が 120/分を超えた場合
3. 軽い動悸，息切れを訴えた場合

（文献5より引用）

通，口腔ケアや嚥下練習を実施する。血圧が安定すれば段階的にベッド上での上半身と下半身の屈曲角度を増加させ，ベッド上での長座位から端座位へと難度を上げる。ベッド上で可能な ADL も徐々に自身で行うことを促す。寝返りや起き上がり，食事，歯磨き，更衣動作，顔ふきや髭剃りのような身辺動作がこの対象となる（**表 2-8**）[6]。

（2）廃用症候群の予防

「発症や手術の直後はしばらく安静にしなくてはならない」と思われていることから，リハビリテーションの開始が遅れることがある。絶対安静を余儀なくされる一部の症状を除いて，過度の安静は有害となるこ

表 2-8 安静度と可能な ADL

安静度	ADL	指導場所	指導内容
ギャッジアップ…度	整容（食事）	ベッド	・介助でのタオル体操，タオルでの顔ふき（仰臥位） ・寝返り…オムツ換え，腰背中こすり（側臥位）
ベッド上フリー	整容 食事 スリッパ履き	ベッド	・タオルでの顔ふき・身体こすり，髪とかし（端座位） ・スプーン・コップ操作，口ふき（ギャッジベッド） ・スリッパ・靴履き…健側のみ（端座位）
車いす　可	整容 食事 靴履き トイレ	ベッド 洗面所 トイレ	・顔洗い，歯磨き，顔ふき，コップ，蛇口操作（車いす，よりかかり立位）洗面所での伝い歩き，靴履き（端座位） ・スプーン・コップ操作，口ふき（車いす） ・ポータブルトイレへの移乗，つかまりおよびよりかかり立位でのズボンの上げ下げ，便座での後始末，立位での小用
ポータブルトイレ可	整容 食事 トイレ	ベッド ポータブルトイレ （洗面所）	・顔洗い，歯磨き，顔ふき，コップ・蛇口操作（車いす，よりかかり立位），スプーン・コップ操作，口ふき（車いす） ・ポータブルトイレへの移乗，便座での後始末
室内フリー（トイレ歩行　可）	整容 食事 トイレ 更衣	洗面所 ホール トイレ	・顔洗い，歯磨き，顔ふき，コップ・蛇口操作，洗面所までの移動（車いす，よりかかり立位，ウォーカーおよびウォーカーケインでの介助歩行，独歩），装具の着脱（ベッド上座位，車いす） ・下膳・顔洗い・食事での両手動作 ・トイレ移乗および手洗い（立位，車いす駆動，四脚，ウォーカー，Tケインなど歩行と杖の置場所） ・上着・ズボンの更衣（端座位，立位）
病棟内フリー	整容 食事 トイレ 更衣	訓練室	・上記ADL動作に加え， ・訓練室までの歩行，エレベーター操作，階段昇降（ウォーカー歩行，車いすを押しての歩行，シルバーカー歩行，Tケイン，独歩）

（文献6より引用）

表 2-9 リハビリテーション開始時期の遅れによる影響

1) 中枢神経系への影響
   - 麻痺側への意識の低下
   - 痙縮，痙性固縮
   - 共同運動・連合反応の亢進（Wernicke-Mann 肢位＊）
   - 活動性の低下
   - 認知機能（注意・記銘・動作遂行能力など）の低下
2) 骨・関節・筋系への影響
   - 筋萎縮，筋短縮，筋力低下，関節拘縮
   - 呼吸・循環器系への影響
   - 呼吸機能の低下，肺炎の発症
   - 末梢循環不全，浮腫，起立性低血圧
   - 下肢深部静脈血栓症
3) その他
   - 意欲の低下，認知症の進行，セルフケアの低下
   - 不穏，不安，不眠，抑うつ

＊ 肘，手，手指関節の屈曲位，前腕回内位，股関節伸展・内転・内旋位，内反尖足を呈する異常姿勢。

（文献 7 より引用）

とが多いため注意が必要である。安静による心身の不使用は，様々な廃用症候群を引き起こし，機能回復を遅らせる（**表 2-9**）[7]。これは入院期間の延長に影響し，患者の生活復帰を遅らせることになる。過度の安静が心身に及ぼす悪影響を知り，未然に廃用による機能低下を防ぐことが，後に続く回復期リハビリテーションを効率的に進めるために必要である。

3．回復期のリハビリテーション

（1）回復期リハビリテーションの特徴

　福井らは，回復期を「急性期を脱した後，リハゴールに達するまで」としている[8]。前述のように，発症後 2 ヶ月未満〜 6 ヶ月前後の期間を指

すことが多いが，一般的に身体症状への集中的な治療が一段落し，積極的なリハビリテーションが可能になる時期でもある。急性期においては，救命が最優先になるため，リハビリテーションの目標も，個々の身体の早期回復を促すことに重点が置かれる。そして，生命の安全が確保されたら，今度は患者が生活に戻るための練習へと内容は移行していく。回復期リハビリテーションでは，歩行やADL能力の向上が寝たきりの防止や家庭復帰を促進させることを期待してリハビリテーションを集中的に行う。回復期リハビリテーション病棟において，練習頻度を週7日へ増加させることにより，従来よりも短い在院日数で高いADLが獲得できることが報告されている[9]。

　リハビリテーションの到達目標の内容は，患者の心身機能だけでなく，社会的背景によっても具体的に目指すものが異なってくるため，千差万別である[7]。退院へ向けて，「その人の生活に必要な」機能や能力の獲得を目指して，リハビリテーションの目指す方向性を方針として明確にする。そして，それを実現するための具体的行動目標を，スモールステップにより到達する短期目標として構成する（**図 2-2**）[10]。

　この時期，患者はベッド上安静から解放されるが，「病前にできていたこと」と「現在できること」の差が明らかになり，「できなくなってしまったこと」に気づく。「右手が動かない」「立てない」「歩けない」「服が着られない」……これまで日常生活で行っていた動作が，病気の影響で多岐にわたり困難になっていて，「〇〇できない」ことが山のようにあることに気づく。この，「日常生活での困難」が回復期リハビリテーションの主な対象になる。

　リハビリテーション開始時の評価は，日常生活での困難な動作について，「なぜ，〇〇できないのか」とその原因を構成する要素を明らかにするために実施する。たとえば，「なぜ1人でトイレに行けないのか」

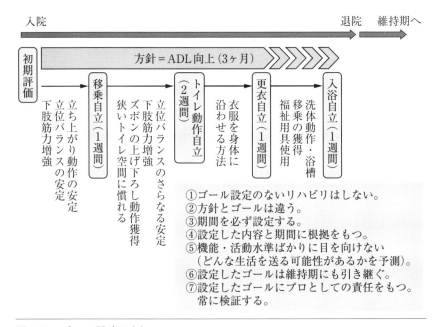

図 2-2　ゴール設定の例
（文献 10 より改変して引用）

と原因を考えれば，筋力の問題なのか，立位バランスが悪いのか，手足が麻痺しているためなのか，認知機能や意欲に問題があるためなのか，など，実に様々な可能性が考えられる。できない理由には個人差があるため，急性期で実施した評価結果をさらに再評価をすることで，「○○できない理由」について様々な視点から検討し，本当に重要な要因に焦点化することになる。実際の所，日常生活は多岐にわたる動作で構成されるが，その動作一つひとつについて考えていくことになる。

「○○できない理由」を考えるための評価項目は急性期と重複する場合もあるが，患者の活動性が向上していることで，身体機能評価においてはバランス機能や手指の巧緻性，全身耐久性についての詳細な身体機

能評価を実施しなくてはならない。高次脳機能や摂食嚥下機能についても，それが原因で日常に支障をきたしていることが疑われる場合には精査を実施する。「できない」のには理由があり，「できない」を少しでも軽減させるため，その原因となっている要因を突き止めて練習対象とすることが一般的なプログラムの立案方法になる。

　ここで注意しなくてはならないのは，「できない」ことばかりに気をとられてしまうことである。「できない」ことは一見してわかりやすいために，患者やその家族の方は「〇〇できないから駄目だ」「こんな簡単なことができなくなってしまった」と思いがちである。それだけでなく，医療職も「できない」ことに気をとられていることがあり，患者の「できること」を適切に把握していないことが往々にしてある。「できること」，つまり残存能力は，患者のこれからの生活を立て直すための最大の武器になることを忘れてはいけない。

　評価結果をもとに，関係職種による情報交換を適宜行い，患者のリハビリテーションの方針が合議される。各職種の短期目標と長期目標を患者の現状の能力と予後に応じて設定し，具体的な練習内容を決定する。練習と評価は常に表裏一体であり，練習をしながら患者の能力の変化を観察して再評価をすることを日々繰り返す。そして，患者の状態の変化に応じて，練習内容がより適切なものになるよう適宜変更を加えていくことになる。練習内容は，「できることを増やす」ことを目標に患者個々に対して設定する。急性期には練習内容に程度の差があっても，すべきことに個人差はさほどみられないが，回復期においては，個々の習慣や職業的背景，家族状況，家庭内の役割や住宅事情によって獲得の必要な動作は異なってくる。地域社会に統合される個人の退院後の生活を見据えて，「この人には何が必要なのか」という視点をもって情報収集をすることが，有効なリハビリテーションへと繋がる。

練習方法は,「できない」原因に直接アプローチして繰り返しの強化練習をする方法,「できない」ことを「できる」残存能力で補う方法,「できない」部分を道具（自助具・補装具）で補う方法に大別される。

（2）ADL・手段的日常生活活動（instrumental activities of daily living：IADL）の拡大

ADLとは,1人の人間が独立して生活するために行う基本的なしかも各人ともに共通に毎日繰り返される一連の動作群を言う[11]。具体的には朝起きてから夜寝るまでに多くの人が行う食事や排泄,洗顔,歯磨き,入浴,移動といった目的ある動作のことである。

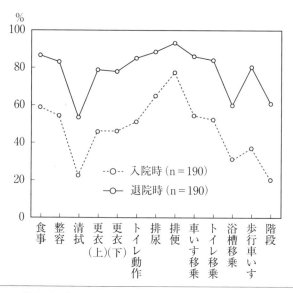

図2-3　ADLの難易度パターン
患者の入退院時のFIM運動項目得点より算出している。
（文献12より改変して引用）

回復期のADL練習は，まずは入院中に病棟内で必要な動作，もしくは能力的に獲得が比較的容易な動作の練習から開始する（**図2-3**）[12]。患者の要望が大きく，1日に行う頻度の高い動作は食事と排泄と思われる。食事動作練習は基本的にベッド上座位が可能になれば導入できるため，急性期から練習実施が可能である。食べ易い食器の工夫や，箸やスプーンを把持するための自助具の利用，誤嚥防止のための食事時の姿勢の調整，食事前の嚥下体操などを適宜行う。排泄動作は，一連の動作の過程に便器への移動，立ち上がり，衣服の上げ下ろし，動作中に倒れないバランス能力など様々な要素が含まれているため比較的難易度が高いものである。必要な能力の獲得をスモールステップで計画し，段階的に練習を進めていく必要がある。食事，排泄以外にも整容動作や移動動作（現在歩行不能でも，まずは車いす駆動練習をする。とにかく自分の意志で移動できるようにする）は早期に開始される。

身の回りのことを自分で行うADLに目処がつくと，退院後の生活を考慮に入れたIADLへと練習内容は拡大していく。IADLは生活関連動

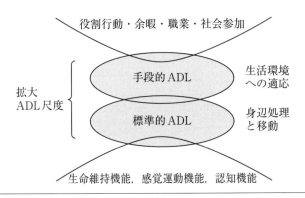

図2-4 ADLとIADLの関係
（文献13より引用）

表 2-10 回復期リハビリテーションで行うこと

役割・目標	主なアプローチ
全身管理	病状の安定化　　　　　　　　　　十分な栄養摂取と水分確保 肺炎や尿路感染などの合併症予防　排泄・排尿の管理 廃用症候群などの二次障害の予防　口腔ケア・歯科治療・義歯調整 経口摂取の確保
身体機能改善	機能練習・嚥下練習 義足・装具・自助具などの検討 生活行為の確保（寝返りや起き上がり，座位保持，更衣や排泄などの基本的生活行為の援助・遂行） 外出・外泊訓練，交通機関の乗車訓練
意識状態の改善	せん妄や不穏状態・うつ症状などの改善・治療
精神的安定化	夜間の睡眠の確保，生活パターンの安定化
高次脳機能の改善	失語・失行・失認，その他，記銘や判断，注意障害へのアプローチ
日常生活動作 （ADL）の改善	寝返り・起き上がり・座位などの基本動作の獲得 移乗や歩行動作の安定化 更衣・排泄などの生活行為の獲得 転倒・転落予防 調理や炊事・洗濯などの応用動作
自宅復帰に向けた援助	家屋評価・家屋改造，福祉用具の検討 試験外泊 地域スタッフの連携
復学・就労に向けての働きかけ	学校訪問，教務との連携 職業リハビリテーション施設・訓練校などへの紹介 ジョブコーチ[*1]との連携
交通機関の利用	通院・通勤手段の確保 乗車練習
制度の利用	介護保険の申請・導入 障害者手帳の申請 障害年金の申請
社会参加に向けて	趣味や楽しみの発見 人とのかかわりの維持 ピアカウンセリング[*2]などへの参加

*1　ジョブコーチ（job coach）：障害者が一般の職場で働くことを実現するため，障害者と企業の双方を支援する専門職

*2　ピアカウンセリング（peer counseling）：ピア（peer）とは「仲間」という意味。同じような障害や悩みをもつ人たちが集まり，自分の悩みや体験談を話す。対等な立場で仲間として行うカウンセリングであり，仲間からサポートされていると感じる場にいることで，お互いに援助し合ったり，悩みの解決につながったりする。

（文献7より引用）

表2-11 家屋チェック表

場所		現状の寸法・形状・材質・問題点の記述	場所		現状の寸法・形状・材質・問題点の記述
駐車場 有・無		①車の乗り降りの車いすスペース 有・無 ②玄関から駐車場までのアプローチ 屋根の有・無 駐車場の広さ　　m×　　m	脱衣場 有・無		①広さ（　　mm×　　mm） ②戸の種類（引き戸・折込戸・その他　　） 外開き戸・内開き戸・引き戸・その他 着衣の姿勢保持の工夫　いすなど ③脱衣・着衣の姿勢保持の工夫 位置 ④手すりの有・無 位置
アプローチ		①道路から玄関の出入り口までの断面図　単位 mm （道路から玄関までの距離と段差を記入） ②スロープの設置の有・無　勾配 ③手すりの有・無　　収納場所 ④車いすの乗り換え　有・無　位置	浴室 有・無		①広さ（　　mm×　　mm） ②戸の種類（引き戸・折込戸・その他） ③段差 脱衣室の床と洗い場の床　　mm 洗い場の床と浴槽の上縁　　mm ④浴槽の幅　　mm 奥行　　mm 種類（和・洋・折衷）位置 ⑤手すりの有・無 タイル・すのこ・風呂マット ⑥蛇口 洗い場から　　mm 種類 ⑦シャワー 洗い場から　　mm ⑧手すりの有・無 位置
玄関		①広さ（　　mm×　　mm）入り口の段差　　mm ②上がり框の段差　　mm 踊り場　　mm×　　mm ③靴の履き替え 下駄箱の利用の有・無 蹴込み ④手すりの有・無、収納スペースの有・無 ⑤戸の種類（内開き戸・外開き戸・引き戸・その他 和式・洋式・汽車式・身障用　　mm） ⑥スイッチ類の操作の有・無（車いすの操作の可・否）	洗面所 有・無		①洗面台の高さ　　mm 車いす用のクリアランス 有・無 ②蛇口の種類（　　　　）必要性　有・無 ③手すりの使用　有・無　可・不可
廊下 有・無		①室内との段差　　mm ②廊下の幅　　mm ③手すりの有・無　位置 ④回転スペース（直径1.5m）有・無	寝室 有・無		①広さ（畳）和室・洋室 床（畳・木床・カーペット） ②布団・ベッドの高さ ③立ち上がり方法 手すりなど ④車いすとベッドへの乗り移り ベッドサイドバーの有・無 ⑤寝室との連続性 和室・洋室 床（畳・木床・カーペット）
階段 有・無		①幅　　mm 直線・折れ階段　踊り場　　mm×　　mm ②踏面　　mm 蹴上げ　　mm ③手すりの有・無 位置	居間 有・無		日中過ごせる患者用のいすなど 有・無 ①仕事用の机の位置、高さ ②パソコンの位置 ③電話・ファックスの位置
便所 有・無		①広さ（　　mm×　　mm） ②便器の種類（和式・洋式・汽車式・身障用　可・不可） ③便座の高さ　　mm ④紙巻器 ⑤水洗コック ⑥手すりの有・無　位置	作業		
			台所 有・無		①広さ（畳）食堂共用・別 ②厨房セットの高さ、位置、型 ③冷蔵庫の位置、開閉方向 ④食器棚の位置 ⑤流しの蛇口 位置（上肢到達 可・不可） ⑥食事テーブルの高さ　　車いす 可・不可	調理　主・従 接近　可・不可 接近　可・不可 種類
			物干し場		①洗濯機の位置 操作、干す、取り込み 可・不可 ②物干しの位置、干す、取り込み 可・不可 ③乾燥機の有・無 位置 回転スペース 有・無

（文献16より改変して引用）

作（activities parallel to daily living：APDL）と表現されることもあるが，ADL の周辺活動であると言う点で IADL と同じ概念である（**図 2-4**）[13]。Lawton と Brody（昭和 44（1969）年）の IADL 評価表は電話の使用，買い物，食事の準備，家屋維持，洗濯，乗り物の利用，服薬管理，家計管理の項目で構成されている[14]。また，FAI（Frenchay Activities Index）自己評価票には，さらに食事の後片付け，掃除，庭仕事や力仕事，旅行，車の運転，就業，趣味など，幅広い項目が含まれている[15]。これらは頻度・方法・密度において，セルフケアよりもさらに個人差のある活動であるため，練習に取り入れるには患者の病前の実施状況をよく把握する必要がある（**表 2-10**）[7]。

　自宅退院をする患者には，退院前に外泊練習を実施する。外泊で自宅に帰ってみると，思いもかけないことが障壁になって動作を妨げられることに患者や家族は気づく。外泊の後で「何に困ったのか」，「なぜ困ったのか」について詳細に検討する必要がある。それと並行して，医師・理学療法士（physical therapist：PT）・作業療法士（occupational therapist：OT）などの関連職種が患者やその家族とともに実際に自宅に出向き，家屋チェック（**表 2-11**）をする[16]。患者が自宅に帰るのに支障になる物理的バリアについて調査し，患者と家族がもっとも適応しやすい環境（段差の解消や手すりの設置，福祉用具導入など）を検討する。退院直前の練習メニューは，個人の住宅事情に即したより具体的な方略を含んだものとなる。

（3）家族指導

　患者が病気になってもっとも困っているのは患者本人であるが，家族もその現実を受け入れることに非常に困惑をする。患者の様子をみて「この人はこんな簡単なこともできなくなってしまった」という歯痒い

思いになるのは，共に生活してきた家族だからである．もっとも身近な社会である家族が障害を受け入れるかどうかが，患者の生活を左右するとも考えられる．患者のリハビリテーション場面に家族を引き込み，共に取り組んでもらうことが，患者の「できないこと」だけでなく「できること」を実感してもらうのに最短の方法であり，「では，いかに補助をするか」という方法を家族が理解するのに役立つ（**表 2-12**）[17]．

　家族は医師から病気の内容や予後，後遺症についての説明を受けている．しかし，その説明内容は目の前の患者の現実の動作や様子と具体的に結びつきにくい．その結果として，病気に起因する障害であるのに「こんなこともわからなくなったのか，頭がおかしくなった」，「怠け者になった」，「やる気がない」という誤解を家族から受ける患者は多い．また，家族が患者のことを「できないから」と全ての動作について介助をしてしまい，結果的に患者が動作する機会を奪っていることもある．よかれと思ってのことであるが，回復を妨げる人的バリアとなってしまうことがある．

　「できないこと」もあるが，「できること」もあるということを理解してもらうには，リハビリテーションの職種と家族の情報交換が密接に行われていることが理想的である．患者の心身の状態を理解して，いかに

表 2-12　退院先（自宅/施設）に関わる要因　　　　　　　　　　　　　n=123

	範囲	偏相関係数	
			$R^2=0.559$
BI*	3.369	0.571	$p<0.001$
発症前社会適応状態	1.591	0.442	$p<0.001$
配偶者の有無	1.572	0.484	$p<0.001$
世帯年収	0.413	0.150	NS

＊BIを 20<，20≧，40≧，60≧，80≧に分類　　　　　　（文献 17 より引用）

その能力を伸ばすか，という点で家族はリハビリテーション・チームのもっとも強力なメンバーになる存在である。

4．生活期のリハビリテーション

（1）生活期のリハビリテーションの特徴

　この時期は病状が安定し，機能的回復の程度も，時間経過とともに緩やかになってくる。回復期リハビリテーション病棟を退院した後の療養先は個人の事情によって様々に異なり，自宅，療養型病院，介護老人福祉施設などに分かれる。リハビリテーションの頻度はこれまでよりも減少するため，それぞれの生活状況に応じて最優先の目的に沿って実施される。入院中に維持されていた活動量は退院後に減少することが多く[18]，活動低下による身体機能の廃用症状に加えて老化の影響も受けることになる。

　日常生活での活動量を維持および改善させることによって，廃用症候群を予防し，リラックスして生活することを基本的な目標としたうえで，実際の生活に必要な動作を抽出して具体的に練習を実施する。現在「できる」レベルのADLを，「している」動作レベルに引き上げるためには，集中的な動作練習以外に，その動作を日常生活の中で積極的に利用することで動作の実施頻度を上げて生活に定着させる必要がある。それには，PTやOTの練習だけでは不十分であり，病棟スタッフ（看護師，介護福祉士など），家族などその動作場面に居合わせる全ての人がその動作について知っていてこそ実現可能である。練習内容を生活場面へすぐに応用するためには，生活場面での動作の実施状況，動作時の介助の程度「動作のどの部分で」「どのように」「どれくらい」介助をされているか，について関連職種はよく知っておかねばならない。

（2）介護負担感

　家族が強力なリハビリテーション・チームの一員であることは先述の通りであるが，在宅介護で自身の心身の不調を感じる介護者の実態も一方で明らかになってきている。在宅介護者実態調査では介護者の4人に1人がうつ状態であり，ときには患者への虐待や無理心中，殺人事件にまで至ることが明らかになっている（**図 2-5**）[19]。

　発症あるいは受傷以来患者と共にリハビリテーションに取り組んできた熱心な家族は，患者の身体機能向上のための介助方法の習得にも積極的であることが多い。また，退院して在宅生活に移行する際には，「ホームプログラム」として，自宅でもできるエクササイズメニューをPTやOT，言語聴覚士（speech language hearing therapist：ST）など複数職種から指導を受ける。ともすればそれらは「しっかりやらなくてはいけない。頑張らなくてはいけない」という義務感は負担感に繋がり，家族が疲弊してしまう一因になりかねない。患者だけでなく，家族

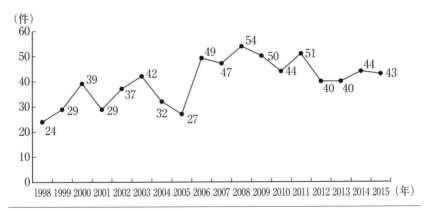

図 2-5　介護殺人の件数
　　　（文献 19 より引用）

もまた精神的に追い詰められる可能性が十分にあることをリハビリテーション関係者は理解して，家族の置かれている状況を把握すること，適切な社会資源の利用を導入するように援助をすることが必要である。家族が介護を引き受けることで，自分の人生や健康を犠牲にしてしまうことのないようにリハビリテーション関係者は支援しなくてはならない。

(3) 生活の質（quality of life：QOL）の追求

QOL は，生活の質と言う表現からも明らかなように，非常に抽象的かつ主観的な用語である。ADL や IADL が，動作を主体とする具体的対象を取り扱っているのに対し，QOL には測定の目的によって項目は異なるが，主観的健康感や心理状態，動作への主観的困難感，他者との交流状況といった，自己と ADL を含み，それを取り巻く社会との交流に対する自己肯定感も取り上げている（**表 2-13**）[20]。それは，ADL が自立しているからといって QOL が高いことを指すわけではないことを意味する。「自分はこれでいい」と思えることは価値観の変容した結果であり，QOL の基盤となるものである。QOL の向上がリハビリテーションの究極の目標となる。

5．おわりに

発症してから生活期に至るまでのリハビリテーションの流れについて脳卒中を例にとり概観した。生活期に達した患者が新たな病気を発病して，再度急性期からリハビリテーションを開始することも往々にしてある。だんだん症状が複雑化して障害が重複する場合においても，その人らしく生きていくことを受け入れ，支えられるような社会体制を構築していくことが望まれる。

表 2-13　MOS-Short Form 36 (SF-36)

下位尺度名（項目数） （原版名：略号）	質問項目の内容
身体機能(10) (physical functioning：PF)	問3ア：激しい活動をする 問3イ：適度の活動をする 問3ウ：少し重いものを持ち上げる，運ぶ 問3エ：階段を数階上までのぼる 問3オ：階段を1階上までのぼる 問3カ：ひざまずく，かがむ 問3キ：1キロメートル以上歩く 問3ク：数百メートルくらい歩く 問3ケ：百メートルくらい歩く 問3コ：自分で入浴・着替えをする
心の健康(5) (mental health：MH)	問9イ：かなり神経質であった 問9ウ：どうにもならないくらい，気分が落ち込んでいた 問9エ：落ち着いておだやかな気分だった 問9カ：落ち込んで，ゆううつな気分だった 問9ク：楽しい気分だった
日常役割機能（身体）(4) (role physical：RP)	問4ア：仕事・ふだんの活動時間を減らした 問4イ：仕事・ふだんの活動ができなかった 問4ウ：仕事・ふだんの活動の内容によってはできないものがあった 問4エ：仕事やふだんの活動をすることが難しかった
日常役割機能（精神）(3) (role emotional：RE)	問5ア：仕事・ふだんの活動時間を減らした 問5イ：仕事・ふだんの活動が思ったほどできなかった 問5ウ：仕事・ふだんの活動が集中してできなかった
体の痛み(2) (bodily pain)	問7：体の痛みの程度 問8：痛みによっていつもの仕事がさまたげられた
全体的健康観(5) (general health perception：GH)	問1：現在の健康状態の評価 問11ア：病気になりやすい 問11イ：人並みに健康である 問11ウ：私の健康は悪くなるような気がする 問11エ：私の健康状態は非常に良い
活力(4) (vitality：VT)	問9ア：元気いっぱいだった 問9オ：活力にあふれていた 問9キ：疲れはてていた 問9ケ：疲れを感じた
社会生活機能(2) (social functioning：SF)	問6：家族・友人などとのつきあいが身体的あるいは心理的な理由でさまたげられた 問10：人とのつきあいをする時間が身体的あるいは心理的な理由でさまたげられた

(文献20より改変して引用)

引用文献

1) 篠原幸人, 小川彰, 鈴木則宏ほか（編）：脳卒中治療ガイドライン 2009：VII リハビリテーション. pp274-275, 日本脳卒中学会, 東京, 2009
2) 上月正博編：新編内部障害のリハビリテーション. p19, 医歯薬出版, 東京, 2009
3) 長谷公隆：急性期リハビリテーション. 千野直一編, 脳卒中マニュアル, p88, 照林社, 東京, 1998
4) 原寛美：脳卒中急性期リハビリテーション. 医学のあゆみ 183：407-410, 1997
5) 土肥豊：リスクとその対策 Medicina 13：1068-1069, 1976
6) 河渕緑：超早期の作業療法. OTジャーナル 33：781-787, 1999
7) 稲川利光編, 落合慈之監修：リハビリテーションビジュアルブック. p5, 8, 学研メディカル秀潤社, 東京, 2011
8) 福井圀彦, 藤田勉, 宮坂元麿編：脳卒中最前線―急性期の診断からリハビリテーションまで―第4版. p4, 医歯薬出版, 東京, 2009
9) 永井将太, 園田茂, 筧淳夫ほか：脳卒中リハビリテーションの訓練時間と帰結との関係―全国回復期リハビリテーション病棟連絡協議会調査. 総合リハ 37：547-553, 2009
10) 小泉幸毅：ゴール設定―基本的な考え方の整理. 回復期リハ 9（2）：50-52, 2010
11) 日本リハビリテーション医学会評価基準委員会：ADL 評価について. リハ医学 13：315, 1976
12) 辻哲也, 園田茂, 千野直一：入院・退院時における脳血管障害患者の ADL 構造の分析―機能的自立度評価法（FIM）を用いて―. リハ医学 33：301-309, 1996
13) 細川徹：ADL 尺度の再検討-IADL との統合. リハ医学 31：326-333, 1994
14) Lawton MP, Brody EM：Assessment of older people：self-maintaining and instrumental activities of daily living. Gerontologist 9：179-186, 1969

15) 蜂須賀研二，千坂洋巳，河津隆三ほか：応用的日常生活動作と無作為抽出法を用いて定めた在宅中高年齢者の Frenchay Activities Index 標準値．リハ医学 38：287-295，2001
16) 野村みどり（編著），秋山哲男，池田誠，大津慶子ほか：バリアフリーの生活環境論第3版．pp114-115，医歯薬出版，東京，2004
17) 砂子田篤，中村隆一：脳卒中患者の退院先に関わる家族状況．総合リハ 21(1)：57-61，1993
18) 細井俊希，澤田豊，加藤剛平ほか：回復期リハビリテーション病棟入院患者の活動量の変化―退院後1ヶ月での活動量の比較．理学療法科学 26(1)：111-115，2010
19) 湯原悦子：介護殺人の予防―介護者支援の視点から―．p19，クレス出版，東京，2017
20) 池上直己，福原俊一，下妻晃二郎ほか（編）：臨床のための QOL 評価ハンドブック．p37，医学書院，2001

3 脳血管障害のリハビリテーション

大塚 圭

《目標＆ポイント》
脳血管障害の特徴的な病態を理解するとともに，機能障害，能力低下に対する評価法，急性期・回復期・生活期に対応したリハビリテーションについて学習する。また，運動学習に基づいた運動療法について学習する。
(1) 脳血管障害の病態について理解する。
(2) 脳血管障害の評価法について理解する。
(3) 急性期，回復期，生活期に対応したリハビリテーションついて理解する。
(4) 運動療法と運動学習について理解する。
(5) 脳血管障害の転倒と骨折について理解する。
《キーワード》 運動麻痺，高次脳機能障害，SIAS，FIM，運動学習

1．脳血管障害

(1) 概　要

　脳血管障害は虚血または出血を起因とする循環障害によって一過性または永続的に脳機能が局所的に障害された状態の総称である。平成27（2015）年度の死亡数を死因順位別でみると，第1位は悪性新生物で37万131人，第2位は心疾患で19万5,933人，第3位は肺炎で12万846人，第4位が脳血管疾患で11万1,875万人となっている[1]。脳血管疾患は昭和45（1970）年をピークに減少をはじめ，昭和56（1981）年には悪性新生物にかわり第2位となり，その後も死亡数・死亡率とも減少傾向が続き，昭和60（1985）年には心疾患にかわって第3位となり，平成23（2011）年には肺炎にかわり第4位まで順位を下げた。平成27

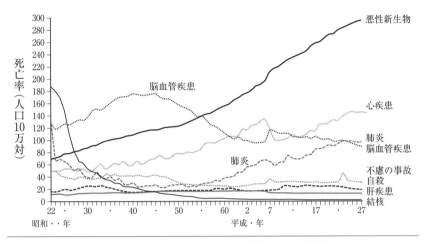

図 3-1 主な死因別にみた死亡率（人口 10 万対）の年次推移
注：1） 平成 6・7 年の心疾患の低下は，死亡診断書（死体検案書）（平成 7 年 1 月施行）において「死亡の原因欄には，疾患の終末期の状態としての心不全，呼吸不全等は書かないでください」という注意書きの施行前からの周知の影響によるものと考えられる。
2） 平成 7 年の脳血管疾患の上昇の主な要因は，ICD-10（平成 7 年 1 月適用）による原死因選択ルールの明確化によるものと考えられる。

（2015）年の全死亡者に占める割合は 8.7 ％であった（**図 3-1**）[1]。患者総数は 117.9 万人と 3 年前の調査に比べ約 5.6 万人減少していた（厚生労働省「平成 23 年ならびに平成 26 年患者調査」）[2,3]。また，入院患者数は 15.9 万人，外来患者数は 9.4 万人であった。入院患者の在院日数は，平成 20（2008）年では 104.7 日であったが，平成 23（2011）年は 93.0 日，平成 26 年は 89.5 日と短縮傾向にある（厚生労働省「平成 20 年，平成 23 年，平成 26 年患者調査」）[3,4]。

（2）病　態

脳血管障害は，頭蓋内出血と脳梗塞に大別される。

a）頭蓋内出血

　頭蓋内出血には脳内出血，クモ膜下出血，その他がある。脳内出血は脳実質の血管が出血した状態で，意識障害，運動麻痺，感覚障害などの症状をきたす。出血に伴う血腫が大きくなると脳浮腫を併発し，頭蓋内圧が高くなり脳ヘルニアを引き起こし，重症例では脳幹部が圧迫され死亡に至ることもある。クモ膜下出血は，脳を覆っている膜の１つであるクモ膜の下（内側）に出血が生じた状態で，出血の原因には動脈瘤の破裂や脳動静脈奇形などがある。クモ膜下出血は，発症後２～３週間に血管が縮み，内径が細くなる脳血管攣縮を発症し易く，脳梗塞に併発することもある。クモ膜下出血は，多くの場合，出血に伴い激しい頭痛が生じる。主な症状には，脳内出血と同様に意識障害，運動麻痺，神経障害等をきたすが，初期症状で運動麻痺が軽度の場合，完全に回復することもある。

b）脳梗塞

　脳梗塞は，脳血流の遮断ないし減少によって脳組織が不可逆的に変化した状態である。脳梗塞はその成因により脳血栓症，脳塞栓症に分けられる。脳血栓は主幹動脈の粥状硬化による血管内腔狭窄が基盤となって発生するものである（アテローム血栓性脳梗塞とラクナ梗塞）。脳塞栓

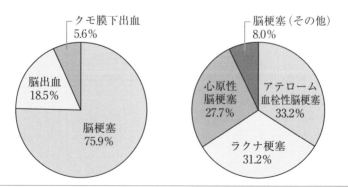

図 3-2　脳血管障害の発症頻度
　　　（文献5より引用）

症は心臓内の血栓が栓子となり，脳血管を閉塞するものである（心原性脳塞栓症）。

その他として，一過性脳虚血発作（transient ischemic attack：TIA）は脳梗塞の前駆症状として重要である。

発症頻度は，脳梗塞が75.9％，脳出血が18.5％，クモ膜下出血が5.6％である。また，脳梗塞の内訳は，アテローム血栓性脳梗塞が33.2％，ラクナ梗塞が31.2％，心原性脳梗塞が27.7％，その他が8.0％である（図3-2）[5]。

(3) 機能障害

脳血管障害の症状（機能障害）は，病巣の部位や大きさに影響を受けるとともに，時間経過に伴い変動する。特に急性期の症状は変動し易いうえ，予後に大きな影響をおよぼす。

脳血管障害の機能障害は，運動麻痺，意識・注意障害，高次脳機能障害，構音障害，感覚障害，摂食・嚥下障害，疼痛，肩手症候群，神経因

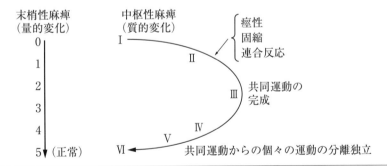

図3-3　末梢性麻痺と中枢性麻痺の回復過程の差
　　　　末梢性麻痺の回復が筋力0から5（正常）への量的変化にすぎないのに対し，中枢性麻痺の回復は，完全麻痺（ステージⅠ）からはじまって，回復初期には質的に異常な現象が出現して（Ⅱ），それが頂点に達し（Ⅲ），やがて次第にそれが弱まって（Ⅳ，Ⅴ），質的に正常な状態に戻る（Ⅵ，ほぼ完全な回復），質的変化である。
　　　　（文献6より引用）

性膀胱などがある。また，二次的な症状として関節拘縮・変形，易疲労性，沈下性肺炎などの廃用症状も重要であり，リハビリテーションでは早期から廃用の予防に務めることが重要となる。

a）運動麻痺

運動麻痺は，半側性不全麻痺いわゆる片麻痺を呈することが多いが，広範な病巣の場合，四肢麻痺を呈することもある。一般的には発症早期には弛緩性麻痺を呈するが，時間経過に伴い筋緊張や深部腱反射が亢進

表3-1 基本的共同運動パターン

上肢	屈筋共同運動	伸筋共同運動	下肢	屈筋共同運動	伸筋共同運動
肩甲帯	挙上と後退	前方突出	股関節	屈曲・外転・外旋	伸展・内転・内旋
肩関節	屈曲・外転・外旋	伸展・内転・内旋	膝関節	屈曲	伸展
肘関節	屈曲	伸展	足関節	背屈・内反*	底屈・内反*
前腕	回外	回内	足指	伸展（背屈）	屈曲（底屈 clawing**）
手関節*	（掌屈）	（背屈）			
手指*	（屈曲）	（伸展）			

*手関節と手指のパターンは，個人差が大きい。　　*内反はどちらのパターンでも起こる。
　　　　　　　　　　　　　　　　　　　　　　**母指はしばしば背屈することがある。

（文献6より引用）

表3-2 連合反応

1. 対側性連合反応
　（contralateral associated reactions）
　A. 上肢（対称性）*
　　健肢の屈曲→患肢の屈曲
　　健肢の伸展→患肢の伸展
　B. 下肢
　　i. 内外転・内外旋については対称性
　　　（Raimisteの反応）
　　　健肢の内転→患肢の内転（と内旋）
　　　健肢の外転→患肢の外転（と外旋）

　　ii. 屈伸に関しては相反性*
　　　健肢の屈曲→患肢の伸展
　　　健肢の伸展→患肢の屈曲
2. 同側性連合反応
　（homolateral associated reactions）
　主に同種*
　　上肢の屈曲→下肢の屈曲
　　下肢の伸展→上肢の伸展

　　　　　　　　　　　　　　　　など

*例外も決して少なくない。　　　　　　　　　　　　　　　　（文献6より引用）

表 3-3 Brunnstrom Recovery Stage

stage Ⅰ	・運動発現せず,誘発されない。 ・弛緩状態の完全麻痺 ・連合反応なし
stage Ⅱ	・共同運動またはその要素の出現(痙性の出現) ・運動の程度は関節運動が伴わなくてもよい。 ・基本的な共同運動の要素が連合反応として出現するか,随意的な運動としてわずかに可能
stage Ⅲ	・共同運動またはその要素の随意的出現(痙性著明) ・随意的な筋収縮は共同運動として現れ,はじめ不十分な動きであるが,徐々に大きくなり,完全な共同運動となる。 ・痙性,連合反応,原始姿勢反射がもっとも強い。 ・分離運動不可
stage Ⅳ	・共同運動から逸脱した運動が可能(痙性やや弱まる) ・共同運動パターンの支配が部分的に崩れ,個々の動作の分離独立が一部可能
stage Ⅴ	・基本的共同運動パターンから分離した運動(痙性減少) ・共同運動パターンの支配からより分離度の高い,独立した運動が可能
stage Ⅵ	・協調性がほとんど正常 ・共同運動パターンの支配からほとんど逸脱し,自由な運動が可能 ・動作のスピードや巧緻性も正常に近づいた状態

し,痙性麻痺に移行することが多い(**図 3-3**)[6]。痙性麻痺の筋緊張は痙縮と呼ばれ,他動的に運動させると運動初期に強い抵抗を呈し,徐々に抵抗が弱くなる折りたたみナイフ現象を認める。また,大脳基底核障害でみられる固縮の筋緊張は,鉛管様また歯車様の現象を認める。随意運動時には共同運動パターン(1つの筋を収縮させるといくつか筋が同時に収縮する運動)の伸筋共同運動パターンと屈筋共同運動パターン(**表 3-1**)[6],連合反応(**表 3-2**)[6],緊張性頸反射,緊張性迷路反射などの原始的な反射や運動パターンが出現する。

麻痺の評価は,共同運動と分離運動を 6 段階課題で評価する Brunn-

表3-4 Glasgow Coma Scale（GCS）

E：開眼	自発的に	E4
（eye opening）	言葉により	3
	痛み刺激により	2
	開眼しない	1
V：言葉により反応	見当識あり	V5
（verbal response）	錯乱状態	4
	不適切な言葉	3
	理解出来ない声	2
	発音なし	1
M：運動による反応	命令に従う	V6
（motor response）	痛み刺激部位に手足をもってくる	5
	痛み刺激に屈曲	
	逃避	4
	異常屈曲位	3
	痛み刺激により四肢が伸展	2
	全く動かさない	1

strom Recovery Stage（**表3-3**）が用いられてきたが，近年では単一項目評価を採用している脳卒中機能評価法（Stroke Impairment Assessment Set：SIAS）の運動項目（後述）が用いられている。

発症時に不全麻痺例の回復は良く，完全麻痺例の回復は不良となることが多い。麻痺の回復は，一般的には発症から3ヶ月の間に認められ，3ヶ月を過ぎると停滞する。しかし，近年，新しい治療法の開発によって，3ヶ月以降にも著しく回復することが報告され，注目を集めている[7~9]。

b）意識・注意障害

意識・注意障害は，脳血管障害の帰結に影響をおよぼす因子の1つである。意識レベルの低下があると機能障害，能力低下の評価ができないうえ，患者の能動的な参加が望めなくなるため，リハビリテーションの効果が下がってしまう。評価尺度にはGCS（Glasgow Coma Scale）（**表**

表 3-5　Japan Coma Scale（JCS）

大分類		小分類
1桁：刺激なくても覚醒している状態	1.	だいたい意識清明だが，今ひとつはっきりしない。
	2.	見当識障害がある（時，人，場所がわからない）。
	3.	自分の名前，生年月日が言えない。
2桁：刺激すると覚醒する状態—刺激がなくなると眠り込む	10.	普通の呼びかけで容易に開眼する［合目的な運動（たとえば，右手に握れ，離せ）をするし，言葉も出るが間違いが多い］。
	20.	体を揺さぶりながら声をかけると開眼する［簡単な命令に応じる，たとえば離握手］。
	30.	痛み刺激を加えつつ呼びかけを繰り返すと辛うじて開眼する。
3桁：刺激しても覚醒しない状態	100.	痛み刺激に対し，払いのけようとする。
	200.	痛み刺激に顔をしかめたり，少し手足を動かす。
	300.	全く反応がない。

R：不穏　I：失禁　I：自発性喪失
［　］は何らかの原因で開眼できない場合の評価法

3-4），JCS（Japan Coma Scale）（**表 3-5**）や軽度な意識障害や認知症，高次脳機能障害を一括して評価する MMSE（Mini-Mental State Examination）がよく用いられる。特に急性期にみられる軽度な意識障害例では，閉眼やあくびの有無，日内変動などから意識障害を推察する。

c）高次脳機能障害

　高次脳機能障害として，左大脳半球の障害では失語症，右大脳半球の障害では半側空間無視が出現する。
　失語症は，左大脳半球障害にて出現しやすく，流暢性，復唱力，言語理解などで分類される。ブローカ失語は，自発語は少なく，失文法で非

流暢であり，復唱，呼称，音読，書字が障害されるが，言語理解，読字能力は比較的保たれる。ウェルニッケ失語は，言語理解が悪く，単純な口答指示にも応じられず，復唱，読字も障害される。自発語は流暢で多弁で，メロディーも抑揚も保たれる。失語そのものは，直接的に日常生活活動（activities of daily living：ADL）の獲得を阻害する因子にはならないが，抑うつや感情の爆発的反応などの心理状態や職場復帰などの社会的不利に影響をおよぼすことがある。

半側空間無視は，大脳半球病巣と対側の刺激を発見して反応すること，または，その方向を向く障害であり，右大脳半球障害に多く認められる。半側空間無視は，頭部や視線の動きを自由にした状態でも，左側の空間に注意が向かない症状であり，同名半盲（一点を固視した状態で右または左の視覚刺激を検出できない症状）と区別してとらえられ，線分抹消試験，模写試験，線分2等分試験によって評価することができる。

d）構音障害

脳血管障害で多い構音障害は麻痺性構音障害である。橋，延髄の下位運動ニューロンの障害により構音に関与する筋群の麻痺をきたしたもので，障害される脳神経によって特徴ある構音障害を呈する。

脳血管障害に伴う感覚障害の，種類や程度は様々である。多くは感覚の低下や脱出として現れるが，ときに異常感覚として訴えられることがある。

e）嚥下障害

脳血管障害の嚥下障害は，大脳一側性病変例は大部分が一過性であるのに対し，脳幹部病変では慢性期まで出現しやすい。詳細は**第9章**で後述する。

f）疼　痛

脳血管障害の疼痛は，肩関節で発症頻度が高く，多くの場合は肩関節周囲炎である。また，肩手症候群も発症後2〜3ヶ月に起こり易い。肩

手症候群は，上肢に強い痛みと腫脹，知覚異常，血管運動異常を伴う病態で，病因は不明である。対応は，温熱療法とともに運動療法にて拘縮除去と可動域改善を目的とする。ただし疼痛を増悪させるほどの訓練は避ける。また，局所静脈内ブロックや交感神経ブロックも有効である。

g）排尿障害

排尿障害は，神経因性膀胱と認知症に伴う能力低下の結果として生じるものを鑑別する必要がある。神経因性膀胱とは，排尿に関与する交感神経，副交感神経，体性神経のいずれかの部位が障害され生じる排尿障害である。

（4）能力低下

a）日常生活動作と手段的日常生活動作

脳血管障害では機能障害に伴い基本動作能力，歩行を含めた移動能力，食事や整容といった麻痺側上肢を使った動作能力が低下し，日常生活に大きな支障をきたすことが多い。この能力低下は，ADLや手段的日常生活動作（instrumental activities of daily living：IADL）としてとらえることができる。

ADLとは食事・更衣・移動・排泄・整容・入浴など生活を営むうえで不可欠な基本的行動を指す。IADLとは買い物，洗濯，掃除等の家事全般，金銭管理，服薬管理，交通機関の利用，電話の応対といった日常生活を送るうえで必要な動作のうち，ADLより複雑で高次な活動を指す。

b）基本動作

日常生活では，寝返り，起き上がり，座位，立ち上がり，立位といった基本動作を遂行する能力が求められる。たとえば，ベッド上で寝ている状態からトイレで排泄しようとすると，まず起き上がり（その前に寝返りを要する場合もあり），座り，立ち上がり，トイレまで移動する。

この一連の動作のなかで1つでも遂行できなければ，トイレで排泄できなくなる。

したがって，リハビリテーションでは，日常生活における自立度を高めるうえで，この基本動作の獲得は重要となる。

c）歩行（移動）

歩行や車いす操作による移動能力は，室内は5m，屋外は50m（ほぼ1街区）が1つの基準となる。また，歩行に関して言えば，10秒程度であれば屋外の実用歩行になりうると考えられる。歩行能力が低下した場合，装具や杖などの補助具を活用し，能力低下を補う。

d）麻痺側上肢の能力

麻痺側上肢能力は，廃用，補助手，実用手程度として判断する。発症後1ヶ月までに手指に動きが認められない場合，実用手には至らない可能性が高い。

e）ADLの予後

リハビリテーションを行ううえで，ADLの帰結予測は必須である。到達ADLを誤ると時間的，人的，経済的にも問題となる。初発大脳病変による脳血管障害患者の機能帰結は良好であり，リハビリテーションを受けた患者の約7割はADLがほぼ自立レベルに到達する[10]。

2．脳血管障害のリハビリテーション

（1）機能障害の評価

脳血管障害の機能評価法は，PULSES Profile, Brunnstrom Recovery Stage, Fugl-Meyer Assessment, SIASなどが代表的である。本稿では，国内でよく用いられているSIASを紹介する。

SIASは，運動機能に限らず感覚障害，関節可動域，高次脳機能障害など脳血管障害の機能障害を多面的に評価するものであり，多面的な機能障害の評価項目を必要最小限の項目で構成している。また，多面性を

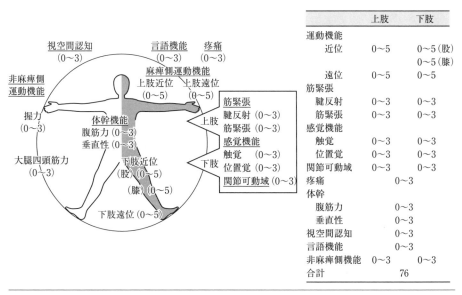

図 3-4　SIAS の概要
　　　（文献 12 より引用）

重視しているが，評価は簡便で検者一人にて行うことができるようになっている。さらに，複数のテストで判定（multi-task assessment）する Brunnstrom Recovery Stage とは異なり，単一項目評価を採用していることや非麻痺側機能の評価を含んでいることが特徴である。SIAS は（運動機能：5項目，筋・腱反射：4項目，感覚機能：4項目，関節可動域：2項目，疼痛：1項目，体幹機能：2項目，高次脳機能障害：2項目，健側機能：2項目）の9種類，全22項目に分類され，各項目とも3点か5点満点で評価する。(**図 3-4，表 3-6**)[11,12]

（2）ADL の評価

　ADL の評価は，Barthel Index や FIM（Functional Independence Measure）が広く用いられている。

表3-6 SIAS

〈運動機能〉
1) 上肢近位（knee-mouth test）
座位において患肢の手部を対側膝（大腿）上より挙上し，手部を口まで運ぶ。この際，肩は90°まで外転させる。そして膝上まで戻す。これを3回繰り返す。肩，肘関節に拘縮が存在する場合は可動域内での運動をもって課題可能と判断する。
　0：全く動かない
　1：肩のわずかな動きがあるが手部が乳頭に届かない
　2：肩肘の共同運動があるが手部が口に届かない
　3：課題可能。中等度のあるいは著明なぎこちなさあり
　4：課題可能。軽度のぎこちなさあり
　5：健側と変わらず。正常
2) 上肢遠位（finger-function test）
手指の分離運動を，母指〜小指の順に屈曲，小指〜母指の順に伸展することにより行う。
　0：全く動かない
　1：1A：わずかな動きがある。または集団屈曲可能
　　　1B：集団伸展が可能
　　　1C：分離運動が一部可能
　2：全指の分離運動可能なるも屈曲伸展が不十分である
　3：課題可能（全指の分離運動が十分な屈曲伸展を伴って可能）。中等度のあるいは著明なぎこちなさあり
　4：課題可能。軽度のぎこちなさあり
　5：健側と変わらず。正常
3) 下肢近位（股）（hip-flexion test）
座位にて股関節を90°より最大屈曲させる。3回行う。必要ならば座位保持のための介助をして構わない。
　0：全く動かない
　1：大腿にわずかな動きがあるが足部は床から離れない
　2：股関節の屈曲運動であり，足部は床より離れるが十分でない
　3：課題可能。中等度のあるいは著明なぎこちなさあり
　4：課題可能。軽度のぎこちなさあり
　5：健側と変わらず。正常
4) 下肢近位（膝）（knee-extension test）
座位にて膝関節を90°屈曲位から十分伸展（−10°程度まで）させる。3回行う。必要ならば座位保持のための介助をして構わない。
　0：全く動かない
　1：下腿にわずかな動きがあるが足部は床から離れない
　2：膝関節の伸展運動あり，足部は床より離れるが，十分ではない
　3：課題可能。中等度のあるいは著明なぎこちなさあり
　4：課題可能。軽度のぎこちなさあり
　5：健側と変わらず。正常
5) 下肢遠位（foot-pat test）
座位または臥位，座位は介助しても可。踵部を床につけたまま，足部の背屈運動を協調しながら背屈・底屈を3回繰り返し，その後なるべく速く背屈を繰り返す。
　0：全く動かない
　1：わずかな背屈運動がある前足部は床から離れない
　2：背屈運動あり，足部は床より離れるが十分でない
　3：課題可能。中等度のあるいは著明なぎこちなさあり

4：課題可能。軽度のぎこちなさあり
　　5：健側と変わらず。正常

〈筋緊張〉
6) 上肢筋緊張 U/E muscle tone
肘関節を他動的に伸展屈曲させ，筋緊張の状態を評価する。
　　0：上肢の筋緊張が明らかに亢進している
　　1：1A：上肢の筋緊張が中等度（はっきりと）亢進している
　　　　1B：他動的筋緊張の低下
　　2：上肢の筋緊張が軽度（わずかに）亢進している
　　3：正常。健側と対称的
7) 下肢筋緊張 L/E muscle tone
膝関節の他動的伸展屈曲により評価する。
　　0：下肢の筋緊張が明らかに亢進している
　　1：1A：下肢の筋緊張が中等度（はっきりと）亢進している
　　　　1B：他動的筋緊張の低下
　　2：下肢の筋緊張が軽度（わずかに）亢進している。
　　3：正常。健側と対称的
8) 上肢腱反射 U/E DTR（biceps or triceps）
　　0：biceps または triceps 反射が明らかに亢進している。あるいは容易に clonus（肘，手関節）が誘発される
　　1：1A：biceps あるいは triceps 反射が中等度（はっきりと）に亢進している
　　　　1B：biceps あるいは triceps 反射がほぼ消失している
　　2：biceps あるいは triceps 反射が軽度（わずかに）亢進
　　3：biceps あるいは triceps 反射とも正常。健側と対称的
9) 下肢腱反射 L/E DTR（PTR or ATR）
　　0：PTR または ATR 反射が明らかに亢進している。あるいは容易に clonus（肘，手関節）が誘発される
　　1：1A：PTR あるいは ATR 反射が中等度（はっきりと）に亢進している。unsustained clonus を認める
　　　　1B：PTR あるいは ATR 反射がほぼ消失している
　　2：PTR あるいは ATR 反射が軽度（わずかに）亢進
　　3：PTR あるいは ATR 反射とも正常。健側と対称的

〈感覚〉
10) 上肢触覚 U/E light touch（手掌）
　　0：強い皮膚刺激もわからない
　　1：重度あるいは中等度低下
　　2：軽度低下，あるいは主観的低下，または異常感覚あり
　　3：正常
11) 下肢触覚 L/E light touch（足底）
　　0：強い皮膚刺激もわからない
　　1：重度あるいは中等度低下
　　2：軽度低下，あるいは主観的低下，または異常感覚あり
　　3：正常
12) 上肢位置覚 U/E position（母指 or 示指）
指を他動的に運動させる。
　　0：全可動域の動きもわからない
　　1：全可動域の運動なら方向がわかる
　　2：ROM の1割以上の動きなら方向がわかる
　　3：ROM の1割未満の動きでも方向がわかる

13) 下肢位置覚 L/E position（母趾）
趾を他動的に運動させる。
　0：全可動域の動きもわからない
　1：全可動域の運動なら方向がわかる
　2：ROM の 5 割以上の動きなら方向がわかる
　3：ROM の 5 割未満の動きでも方向がわかる

〈関節可動域，疼痛〉
14) 上肢関節可動域 U/E ROM
他動的肩関節外転を行う。
　0：60°以下
　1：90°以下
　2：150°以下
　3：150°以上
15) 下肢関節可動域 L/E ROM
膝伸展位にて他動的足関節背屈を行う。
　0：－10°以下
　1：0°以下
　2：10°以下
　3：10°以上
16) 疼痛 pain
脳卒中に由来する疼痛の評価を行う。既往としての整形外科的（腰痛など），内科的（胆石など）疼痛は含めない。また過度でない拘縮伸長時のみの痛みも含めない。
　0：睡眠を妨げるほどの著しい疼痛
　1：中等度の疼痛
　2：加療を要しない程度の軽度の疼痛
　3：疼痛の問題がない

〈体幹機能〉
17) 垂直性 verticality test
　0：座位がとれない
　1：静的座位にて側方性の姿勢異常があり，指摘・指示にても修正されず，介助を要する
　2：静的座位にて側方性の姿勢異常（傾きで 15°以上）があるが，指示にてほぼ垂直位に修正・維持可能である
　3：静的座位は正常
18) 腹筋 abdominal MMT
車いすまたはいすに座り，殿部を前にずらし，体幹を 45°後方へ傾け，背もたれによりかかる。大腿部が水平になるように検者が押さえ，体幹を垂直位まで起き上がらせる。検者が抵抗を加える場合には，胸骨上部を押さえること。
　0：垂直位まで起き上がれない
　1：抵抗を加えなければ起き上がれる
　2：軽度の抵抗に抗して起き上がれる
　3：強い抵抗に抗して起き上がれる

〈高次脳機能〉
19) 視空間認知 visuo-spatial deficit
50 cm のテープを眼前約 50 cm に提示し，中央の健側指で示させる。2 回行い，中央よりずれの大きい値を採用する。

0：15 cm 以上
　1：5 cm 以上
　2：3 cm 以上
　3：3 cm 未満
20）言語 speech
失語症に関して評価する．構音障害はこの項目には含めない．
　0：全失語症．全くコミュニケーションがとれない
　1：1 A：重度感覚性失語症（重度混合性失語症も含む）
　　　1 B：重度運動性失語症
　2：軽度失語症
　3：失語症なし
〈健側機能〉
21）握力 grip strength
座位で握力計の握り幅を約 5 cm にして計測する．健側の具体的 kg 数を記載すること．
参考として，
　0：握力 0 kg
　1：握力 10 kg 以下
　2：握力 10〜25 kg
　3：握力 25 kg 以上
22）健側大腿四頭筋筋力 quadriceps MMT
座位における健側膝伸展筋力を評価する．
　0：重力に抗しない
　1：中等度に筋力低下
　2：わずかな筋力低下
　3：正常

（文献 11 より引用）

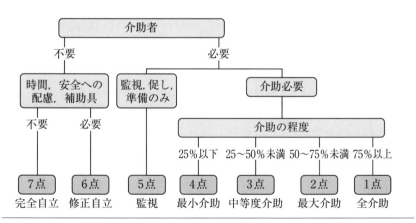

図 3-5　FIM の採点方法
　　　（文献 12 より引用）

表3-7　FIMの採点項目

評価項目		内容（要点のみ抜粋）
セルフケア	食事	咀嚼，嚥下を含めた食事動作
	整容	口腔ケア，整髪，手洗い，洗顔など
	清拭	風呂，シャワーなどで首から下（背中以外）を洗う
	更衣・上半身	腰より上の更衣および義肢装具の装着
	更衣・下半身	腰より下の更衣および義肢装具の装着
	トイレ動作	衣服の着脱，排泄後の清潔，生理用具の使用
排泄コントロール	排尿管理	排尿の管理，器具や薬剤の使用を含む
	排便管理	排便の管理，器具や薬剤の使用を含む
	ベッド・いす・車いす	それぞれの間の移乗，起立動作を含む
移乗	トイレ	便器へ（から）の移乗
	浴槽・シャワー	浴槽，シャワー室へ（から）の移乗
移動	歩行・車いす	屋内での歩行，または車いす移動
	階段	12～14段の階段昇降
コミュニケーション	理解	聴覚または視覚によるコミュニケーションの理解
	表出	言語的または非言語的表現
社会的認知	社会的交流	他患者，スタッフなどとの交流，社会的状況への順応
	問題解決	日常生活上での問題解決，適切な決断能力
	記憶	日常生活に必要な情報の記憶

（文献12より引用）

　FIMは食事，整容，移動などの運動項目に加え，理解・表出や記憶などの認知項目を含めた18項目で構成されている（**図3-5，表3-7**）[12]。また，FIMは7段階で評価され，評価基準は患者の介助量である。患者に介助者（監視者も含め）が不要な場合は6点以上，必要な場合は5点以下となる．6点以上の場合，時間や安全の配慮または補助具が必要でなければ7点：完全自立となる．介助者が必要な場合，監視のみであれば5点，患者に介助を要する場合は4点以下となり，介助量の増加に

伴い点数が減点される。さらに，FIM は，職種に関係なく評価できること，どの疾患でも対象になること（ただし，対象は 7 歳以上であること）が特徴である。

(3) 脳血管障害に対する介入

介入は急性期，回復期，生活期に大別して説明する。

急性期のリハビリテーションの多くはベッドサイドから開始し，十分なリスク管理のもと，廃用予防，摂食・嚥下障害の管理などセルフケアを獲得しながら，座位耐久訓練を進め，早期離床を目指す。一般的には 30 分以上の座位耐久性が獲得できれば，リハビリテーション室での本格的訓練を開始することができる。

回復期ではリハビリテーション室を中心に患者はより能動的な訓練を行い，最大限の機能と能力の回復を図る。近年では訓練室一体型病棟デザインを採用する回復期リハビリテーション病棟が増え，良好なリハビリテーション効果が報告されている[13,14]。また，退院時期にはソーシャルワーカーも参加し，退院先を含めた社会的調整が必要となる。

生活期には，再発と新たな合併症予防を目的し，外来通院やデイケアで行う。また，デイケア，デイサービス，訪問リハビリテーションの利用は，ケアマネジャーが社会的な調整を行い，介護保険制度を利用する。

a）医学的管理

リハビリテーションチームにおける医師は，入退院，治療方針の決定，他の診療科との調整，他職種への指示を含め，リーダー的存在である。血圧変動，心不全，誤嚥性肺炎，尿路感染症，痙縮，疼痛などの合併症・併存症に対する内科的治療や下肢変形，拘縮に対する外科的治療を行う。

b）理学療法

　基本動作，歩行の獲得を目指し，関節可動域運動，筋力増強運動，促通手技，運動療法，歩行練習を行う。関節可動域運動は，早期の廃用予防と生活期の二次的合併症予防で特に重要である。促通手技は，Bobath 法や Neurodevelopmental Exercise，PNF 法，Brunnstrom 法が代表的である。また，神経生理学的機序に基づいて開発された川平法は，良好な成績を報告しており，注目を集めている[7]。歩行練習は，軽症例を除き，ほとんどのケースで装具や杖が用いられる。また，近年では懸垂装置を併用したトレッドミル歩行訓練が行われ，良好な成績が報告されている[15,16]。

c）作業療法

　ADL 向上を目的とした介入を行う。早期では食事動作や整容といったセルフケアを，回復期では移乗，トイレ動作，入浴動作など実践を想定した介入を行う。また，上肢の機能障害に対して利き手交換・片手活動訓練が優先されてきたが，川平法や CI 療法による機能改善も期待できる[8,9]。さらに，退院前には家屋改造に必要な評価も行う。

d）言語・摂食嚥下療法

　失語症，構音障害，摂食嚥下障害に対して介入を行う。摂食嚥下に対する介入は，食事を実践する病棟で看護師と協力することが重要である。

e）病棟管理

　看護師の役割は早期から回復期にわたり大きい。具体的には全身状態の管理，日常生活活動の獲得，心理的援助，家族指導がある。特に看護師の存在は，理学療法と作業療法で獲得した「できる ADL」を病棟で実践する「している ADL」へつなげる要となる。

3. 運動療法と運動学習

(1) 能力低下に対する介入

　脳血管障害のリハビリテーションでは，機能回復を図るとともに能力向上を目指す。それは，「できなくなった運動課題」をもう一度できるように練習プログラムを組み立て，運動療法として介入することである。ときには理学療法士や作業療法士が直接患者を補助することもある。この過程において麻痺などの機能障害を抱えたヒトができなくなった運動課題を習得することは，「新しい運動課題を習う」ことと同義であると言える。「新しい」という意味を歩行で例えると，それまで行ってきた歩行とは「異なる歩行」と言える。

(2) 運動学習

　「運動課題を習うこと」を「運動学習（motor learning）」と呼ぶ。運動学習は，「手続き記憶によってスキルを獲得する過程」である[17]。スキルとは，後天的に形成された行動単位で，いくつかの運動から構成されている。適切なスキルには，①達成の正確性，②身体的・精神的エネルギーの節約，③使用時間の節約と言う3つの特徴がある[18]。スキル

表3-8　運動学習の重要要素

1. 転移性（transfer）
　　スキルの種類
　　運動の類似性
2. 動機づけ（motivation）
3. 行動変化（performance change）
　　量，頻度
　　難易度
　　フィードバック
4. 保持・応用（fixation/retention）

獲得の要点は，①転移性，②動機づけ，③行動変化，④保持・応用である（**表 3-8**）。

a）転移性

練習の最終的目標となる課題を目標スキル（target skill）あるいは目標課題（criterion task）と言う。たとえば，屋内歩行自立を目指す患者において，目標スキルは「退院後に自宅内で介助なしで歩行する」ことになる。練習の成果は，目標スキルに現れる必要があり，この効果発現性を転移性（transfer）と言う。運動課題は，類似スキルの練習による基準スキルの向上（類似性転移）を考慮し設定する必要がある。

類似スキルを見極める際に重要な視点は，①スキルの種類（**表 3-9**），②運動プログラムの類似性である[19]。

b）動機づけ

他の治療と異なり，訓練には「患者の能動性」が強く要求される。患者が主体的に訓練に参加しなければ訓練効果は上がらない。動機づけとは「行動を始発させ，方向づけし，持続的に推進する心理過程・機能」を意味する心理学的概念である[18]。運動麻痺が軽症であっても，意識

表 3-9 スキルの種類

スキル	例
1. 開放/閉鎖スキル（open/closed skill） 　開放スキル：環境が変化する状況における課題 　閉鎖スキル：環境が安定している課題	卓球，テニス ゴルフ，弓術
2. 分離/連続/系列スキル（discrete/continuous/serial skill） 　分離スキル：運動の開始と終了が明確な運動 　連続スキル：運動の開始と終了が明確でない運動 　系列スキル：分離スキルの組み合わせ	野球のスイング 歩行，水泳 体操の規定種目
3. 運動/認知スキル（motor/cognitive skill） 　運動スキル：運動制御が優先され，意思決定は重要でない課題 　認知スキル：意思決定が優先され，運動制御は重要でない課題	重量挙げ チェス，囲碁

障害を認める例では，学習効果は低下する。
c）行動変化
　経験によって生じる行動の変化を行動変化（performance change）と呼ぶ。行動変化をもたらす重要な変数は，1）フィードバック，2）量，3）難易度である。フィードバックは運動学習における感覚情報の中心であり，フィードバックが無いと行動変化や学習は成立しない。フィードバックには外在的フィードバック（他者からの教示やフィードバック装置のように外部からの情報）と内在的フィードバック（視覚や固有感覚などを介した運動の感覚）がある。また，外在的フィードバックは結果の知識と課題の成功についての情報となる結果の知識（knowledge of result：KR）と運動学的情報にあたるパフォーマンスの知識（knowledge of performance：KP）に区別される。行動変化を生じさせるためには，量すなわち練習時間が必要である。そのため，リハビリテーションの時間のみならず，看護師や介護士または家族の協力を得て，練習時

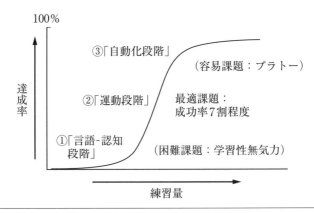

図3-6　学習曲線と難課題
　　S字状曲線となる学習曲線について，段階的意味づけと対応させ，その際に生じやすい問題を括弧内に示した。
　　（文献20より引用）

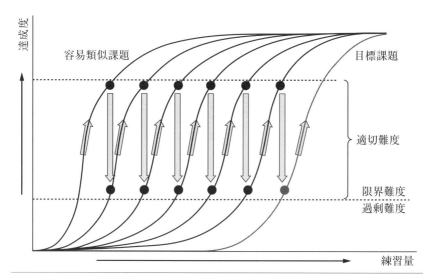

図 3-7　容易類似課題を設定した段階的練習

間を増やす工夫が必要となる．運動学習の過程は，練習量（時間）に対する成果（達成）でみた場合，学習曲線（learning curve）と呼ばれるシグモイド・カーブ（S字状曲線）を描く（**図 3-6**）[20]．このカーブは，練習初期で行動が変化しない時期である傾きがない時期を経た後，次第に行動が変化し始め，カーブの傾きが生じ，最終的には再び傾きがなくなり，「天井効果：プラトー」に到達することを表している．難易度からみた場合，このカーブの①「言語―認知段階」が続く課題は難課題，練習直後に③「自動化段階」に達する課題は易課題と捉えることができる．また，傾きのない「言語―認知段階」が長期に続くと，動機づけが失われる「学習性無気力」の状態に至ることがある．

なお，**図 3-6** において左下の時期は「課題ができない」ことを意味し，それをできるようにする為に「できないからこそ練習する」を行うわけである．しかし，「課題を繰り返すことによって学習が生じる」と

いう理論において，「できないものはできない」という矛盾に陥る。これを「難易度のパラドックス」と呼ぶ[18]。

この「難易度のパラドックス」を解決する方法には，促通と段階的練習がある。広義の促通には，自動運動を利用する種々の手技や物理的感覚刺激などの電気生理学的手技がある。これらを利用しながら練習課題を遂行させる。

もう一つの段階的練習とは，難度の高い課題目標を到達させるために，課題の転移性を考慮した適切な難易度の類似課題を準備し，複数の課題に移行しながら目標課題に到達させる方法である（**図 3-7**）。この課題の難易度調整には，部分練習法，変数調整，自由度調整，介助と補助の4つの方法がある。

部分練習とは，課題を分割し，部分ごとに練習する方法である。変数調整とは，運動の速度や距離といった運動学的指標を調整することである。自由度調整とは，ヒトの関節運動の方向性の軸数（自由度）を調整する方法である。例えば，ヒトの片側下肢は，股関節が3度（屈曲―伸展，外転―内転，外旋―内旋），膝関節が1度（屈曲―伸展，厳密には外旋―内旋があるが，可動域がわずかであるのでここでは省略して考える），足関節が3度（背屈―底屈，外転―内転，回外―回内）の計7自由度を持っている。健常者はこの7自由度を精密に制御できるが，一旦，麻痺や筋力低下を呈すると，この多自由度が仇となり，制御不能に陥る。そこで，長下肢装具（第11章参照）を用いて膝・足関節を固定し，自由度を股関節の3度のみ（膝と足関節は0度）とし運動を単純化し，容易に制御できるようにする。

最後に介助と補助は，治療者の徒手による介助や杖などの道具による補助によって課題の難易度を調整する方法である。但し，徒手による過剰な介助は，時に学習の阻害になりうるので，十分に留意しなければならない。

これらの方法論を組み合わせながら，設定した類似課題を達成させ，行動変化を生み出していくことになる。

d）保持・応用

運動学習とは行動変化が長期的に保持されたものである。そのため，練習によって生じた行動変化を効率よく保持・応用させる必要がある。

練習法には，ブロック練習（blocked practice；一つの課題の練習を完了してから次の課題を練習）とランダム練習（random practice；複数の課題を順序もランダムに練習），多様練習（variable practice；1つの課題について試行ごとに変数を変えて練習）と一定練習（constant practice；常に条件で行う練習）がある。ブロック練習や一定練習は効果的に行動の変化が現れ易いが保持されにくい。一方，ランダム練習や多様練習は行動変化には時間を要するが，保持され易く，転移性が高い。そのため，練習開始時期には，ブロック練習や一定練習を多用して，患者に即時的な行動変化を体験させ，その後，ランダム練習や多様練習に移行し，長期的な保持を目指すと良い。

外在的フィードバックは内在的フィードバックよりも認識し易い。そのため，過剰な外在的フィードバックを与え続けられると，認識し易い外在的フィードバックに依存しがちになり，運動学習が進みにくくなる。また，フィードバックと次のフィードバックの時間が長過ぎれば，保持している運動感覚が徐々に忘却してしまい，また短過ぎれば認識した課題の誤差の修正に間に合わず，両者とも運動学習を阻害することになってしまう。

疲労は行動に影響を与えるが，運動学習への影響は少ないと言われている。したがって，疲労には十分に留意しなければいけないが，疲労の訴えに対して練習を中断ばかりしていると運動学習は進行を妨げてしまう。

4. 脳血管障害患者の転倒と骨折

　要介護状態に陥る原因の第1位は脳血管障害であり，第2位が老衰，第3位が転倒・骨折となっている。脳血管障害の患者は，運動麻痺，バランス障害，視覚障害，注意力や空間認知など転倒リスク因子を有している。運動麻痺などの機能障害が転倒リスクを高めることを考慮すれば，リハビリテーションの過程における活動性増大が一時的に転倒リスクを高めるとしても，最終的な機能回復が転倒リスクを軽減させると言える[21]。したがって，高年齢，重度麻痺，両片麻痺，半側空間無視といったリスク因子を見極めながら，転倒予防に努めることが重要である。

引用文献

1) 厚生労働省：平成27年人口動態統計月報年計
2) 厚生労働省：平成23年患者調査
3) 厚生労働省：平成26年患者調査
4) 厚生労働省：平成20年患者調査
5) 小林祥泰（編）：脳卒中データバンク2015．pp18-19，中山書店，東京，2015
6) 上田敏：評価．福井圀彦（編），リハビリテーション医学全書14 脳卒中―その他の片麻痺第2版，pp74-105，医歯薬出版，東京，2000
7) 川平和美，緒方敦子，東郷伸一ほか：片麻痺側下肢への分離促通的集中運動療法の―下肢随意性と筋力への効果について．リハ医学 34：598-604，1997
8) 鎌田克也，川平和美，野間知一ほか：脳卒中片麻痺上肢に対する作業療法と促通反復療法併用の効果．作業療法 23（1）：18-25，2004
9) 佐野恭子，道免和久：Constraint-induced movement therapy（CI療法）―当院での実践．作業療法ジャーナル 40：979-984，2006
10) 才藤栄一，園田茂，道免和久ほか：SIASとFIMを用いた脳卒中患者の評価．リハ医学 32：354-359，1995
11) 才藤栄一：脳血管障害および脳の疾患．千野直一（編）．現代リハビリテーション医学改訂第2版，pp341-355，金原出版，東京，2000

12) 千野直一,園田茂,里宇明元ほか:脳卒中患者の機能評価—SIASとFIMの実際第1版.シュプリンガー・ジャパン,東京,2009
13) 園田茂:ハードウェア.才藤栄一,園田茂（編）,FITプログラム—総合的高密度リハビリテーション病棟の実現に向けて第1版,pp15-18,医学書院,東京,2003
14) 奥山夕子,園田茂,永井将太ほか:脳卒中患者に対するFIT（Full-time integrated treatment）プログラムの現状分析.理学療法科学 25:275-280,2010
15) Miller EW, Quinn ME, Seddon PG: Body weight support treadmill and overground ambulation training for two patients with chronic disability secondary to stroke. Phys Ther 82（1）:53-61, 2002
16) Barbeau H, Visintin M: Optimal outcomes obtained with body-weight support combined with treadmill training in stroke subjects. Arch Phys Med Rehabil 84（10）:1458-1465, 2003
17) 才藤栄一,横田元実,大塚圭ほか:運動学習からみた装具—麻痺疾患の歩行練習において.総合リハ 38:545-550,2010
18) 才藤栄一:運動学習エッセンス.園田茂（編）,最強の回復期リハビリテーション—FIT program 第1版,pp14-33,一般社団法人学会誌刊行センター,東京,2015
19) Schmidt RA, Wrisberg CA: Motor Learning and Performance, 4th ed. Human Kinetics, IL, 2008
20) 才藤栄一,清水康裕,長江恩ほか:運動療法の計画・実施のための基本的要素—とくに治療的学習について.総合リハ 33:603-610,2005
21) 大高洋平:脳卒中患者と転倒・骨折.臨床スポーツ医学 23:1197-1202,2006

4 | 運動器疾患のリハビリテーション

櫻井宏明

《目標＆ポイント》
運動器疾患にみられる特徴的な機能障害と代表的な疾患の概要について理解するとともに，各疾患に対するリハビリテーションの進め方について学習する。
(1) 運動器疾患に全般にわたり認められる機能障害について理解する。
(2) 代表的な疾患の概要について理解する。
(3) 運動器疾患に対するリハビリテーションの進め方について理解する。
《キーワード》 関節可動域制限，廃用性筋萎縮・筋力低下，疼痛，大腿骨頸部骨折，変形性股関節症・変形性膝関節症，脊椎圧迫骨折，脊髄損傷，肩関節周囲炎，前十字・内側側副靭帯損傷

1. 運動器リハビリテーションとは

　運動器疾患とは，身体を支え動かす身体活動をつかさどる器官の疾患の総称であり，骨，関節，靭帯，筋，腱ならびにそれらを覆う皮膚，軟部組織また支配する神経，血管が含まれる。患者総数を厚生労働省の傷病分類別にみると，「筋骨格系及び結合組織の疾患」の入院患者が69,900人と全体の約5.3％（総数1,318,800人）である一方，外来患者が877,800人（総数7,238,400人）と全体の約12.1％と第2位を占めている（厚生労働省「平成26年患者調査」）[1]。平成28（2016）年に我が国で介護が必要になった原因を要介護度別にみると，要支援者では「関節疾患」が17.2％ともっとも多く，骨折・転倒も15.2％と第3位

であった．また，要介護者においても「骨折・転倒」と「関節疾患」は第4位と5位を占めている[2]．運動器疾患は，我が国では3大死亡原因疾患から外れているものの[3]，患者数は多く，介護を要する原因となっている．

運動器疾患の治療は，保存的治療と観血的治療に大別でき，その両者とも運動療法を中心としたリハビリテーションが必須となる．しかし，運動器疾患は多岐にわたるため，リハビリテーションアプローチも各疾患によって大きく異なる．

本章では，運動器疾患のリハビリテーションに必要な基本的知識と各疾患の対応について概説する．

2．運動器疾患に特徴的な障害

(1) 関節可動域制限

関節可動域の制限は，拘縮と強直に大別される．

拘縮（contracture）とは，関節構成体外の軟部組織の変化による運動制限であり，関節の運動方向に応じ，屈曲拘縮，伸展拘縮，外転拘縮，内転拘縮とよぶ．また，拘縮は，先天的に筋や腱などの短縮による先天性拘縮と外傷，炎症などの原因によって二次的に生じる後天性拘縮に分類される．

強直（ankylosis）とは，関節軟骨，骨，関節包，靱帯など関節構成体の変化によって生じた運動制限を言う．関節面が骨性に癒着し，完全に可動性が失われたものを骨性強直，関節の線維性癒着によって可動性が制限されたものを線維性強直と言う．

しかし，臨床的には拘縮を関節包や靱帯を含めた軟部組織の他動的な運動制限全般とし，強直を関節相対面の癒着により，他動的な関節運動が失われた状態として用いられていることが多い．

関節の可動域制限を引き起こす要因は，①持続的筋緊張，②結合組織の増殖，肥厚化，③疼痛の出現，④浮腫などがある[4]。

不動や関節固定が続くと循環障害が生じ，浮腫やうっ血を引き起こし，さらに続くと dense connective tissue（密で硬い結合組織）が形成され，拘縮が発生する。また，循環障害は，関節軟骨の変性を引き起こし，強直へと発展する[5]。

長期臥床により発生し易い拘縮は，頸部屈曲，肘屈曲，前腕回内，股屈曲，膝屈曲，足尖足である。

関節可動域制限に対するリハビリテーション

拘縮は予防がもっとも重要である。術後に臥床を必要となる時期には，ポジショニング（患者の姿勢を適切に設定・調整）を行いながら，患部以外の関節に対し，力学的負担がかからない範囲で可動域運動を行い，二次的な拘縮予防に努める。可動域運動は，筋力が保たれている場合は自動運動を中心として，筋力低下を認める場合は自動介助運動や他動運動とする。患部に対しては可能な限り早期から可動域運動を開始する。また，必要に応じ持続的他動運動（continuous passive motion：CPM）を利用することもある。

拘縮は，重症例を除きほとんどが可動域運動と組織伸張（ストレッチ）法などの運動療法の適応となる。治療の原則は，疼痛を感じない範囲で可動域の最終域（end feel）に持続的伸張力を加えることである。温熱は関節包，靭帯などの軟部組織の剛性を変化させるとともに疼痛閾値を上昇させるので，ホットパックなどの物理療法を併用しながら行うことが多い。

（2）廃用性筋萎縮・筋力低下

長期間のベッド上安静やギプス固定などによって不動が続き，筋の随

意収縮が行われなくなると，骨格筋の萎縮・筋力低下が起こる。これを廃用性筋萎縮・筋力低下と言う。ヒトは，最大筋力の20〜30％の筋収縮を行うことで筋力を維持し，20％以下の場合，筋力は徐々に低下すると報告している[6]。したがって，いかに不動時期を最小限に留め，効率的な筋力改善を図ることが重要となる。

廃用性筋萎縮に対するリハビリテーション

一般的には「過負荷の原理（overload principle）」の理論に基づき筋力増強運動を行う。「過負荷の原理」とは，最大筋力の30％以上の負荷を与えると筋力は増強しはじめ，60％以上の負荷になると一定の筋力が増強されるというものである（**図4-1**）[7]。

筋力増強運動は，筋の収縮形態によって適応と目的が異なる。等尺性収縮運動は，筋力増強運動の初期やギプス固定期間で，関節を動かすことができないときに有用である。しかし，血圧上昇を伴うので，循環器疾患を合併する場合は十分に注意する。その後，筋力の改善を認めたら，関節運動を伴う等張性収縮運動に移行する。筋力が弱く運動遂行が

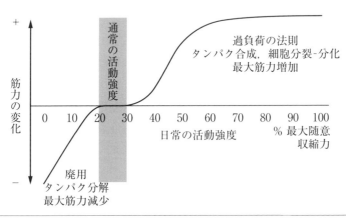

図4-1 過負荷の法則
（文献7より引用）

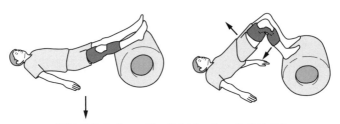

ロールに下腿遠位部を乗せ，膝関節屈曲・股関節伸展動作でロールを手前に引き，膝関節屈曲域でのハムストリングスの収縮を行う。

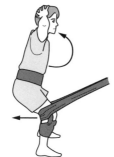

弾性バンドを大腿遠位部に掛け，その弾性バンドを引き伸ばすことで，膝最終伸展域までの筋収縮を意識したスクワットを行う。股関節の伸展を意識することで，下腿三頭筋での代償を避ける。

図4-2 CKCによるトレーニング
（文献9より引用）

不完全な場合は自動介助運動からはじめる。基本的には徒手筋力検査法（manual muscle test：MMT）で3段階まで改善を認めたら運動負荷を与える。負荷量の決定は，10 RM（10回動かすことができる最大の負荷）がよく用いられ，10 RMを基本に漸増的に負荷を増やすDeLormeの漸増抵抗運動は代表的な方法である[8]。

　四肢遠位端が床や壁と接し抵抗を受け，常に密接な接触を保つ運動を閉鎖運動連鎖（closed kinetic chain：CKC）と言い，前十字靭帯再建の筋力増強運動でよく用いられている（**図4-2**）[9]。

(3) 疼　痛

　疼痛は，ほとんどの運動器疾患で有する症状であり，リハビリテーションの阻害因子となることが多い。したがって，運動器疾患のリハビリテーションでは患者の訴える症状をしっかりと理解し，疼痛軽減に努めながら治療を進めなければならない。

　疼痛は，急性痛と慢性痛がある。急性痛は，病変組織に分布する痛み受容器の興奮によって生じるものであり，針で刺すような痛み（一次痛）と熱刺激が加えられたような痛み（二次痛）が存在する。慢性痛は急性痛が継続したもの（急性反復痛）と神経系の可逆的な異常によって生じるもの（慢性痛症）がある。

　また，臨床的には，荷重痛，伸張痛，収縮痛と区別されることもある。

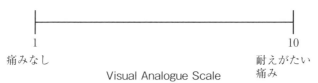

Visual Analogue Scale
10〜20cmの直線上の左端を「痛みなし」，右端を「耐えがたい痛み」として，現在の痛みがどこにあたるか患者自身に示させる。

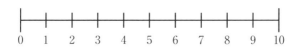

Numerical Rating Scale
10点表現法であり，今まで経験した痛みについて最高点を10点とし，今の痛みが何点か答える。

図4-3　Visual Analogue Scale と Numerical Rating Scale

a）疼痛の評価

疼痛の評価では，まず患者の訴えを注意深く聞き取りながら問診を進め，疼痛が急性痛か慢性痛かを見極め，疼痛の種類を把握する。また，触診，運動検査なども行う。客観的な評価には，NRS（Numerical Rating Scale）やVAS（Visual Analogue Scale）などがある（**図4-3**）。

b）疼痛のリハビリテーション

疼痛の治療には，一般的な薬物療法に加え運動療法と物理療法がある。運動療法は，各種マッサージや軟部組織もモビライゼーション，筋膜リリースなどの徒手療法が一般的である。物理療法は，ホットパック，極超短波などの磁気波治療器，電流治療器，牽引治療器などがあり徒手療法と併用されることが多い。

3．各 論

（1）大腿骨頸部骨折

a）概 要

大腿骨頸部骨折は，骨粗鬆症を有する高齢者が転倒し，殿部や大転子を打撲した際に発症することが多い。また，大腿骨頸部骨折は骨折部位を基準に関節包の内側と外側に分けられる。内側骨折の場合，骨折部に外骨膜がなく骨膜性仮骨が形成されないうえ，骨頭への血流が途絶えるため，骨癒合が不良となることが多い。また，外側骨折では骨頭の血流は保たれ，骨膜性仮骨もあるため，骨癒合が得られ易い。

b）大腿骨頸部内側骨折の治療

治療方針の決定にはGardenの分類が用いられている（**図4-4**）[10,11]。stageⅠあるいはⅡで自発痛がない場合は4～6週の安静臥位と介達牽引のみとなるが，stageⅡで自発痛があり運動不能，股関節外旋で疼痛が増悪する場合は，骨接合術が適応となる。stageⅢで容易に整復可能

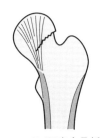 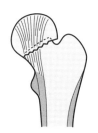 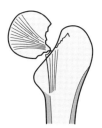 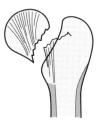

stageⅠ：不完全骨折
内側で骨性連続が残存しているもの

stageⅡ：完全嵌合骨折
軟部組織で連続が残存しているもの

stageⅢ：完全骨折 骨頭回転転位
Weitbrechtの支帯の連続性が残存しているもの

stageⅣ：完全骨折 骨頭回転転位なし
すべての軟部組織の連続性が断たれたもの

図4-4 Gardenの分類
　　　（文献10より引用）

なものは骨接合術を，整復困難な場合またはstage Ⅳは，一般的には人工骨頭置換術を行う[11]。術後は，ベッドサイドから早期にリハビリテーションを開始し，廃用症候群や合併症を予防し，全身状態の改善を図る。骨接合術の場合，術翌日から車いすに乗車し，積極的に立位，歩行練習を進める。また，人工骨頭置換術でも術後2～3日から車いすに乗車し，痛みに応じて荷重練習を進める。

（2）変形性膝関節症
a）概　要

　変形性膝関節症は，膝関節軟骨の変性によって発症し，軟骨下骨の退行変性と増殖性変化をきたし，疼痛，関節拘縮，変形，膝関節周囲筋萎縮などの症状を呈する疾患である。我が国においても，変形性膝関節症患者は増加しており，現在では約1,000万人と推定される[12]。

b）変形性膝関節症の治療

　まず，日常生活活動の指導，体重減量，大腿四頭筋のはじめとする筋力増強運動，杖，サポーターなど補装具の使用，鎮痛消炎剤の投与といった保存療法から開始する。また，ヒアルロン酸を注射薬とした関節内注射療法は，疼痛の軽減，関節可動域の改善といった効果が認められる[13]。そして，内反変形が著しい場合は，脛骨高位骨切り術，関節破壊が進行している場合は人工膝関節置換術（total knee arthroplasty：TKA）が適応となる。

　人工膝関節置換術は，近年の人工関節のデザインや手術技術の進歩により，130°以上の膝屈曲角度が獲得できるようになってきた[14]。大腿四頭筋の筋力に合わせ部分荷重を開始するが，関節腫脹を注意しながら，術後1〜2週を目安に1本杖，術後4週には全荷重を目指す。また，TKAと同様にMIS（minimally invasive surgery）-TKAは，疼痛の緩和効果が高く，早期リハビリテーションに有用であると報告されている[15]。

（3）変形性股関節症

a）概　要

　変形性股関節症とは，関節軟骨の変性，関節破壊とそれに対する反応性の骨増殖を特徴とする疾患で，股関節痛，関節可動域制限，跛行を主症状とし，日常生活活動を大きく制限する。変形性股関節症は，原因不明とする一次性変形性股関節症と先天性股関節脱臼や臼蓋形成不全に伴う二次性変形性股関節症に分類され，我が国では一次性は少なく，二次性が約80％を占めている[16]。

b）変形性股関節症の治療

　変形性股関節症の治療は，保存的治療と観血的治療に分かれる。

■保存的治療

　保存的治療は，運動療法を主体とし，股関節および脊柱の可動域運動，大殿筋，中殿筋，大腿筋膜張筋などの股関節周囲筋全体の筋力増強運動を実施する。疼痛を認める場合は温熱療法も併用する。また，杖による免荷歩行，体重減量も指導する。さらに，最近では股関節の荷重軽減，不安定性の改善を目的とした装具療法が行われている。

■観血的治療

　観血的治療は，寛骨臼回転骨切り術（rotational acetabular osteotomy：RAO）と言った関節温存手術と人工関節置換術（total hip arthroplasty：THA）がある。

　寛骨臼回転骨切り術は，骨性臼蓋を改造して骨頭の被覆を改善するものである。術後2～4日からベッドサイドのリハビリテーションを開始し，3週後あたりから部分荷重を開始する。そして術後4ヶ月を目途に片松葉杖歩行を目指す。

　人口関節置換術は，耐久性が約20年と言われており，60歳以上の末期股関節症が適応となる。術後早期から関節可動域運動，筋力増強運動を開始する。また，同時に疼痛自制内にて平行棒内の歩行練習を開始し，股関節周囲筋の筋力増強に合わせて荷重量を増やし，T字杖歩行を目指す。また，最近ではMISは術後疼痛の軽減，軟部組織侵襲の軽減などの目的とされ，多く行われている[17]。

（4）脊椎圧迫骨折

a）概　要

　脊椎圧迫骨折は，骨粗鬆症を基盤として，尻もちや転倒のように大きな外力が加わらなくても，くしゃみや座り動作，重量物を持ち上げるなど比較的軽微な外傷を契機に発症する。また，全く誘因なく発症する無

症候性もある。好発部位は，下部胸椎から上位腰椎である。

急性期は，腰痛や背部痛を認める。発症後の経過は，約1〜2週から1ヶ月程度で疼痛は軽減し，徐々に歩行も可能になる。慢性期には，骨折は治癒するものの，一部の椎体の圧潰が進み，脊柱の後弯変形を伴い脊髄圧迫による遅発性の神経障害をきたす。また，骨折部の上下椎体に集中する力学的ストレスによって後弯変形が進行し，慢性的な背筋痛が発生する。

b) 脊椎圧迫骨折の治療
■保存的治療
保存的治療は，脊椎圧迫骨折の第1選択であり，硬性コルセットや軟性コルセットを装着し，ベッド上安静とする。偽関節発生予防の観点から2週程度のベッド上安静後，硬性コルセット装着にて体幹筋群の強化，歩行練習等の運動療法を進めていく。

■観血的治療
観血的治療には，脊椎形成術や前方および後方除圧固定術がある。観血的治療によって早期離床・早期退院，疼痛軽減，アライメント改善が図れる一方，隣接椎体の圧潰や新規の脆弱性椎体骨折のリスクがあるため，十分に注意しながら運動療法を進める。また，再発予防のため筋力強化のホームエクササイズ指導や日常生活指導が重要である。

(5) 脊髄損傷
a) 概　要
脊髄は，脳とともに中枢神経系を構成するものであり，高位中枢と末梢神経間の伝導路，反射中枢，自律神経の介在などの機能を果たす。脊髄は脊椎管の中を頭側から尾側に向って走っており，頸髄（8対），胸髄（12対），腰髄（5対），仙髄（5対），尾髄（1対）に分かれる。神経

線維は脊髄の背外側部の後根と腹外側部の前根の神経根を経て出入りし，椎間孔で合流している。

脊髄損傷は，多くは脊椎骨折，亜脱臼などに伴って発生する。受傷原因は，交通事故，転落事故，スポーツなどである。我が国における発生率は，1年間に約5,000人と推定される[18]。

b）機能障害

■運動・感覚麻痺

脊髄が損傷されると損傷部以下の脊髄神経支配領域に四肢，体幹の運動および感覚障害をきたすとともに排尿・排便機能障害，自律神経障害など多様な機能障害が生じる。また，損傷部において脊髄の機能が完全に断たれたものを完全損傷，機能が一部でも残存したものを不全損傷に分けられる。

運動麻痺は，頸髄損傷では四肢麻痺，胸髄以下の損傷では対麻痺を呈する。

■呼吸機能障害

C4およびC4より上位の髄節が損傷されると横隔膜が麻痺し，自発呼吸が困難となる。C4より下位の頸髄損傷でも呼吸補助筋である肋間筋や腹筋の麻痺により呼気予備量と肺活量が減少し，残気量が増加するため排痰や咳嗽が不十分となり，呼吸器合併症を起こし易くなる。

■神経因性膀胱

受傷後しばらくの間は，損傷高位に関わらず膀胱排尿筋が弛緩し，排尿反射が消失するため閉尿となり，仙髄・馬尾神経より上位の損傷の場合は，核上型膀胱と呼び，受傷後7～10週で排尿反射が回復する。これに対し，それらまたは下位の損傷を核・核下型膀胱と呼び，排尿反射は消失したままとなる（**図4-5**）[19]。

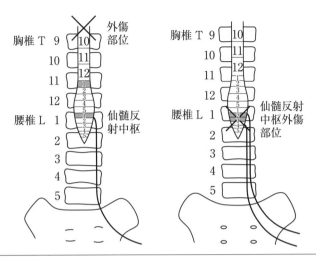

図 4-5 脊髄損傷の膀胱

■排便障害

　脊髄損傷では排尿障害と排便障害は併存する。損傷早期では腸管弛緩，蠕動運動低下により，腸管内にガスが充満し，麻痺性イレウスを発症することがある。腸管運動が回復しはじめたら，胃結腸反射や直腸肛門反射を利用し排便が可能となる。

■自律神経機能障害

　T5〜6 より上位の損傷では，起立性低血圧や自律神経過反射などの自律神経機能障害が出現する。

c）機能障害の評価

　損傷部以下の運動と感覚障害を神経学的な損傷高位と損傷の重症度を表し評価する。神経学的損傷高位は，正常な機能が残存する主動筋の筋節と表在感覚の皮膚節によって決定する。重症度の判定は，麻痺域の運動および感覚機能の残存程度によって行う。

■ Frankel の分類

完全損傷（A）と不全損傷に大別し，さらに不全損傷をB〜Dの3段階に分類したものである[20]。

■ Zancolli の分類

頸髄損傷による上肢・手指麻痺の残存機能を分類したものである[20]。

■ ASIA

米国脊髄損傷協会（American Spinal Injury Association：ASIA）が発表した脊髄損傷の障害評価法である。1992年に改訂され，国際パラプレジア医学会でも承認され，国際基準として用いられている。具体的な評価は，運動スコア（0〜5）と感覚スコア（0〜2）で評価し，ともに正常節の番号を表し，key muscle を決定する。

d）ADL の到達レベル

運動完全麻痺の患者では，損傷レベルが下位になるほど残存機能が増えるのでADLの自立度もより高くなる。

■ C4 より上位

残存機能は，一部の頸部周囲筋のみであるため，舌，頭部などを用いた環境制御装置を活用し，電化製品，照明・空調の管理，電動車椅子の操作が可能となるが，その他の身の回り動作はすべて全介助となる。

■ C4

顎または頭部の動きによる電動車椅子操作が可能となる。また，食事動作もスプリングバランサーを用いて一部可能となる。

■ C5

ハンドリムを加工した車椅子操作が可能となるが，屋外等の不整地，段差昇降は困難なことがある。食事，整容などの動作は自立する。

■ C6

ベッド上の寝返りや起き上がり動作が可能となる。ベッドと車椅子間

の移乗動作はほぼ自立するようになる。一部は自動車への移乗，自動車内への車椅子積み込み，自動車運転が可能となる。

■ C7，8

移乗動作は側方アプローチが可能となる。起居動作，移動・移乗動作を含め車椅子を用いた日常生活はほぼ自立レベルとなる。

e）急性期

脊髄損傷の急性期では，全身状態の管理，損傷した脊椎や脊髄の治療が最優先される。呼吸機能障害がある場合は，酸素吸入を行いながら，呼吸パターンの指導，胸郭と肺の可動性の維持・拡大，排痰などの呼吸理学療法を行う。さらに明らかな換気不全を認める場合は，気管内挿管により人工呼吸器を装着する。

排尿障害に対しては，無菌的間欠導尿法または無菌的持続カテーテル留置法を行う。

廃用性の関節可動域制限，筋力低下を防止するために，受傷直後から理学療法と作業療法を開始し，関節可動域運動ならびに残存筋の筋力増強運動を行う。

f）回復期

受傷後数週間から6週程度で座位練習を開始する。この時期，起立性低血圧症が頻発するので，バイタルチェック，自覚症状に十分注意しながら進める。座位時間が増えてきたら車いす乗車を開始し，さらにリハビリテーション室でのリハビリテーションへ移行する。理学療法と作業療法にて関節可動域の維持や拡大，残存筋の筋力強化，基本動作の獲得，ADL能力の向上を図る。また，理学療法では，両下肢に長下肢装具を装着し，早期から立位練習を開始し，能力に応じて歩行練習へ移行する。

（6）肩関節周囲炎
a）概　要
　肩関節周囲炎は，疼痛と関節可動域制限を主徴とし，発症原因が不明な疾患の総称である。名称の由来は，Duplayが肩峰下滑液包の炎症・変性・癒着による肩関節疾患に対し用いた"periarthrite scapulo-humerale"に由来がある[21]。また，我が国では，肩関節周囲炎の同義語として「五十肩」，「凍結肩」があり，混在している。好発年齢は40～50歳代である。肩関節周囲炎の病態は，肩峰下滑液包，肩関節包，上腕二頭筋，腱板などにおよび，**表4-1**のように分類される[22]。

b）病期に合わせた治療
　3つの病期に合わせた治療方針を説明する（**図4-6**）。

■疼痛期（freezing phase）：10～36週
　この時期は，わずかな肩関節運動でも疼痛が生じるため，積極的な運動は控え，疼痛対策を優先する。また，安静時痛や夜間痛も出現するため，就寝時に肩から上肢にかけてタオルや枕などを挟み，上腕骨頭と肩甲骨関節窩の位置を調整することも有用である。また，疼痛のない範囲で，肩甲骨や前腕の運動を行う。

■拘縮期（frozen phase）：4～12ヶ月
　安静痛や夜間痛は軽減するが，運動時痛が出現し拘縮が出現しはじめるため，関節可動域の改善を目的とした運動療法を行う。運動療法では，肩関節と肩周囲筋のリラクセーションやストレッチを行いながら，関節可動域運動を行う。また，肩運動時痛を認める場合は，温熱療法，鎮痛剤内服，神経ブロックを併用する。日常生活は疼痛のない範囲で患肢を使用してもよい。

■回復期（recovery phase）：5～24ヶ月
　疼痛はほぼ消失するものの拘縮は残存するため，継続して関節可動域

表4-1　肩関節周囲炎の分類

1. 烏口突起炎
2. 上腕二頭筋腱鞘炎
3. 肩峰下滑液包炎
4. 肩関節腱板炎（変形性・外傷性）
5. 石灰沈着性腱板炎
6. いわゆる五十肩（疼痛性肩関節制動症）
7. 肩関節拘縮

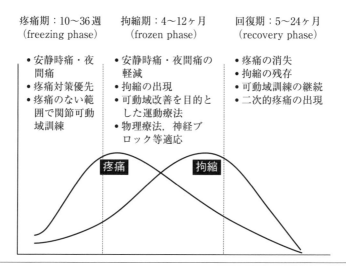

図4-6　肩関節周囲炎の症状に対応した治療方針

改善を目指す。また，代償運動のまま使い続けると，二次的疼痛を誘発することもあるので，関節の柔軟性を高めながら，適切な筋活動による正常な肩関節運動を再学習させる必要がある。

(7) 前十字靱帯損傷
a) 概　要

　前十字靱帯 (anterior cruciate ligament：ACL) は，大腿骨外側顆内側面から前内側に走行し，脛骨の前顆間区に付着しており，脛骨の前方変位を制動する靱帯であり，バレーボールなどスポーツ競技で損傷することが多い。ACL は，前内側線維束 (AM 線維) と後外側線維束 (PL 線維) に分けられる。受傷時，激痛とともに断裂音 (poping) を体感することが多い。その後，数時間以内に膝関節は著しく腫脹し，関節血症を認める。陳旧例では動作時に膝くずれ (giving way) を繰り返し，半月板損傷や軟骨変性に発展する。診断では，前方引き出し徴候や Lachman テストなどの徒手検査で確認できる (**図 4-7**)[23]。ACL は治癒能が低いため，保存的治療では日常生活レベルでの症状改善は期待できるものの，スポーツ復帰を目指す場合は，靱帯再建術が選択される。

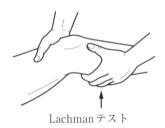

Lachman テスト

患者を仰臥位として膝関節を 20°程度の屈曲位とし，患者の大腿部を把持し下腿を前方に引き，end point の有無により前十字靱帯の緊張を緩和する。

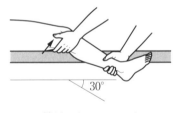

外反ストレステスト

膝外側部と足関節付近部を固定し，外反力を膝に加える。

図 4-7　靱帯損傷の診断
　　(文献 23 より引用)

b）前十字靭帯損傷の治療

　自家腱を移植した再建術が一般的であり，膝蓋腱や半腱様筋がよく用いられる。再建術は，通常受傷後3〜5週後程度に行うことが望ましい。受傷直後は，炎症症状の鎮静化を目的にアイシングを主体としたRICE（rest, ice, compression, elevation）処置を行う。術後4日目より愛護的関節可動域運動を0〜130°を目標に開始し，術後3〜4週間で他動的な完全伸展の再獲得を目指す。大腿四頭筋は膝伸展域で前方剪断力を増大させ，ACLにストレスを加えるので，筋力強化は膝装具を用いながら伸展を制限しながら進める。歩行は術後7日目あたりから部分荷重にて開始し，2週目には全荷重とする。最終的なスポーツ復帰は，おおよそ9ヶ月程度である[24,25]。

（8）内側側副靭帯損傷

a）概　要

　内側側副靭帯（medial collateral ligament：MCL）は，大腿骨内側上顆から脛骨内側顆に付着しており，外反ストレスに対する一次支持機構を果たす。ラグビーや柔道といったコンタクトスポーツで膝に外側から外力が働いたときに受傷することが多い。内側側副靭帯は，前十字靭帯に比べ治癒能が高く保存療法でよい成績が得られることが多い。腫脹，圧痛を認め，関節可動域制限を認める。膝屈曲20〜30°で外反ストレステストが陽性となる（**図4-7**）[23]。伸展時での同テストが陽性の場合，前十字靭帯損傷との合併も考えられる。慢性期では著しい外反動揺が認められる。

b）内側側副靭帯の治療

　内側側副靭帯単独の損傷であれば症状に応じて装具療法による保存的治療を行う。4〜6週でスポーツ復帰が可能となり，予後も良好である。

前十字靭帯損傷を合併している場合は再建術が適応となる．内側側副靭帯は，治癒し易い反面，治療組織は周囲組織との癒着が生じ易く，拘縮を認め易いので，早期から関節可動域運動を進める[25]．

引用文献

1) 厚生労働省：平成26年患者調査
2) 厚生労働省：平成28年国民生活基礎調査
3) 厚生労働省：平成28年（2016）人口動態統計の年間推計
4) 鈴木重行：関節可動域訓練．吉尾雅春（編）：標準理学療法学運動療法総論第2版，pp172-198，医学書院，東京，2006
5) 川上途行，正門由久：拘縮 発生のメカニズムから考える．リハビリナース 1：459-463，2008
6) Müller EA：Influence of training and inactivity on muscle strength. Arch Phys Med Rehabili 51：449-462, 1970
7) 才藤栄一：リハビリテーション医学・医療エッセンス．才藤栄一，園田茂（編）：FITプログラム―総合的高密度リハビリテーション病棟の実現に向けて 第1版，pp73-87，医学書院，東京，2003
8) DeLorme TL：Restoration of muscle power by heavy resistance exercise. JBJS 27：645-667, 1945
9) 川島敏生：膝靭帯損傷．岡西哲夫，岡田誠，板場英行（編）：骨・関節系理学療法クィックリファレンス第2版，pp288-297，文光堂，東京，2010
10) Garden RS：Low-angle fixation in fracture of the femoral neck. J Bone Joint Sueg 43-B：647-633, 1961
11) 糸満盛憲：第6編骨折・脱臼（各論）．鳥巣岳彦，国分正一（総編），中村利孝，松野丈夫，内田淳正（編）：標準整形外科学第9版，pp690-670，医学書院，東京，2005
12) 木村雅史：変形性膝関節症の治療．MB Med Reha 105：1-5, 2009
13) 清水雅樹：変形性膝関節症に対するヒアルロン酸ナトリウム関節内注入療法とリハビリテーション．MB Med Reha 105：27-31, 2009

14) 長嶺隆二：変形性膝関節症の病態と整形外科的治療．理学療法 25：224-230, 2008
15) 松本秀男，岩本潤：MIS 人工膝関節置換術後のリハビリテーション．MB Med Reha 105：57-61, 2009
16) 鳥巣岳彦，国分正一（総編），中村利孝，松野丈夫，内田淳正（編）：標準整形外科学第9版, pp535-540, 医学書院, 東京, 2005
17) 松原正明，平澤直之，谷口亜図夢ほか：MIS-THA における術後管理とリハビリテーション．関節外科 25：73-78, 2006
18) 新宮彦助：歴史的考察と疫学 2. 脊髄損傷の疫学．MB Med Reha 22：4-6, 2002
19) 中山彰一：脊髄損傷．細田多穂，柳澤健（編）：理学療法ハンドブック第3巻 疾患別・理学療法プログラム改訂第3版．p422, 協同医書出版, 東京, 2001
20) 柴崎啓一：脊髄損傷の症状と診断 2. 診断（評価）．MB Med Reha 22：22-27, 2002
21) Duplay ES：De la périarthrite scapulohumérale et des raideurs de Iepaule qui ensont la consequence. Arch Gen Med 20：513-542, 1872
22) 信原克哉：第7章肩の疾患，肩―その機能と臨床―．pp156-168, 医学書院, 東京, 2001
23) 遠山晴一：スポーツに関連する膝関節疾患．MB Med Reha 130：41-49, 2011
24) 桜庭景植：膝前十字靱帯損傷のリハビリテーション―前十字靱帯損傷予防プログラム―術後後療法，保存療法を中心に―．MB Med Reha 137：83-90, 2011
25) 濱田雅之，史野根生：膝靱帯損傷の病態と整形外科的治療．理学療法 25：238-243, 2008

5 | 内部障害のリハビリテーション

鈴木由佳理

《目標&ポイント》
近年急増している「内部障害」の定義を明確にしたうえで，心臓機能障害と呼吸器機能障害について詳細に触れ，その評価およびリハビリテーションについて解説する。
(1) 我が国における内部障害の概要を理解する。
(2) 心臓機能障害の病態とリハビリテーションについて理解する。
(3) 呼吸器機能障害の病態とリハビリテーションについて理解する。
《キーワード》 心臓機能障害，呼吸器機能障害，腎臓機能障害，膀胱・直腸機能障害，小腸機能障害，ヒト免疫不全ウイルスによる免疫機能障害，肝臓機能障害

1. 内部障害の概要

(1) 内部障害の定義[1]

　身体障害者福祉法では，内部障害について心臓機能障害（昭和42 (1967) 年制定），呼吸器機能障害（昭和42 (1967) 年制定），腎臓機能障害（昭和47 (1972) 年制定），膀胱または直腸機能障害（昭和59 (1984) 年制定），小腸機能障害（昭和61 (1986) 年制定），ヒト免疫不全ウイルス（Human Immunodeficiency Virus：HIV）による免疫機能障害（平成10 (1998) 年制定），肝臓機能障害（平成22 (2010) 年制定）の7つが規定されている。

（2）近年の動向

厚生労働省による調査（平成23年生活のしづらさなどに関する調査）によると，障害の種類別にみた身体障害者数の推移は内部障害がもっとも高い増加を示している（**図 5-1**）[2]。また，平成28（2016）年の主な死因別死亡数の割合（**図 5-2,3**）は悪性新生物が1位，次いで心疾患，肺炎3位，腎不全7位，肝疾患10位と内部障害が多くを占めており[2]，リハビリテーションの需要も高まっている。医療制度においては，平成

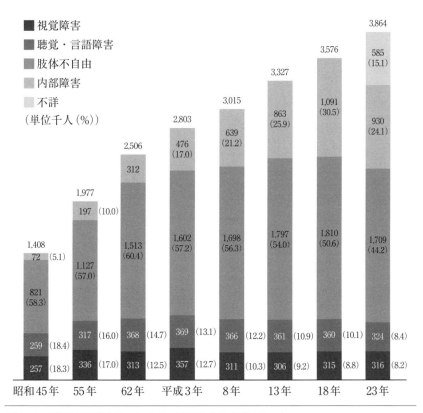

図 5-1　障害の種類別にみた身体障害者数の推移
　　　　（文献2より引用）

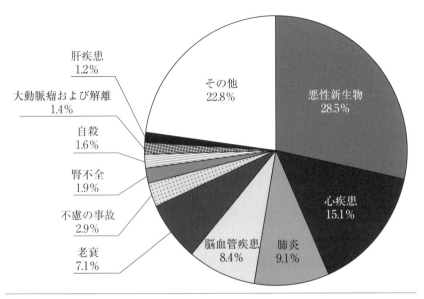

図 5-2　主な死因別死亡数の割合
（文献 3 より引用）

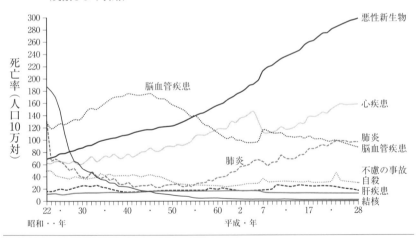

図 5-3　死亡率の年次推移
（文献 3 より引用）

18（2006）年の診療報酬改定で疾患別リハビリテーション料が新設され，「呼吸器リハビリテーション」および「心大血管リハビリテーション」の項目が定められた。平成22（2010）年には「呼吸ケアチーム加算」が新設，さらに，同年4月30日付で，理学療法士，作業療法士，言語聴覚士，臨床工学技士が喀痰などの吸引行為を実施できるものとして法的に認められた。

近年の傾向から，内部障害のリハビリテーションの重要性は高く，各機能障害に対する理解を深めることが重要となる。今回は，心臓機能障害と呼吸機能障害のリハビリテーションについて詳細に述べていく。

2．心臓機能障害のリハビリテーション

（1）病　態

心臓は，生活活動強度の増加に応じて全身に必要な血液を送り出すという生命維持の基本的な機能を有している。作業強度の増加に伴って心臓機能への負荷が高まるため，心臓機能障害者では作業時に倦怠感，呼吸困難，手足のむくみ，悪心，嘔吐，あるいは，胸が締め付けられる感じや灼熱感，圧迫感が続くという症状が起こり易くなる。

（2）心臓リハビリテーションの定義[4]

米国公衆衛生局（U.S. Public Health Service）は「心臓リハビリテーションとは，冠危険因子の是正，教育およびカウンセリングからなる長期にわたる包括的なプログラムである。このプログラムは，個々の患者の心疾患に基づく身体的ならびに精神的影響をできるだけ軽減し，突然死や再梗塞のリスクを是正し，症状を調整し，動脈硬化の過程を抑制あるいは逆転させ，心理社会的ならびに職業的な状況を改善することを目的とする」としている。

(3) 評　価

　心臓機能の評価には，胸部 X 線検査，心電図検査，心臓超音波検査，運動負荷試験（マスター 2 階段試験，トレッドミル負荷試験，自転車エルゴメーター負荷試験），心臓カテーテル検査・冠動脈造影，四肢筋力評価，ADL・QOL の評価，心理状態の評価などがある。

(4) リハビリテーション

　動脈硬化危険因子保有者，心血管疾患患者などが対象として，運動療法を安全かつ効果的に実施するためには，病歴や身体所見および医学的検査から得られたデータに基づいて適切な患者選択を行うとともに，心血管疾患の重症度や心血管疾患以外の合併症を評価することによってリスクの層別化（**表 5-1**）を行い，適正な運動内容を作成することが重要である[5]。**図 5-4** に，身体機能改善のための運動療法を実施するためのフローチャートを示す。

a）目　的

　身体運動能力の向上と動脈硬化危険因子の是正により，より健康な身体的状態に近づけることが目的であり，また同時に運動の安全性を確認することが重要である。個々の病態や行動様式および運動の好き嫌いや向き不向きなどの患者特性も考慮して，個人の日常の身体活動を増進させることを支援すべきである。

b）内　容

　ウォームアップ約 5〜10 分，ストレッチング約 10 分，持久性運動 20〜60 分，レジスタンストレーニング 10〜30 分，レクリエーションなどの追加運動，クールダウン 5〜10 分から構成される。持久性運動は週 3〜5 回行い，レジスタンストレーニングは週 2〜3 回補足的に行うことが推奨されている[6]。

表5-1 リスクの層別化

クラス，対象者		心血管疾患の状態や臨床所見	制限や監視
クラスA	健康人	1. 無症状で冠危険因子のない45歳未満の男性，55歳未満の女性 2. 無症状あるいは心疾患のない45歳以上の男性あるいは55歳女性，かつ危険因子が2個以内 3. 無症状あるいは心疾患のない45歳以上の男性あるいは55歳以上の女性，かつ危険因子が2個以上	活動レベルのガイドライン：制限不要 監視：不要 心電図・血圧モニター：不要
クラスB	安定した心血管疾患を有し，激しい運動でも合併症の危険が低いがクラスAよりはやや危険性の高い人	以下のいずれかに属するもの 1. 安定した冠動脈疾患 2. 中等症以下の弁膜症，重症狭窄症と閉鎖不全を除く 3. 先天性心疾患 4. EF 30％未満の安定した心筋症，肥大型心筋症と最近の心筋炎は除く 5. 運動中の異常応答がクラスCの基準に満たないもの 臨床所見(以下のすべてを満たすこと) 1. NYHA IあるいはII 2. 運動耐容能6 METs以下 3. うっ血性心不全のないもの 4. 安静時あるいは6 METs以下で心筋虚血のないもの 5. 運動中，収縮期血圧が適切に上昇するもの 6. 安静時・運動中ともに心室頻拍のないもの 7. 満足に自己管理のできること	活動レベルのガイドライン：運動処方を作成してもらい個別化する必要あり 監視：運動セッションへの初回参加時には，医療スタッフによる監視が有益 自己管理ができるようになるまで習熟したスタッフの監視が必要 医療スタッフはACLSにおける研修が望ましい 一般スタッフはBLSの研修が望ましい 心電図・血圧モニター：開始初期6〜12回は有用
クラスC	運動中に心血管合併症を伴う中から高リスクの患者，あるいは自己管理ができなかったり，運動レベルを理解できないもの	以下のいずれかに属するもの 1. 冠動脈疾患 2. 中等症以下の弁膜症，重症狭窄症と閉鎖不全を除く 3. 先天性心疾患 4. EF 30％未満の安定した心筋症，肥大型心筋症と最近の心筋炎は除く 5. 十分コントロールされていない心室性不整脈	活動レベルのガイドライン：運動処方を作成してもらい個別化する必要あり 監視：安全性が確認されるまでは，毎回，医学的監視が有益 心電図・血圧モニター：安全性が確認されるま

		臨床所見(以下のいずれかを満たすこと)	で，通常12回以上必要
クラスC		1. NYHA ⅢあるいはⅣ 2. 運動耐容能 6 METs 未満，6 METs 未満で虚血が出現する，運動中に血圧が低下する，運動中の非持続性心室頻拍出現 3. 原因の明らかでない心停止の既往(心筋梗塞に伴うものなどは除く) 4. 生命を脅かす医学的な問題の存在	
クラスD	活動制限を要する不安定な状態	以下のいずれかに属するもの 1. 不安定狭心症 2. 重症で症状のある弁膜症 3. 先天性心疾患 4. 代償されていない心不全 5. コントロールされていない不整脈 6. 運動により悪化する医学的な状態の存在	活動レベルのガイドライン：状態が改善するまで，活動は薦められない

(文献5より引用)

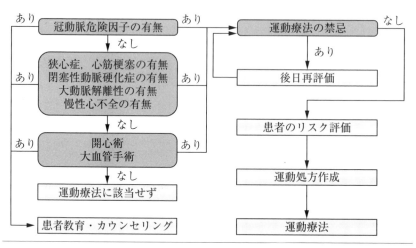

図5-4 運動療法へのフローチャート
(文献5より引用)

■ウォームアップ・ストレッチング

運動強度は，安静時から徐々に高め，トレーニング時の目標心拍数幅の下限まで増していくとよい。広く行われている運動にストレッチングがある。ストレッチングは①トータルで少なくとも10分以上行うこと，②静的なストレッチングと動的なストレッチングを適宜組み合わせること，③静的ストレッチは1つの動作を15～60秒行うこと，④伸ばす程度は「気持ちよい」と感じるくらいが望ましいことなどが勧められている。

■持久性運動

・**運動の種類**：歩行・走行，サイクリング，水泳などが該当するが，いずれも娯楽レベルで行うことが前提である。

・**運動強度**：運動能力が低い，あるいはデコンディショニングが強く認められる人は比較的低い強度から，心血管疾患を有する者では中強度以下を，既に運動能力の高い人がさらに高い心肺系フィットネスを求める場合は高い運動強度を処方する。心血管疾患患者の処方強度に推奨される中強度の運動強度はpeak $\dot{V}O_2$[*1]の40～60％，最大心拍数の55～69％，心拍数予備能では40～60％（Karvonen法のk=0.4～0.6）である[7]。

心血管疾患患者にはBorg指数13以下の，また米国心臓協会（American Heart Association：AHA）の科学ステートメントでは[7]，健常例に対してはBorg指数12～16の処方が推奨されている。

・**運動時間**：心肺系持久力すなわちpeak $\dot{V}O_2$を向上させるためには，持続的あるいは間歇的な有酸素運動を20～60分行う。運動の持続時

[*1] peak $\dot{V}O_2$：最高酸素摂取量
運動負荷試験中に記録された最高の酸素摂取量であり，酸素摂取量であり$\dot{V}O_2$ max（最大酸素摂取量）の代用として運動耐容能の指標として用いられる。

間は運動強度と関連しており，中強度の運動強度ならば30分以上，激しい運動ならば運動時間は短くなる．

■レクリエーション運動
持久性運動の後にレクリエーション的な運動を加えると，運動療法の継続の動機付けに役立つ．

■レジスタンストレーニング
レジスタンストレーニングは，ウエイトマシンやフリーウエイト，ゴムチューブ，あるいは自重などを使って筋肉に抵抗を与え，筋肥大や神経系の活性化を起こし，筋機能を高めるトレーニングである．最近ではレジスタンストレーニングが冠危険因子の是正に効果的であるとする報告も増えている．

・強度，量（回数×セット×頻度）：心血管疾患に対して1 RMを用いて処方する場合は，上肢運動は1 RMの30〜40％，下肢運動では50〜60％の負荷と上肢で軽度の負荷を処方することが薦められる．具体的には，心血管疾患患者でBorg指数11〜13と「ややつらい」を上限とする．

反復回数は，健常者では8〜12回，高齢者や心血管疾患患者では10〜15回が目安となる[8]．同一の種目を2〜4セット繰り返すと効果は大きくなる[9]．また，頻度は週2〜3日でかなりの改善がみられるが，それ以上回数や種目を増やしても，得られる効果はそれほど増加しないとされている[10]．

・実施方法：大筋群を使う複関節運動を優先し，常に筋肉に張力を発生させながら，可動範囲一杯に動かすと効果が大きくなる[11]．重りを挙上する時に，意識的に息を吐くよう指導するとよい．

■クールダウン
速度を落とした歩行・走行，ストレッチングなどの整理体操を行い，

徐々に安静時の心拍数・血圧に戻し，急激な静脈還流の減少を防ぐことにより，運動後の低血圧やめまいを予防する。

c）運動時の一般的注意
■気分がよいときのみ運動する

感冒に罹患した場合などは自他覚的症状の消失後2日以上たってから運動を再開する。

■食後すぐに激しい運動をしない

食後は2時間以上待つ。食事により腸管の血液需要が増し，激しい運動時には腸と筋肉の両方に供給する血液循環能力を超えることがある。こむら返り，悪心，失神の原因になる。

■天候にあわせて運動する

気温が21℃を超えた場合には，ペースを落として熱傷害に注意を払う。また発汗による脱水を避けるために水分を摂取するようにする。環境条件によりペースを下げることも重要である。気温が27℃を超える場合は，暑さを避けるために早朝または夕方に運動する。登り坂の場合はペースを下げる。寒冷環境時には体温の喪失が起こらないよう，十分なウォームアップと衣服による防寒が必要である。また，屋外に出たときに冷却された空気を吸わないように適宜マスクを使用する。

■適切な服装と靴を着用する

着衣は多孔性の素材でできた，ゆったりとした快適なもので，天候にあったものを用いる。直射日光下では日差しを避けるため，うすい色の運動着と帽子を着用する。また靴は運動用に指定されたものを用いる。

■自分の限界を把握する

定期的に医学的検査を受けるべきである。医師の診療を受けている場合は制限があるかどうかを尋ねる。

■適切な運動を選択する

　有酸素運動を活動の主要要素とするが，充実したプログラムには柔軟性と運動強化を考慮に入れるべきである。

■自覚症状に注意する

　自覚症状が発現した場合は，すぐに医師に連絡する。以下の症状は特に重要である。①運動時における胸部，腕，首，顎など上半身の不快感。②運動時の失神：医師による評価が終わるまで運動を中止する。③運動時の息切れ：運動時には呼吸速度と深さは当然増大するが，それが不快なものであってはならない。通常の会話に努力が必要であったり，喘鳴が発生したり，回復に5分以上かかるほど呼吸が困難であってはならない。④運動時または運動後の骨と関節の不快感：運動開始時に軽度の筋痛は起こり得るが，腰痛，関節痛が発生する場合には，医師による評価が終わるまで運動を中止する。⑤慢性疲労と不眠：運動終了1時間後にも疲労感が残存，当日に不眠および運動翌日の起床時にも疲労感がある場合は，いずれも過負荷の可能性がある。

3．呼吸器機能障害のリハビリテーション

(1) 病　態

　呼吸とは体に必要な酸素を体内に取り込み，不要な二酸化炭素を体外へ放出する働きをすることである。呼吸器機能障害はその働きに関わる臓器（鼻腔，咽頭，喉頭，気管，気管支，肺など）に起こる疾患の総称で，我が国で頻度が高い疾患として慢性閉塞性肺疾患（chronic obstructive pulmonary disease：COPD），肺結核後遺症，気管支拡張症などがある。これらはいずれも中高年者層に発生頻度が高く，数年間あるいは10年を超す経過中に臓器障害としての疾患が機能障害（呼吸不全による呼吸困難など）をきたし，さらにこれが日常生活における能力低

表5-2 呼吸不全の分類

		PaO_2	$PaCO_2$	Aa-DO_2	主な発生機序
Ⅰ型呼吸不全（ガス交換の障害）炭酸ガス蓄積を伴わない呼吸不全		< 60 Torr	正常もしくは低値	開大	換気血流不均等
					拡散障害
Ⅱ型呼吸不全（換気の障害）炭酸ガス蓄積を伴う呼吸不全	a群	< 60 Torr	> 50 Torr	正常	肺胞低換気
	b群	< 60 Torr	> 50 Torr	開大	換気血流の不均等および肺内シャント

（文献12より引用）

下や抑うつ傾向などの精神障害，社会参加困難を引き起こす．

（2）呼吸不全の分類

呼吸不全とは，一般的に「動脈血の酸素と炭酸ガスが異常な値を示し，そのために生体が正常な機能を営めない状態」と定義されている．

厚生省特定疾患研究「呼吸不全」調査研究班の診断基準は，「室内空気吸入時の動脈血酸素分圧（PaO_2）が60 Torr以下，またはそれに相当する異常状態」とし，さらに動脈血二酸化炭素分圧（$PaCO_2$）が45 Torr以下をⅠ型，それ以上をⅡ型と分類している．Ⅰ型呼吸不全はガス交換障害でみられ，Ⅱ型呼吸不全では換気障害が生じていることになる．混合型障害としてガス交換障害と換気障害が合併することもある（**表5-2**）．

（3）呼吸リハビリテーションの定義

呼吸リハビリテーションに関するステートメント（日本呼吸管理学会にて作成）において，「呼吸リハビリテーションとは，呼吸器の病気に

よって生じた障害をもつ患者に対して，可能な限り機能を回復，あるいは維持させ，これにより，患者自身が自立できるように継続的に支援していくための医療である」と定義されている[13]。

呼吸リハビリテーションは原則としてチーム医療であり，専門の医療スタッフすなわち，医師，看護師，理学療法士，作業療法士，栄養士，ソーシャルワーカー，薬剤師，保健師などの参加に加え，必要に応じ患者を支援する家族やボランティアも参加し，行われるものとしている。また，呼吸リハビリテーションは継続して行わなければならず，呼吸器機能障害による情緒的あるいは精神的障害に対する医療や栄養管理，さらには社会復帰に向けての自立支援も含むものとされ，包括的呼吸リハビリテーションと呼ばれている。

(4) 評　価[14]

呼吸機能の評価には，フィジカルアセスメント（視診，触診，打診，聴診），呼吸機能評価（スパイロメトリー，フローボリューム曲線，呼吸筋力測定など），動脈血液ガス（動脈血液ガス分析，パルスオキシメーター），胸部X線評価，呼吸困難の評価（質問紙など），運動耐用能の評価（6分間歩行試験，シャトル・ウォーキング試験など），四肢筋力評価，ADLの評価（在宅肺気腫患者用ADL評価表など），QOLの評価（SF-36，CRQ，SGRQ），心理状態の評価などがある。療法士が実施できる評価と各種検査結果を統合し評価することが重要である。

(5) リハビリテーション
a) リラクセーション

呼吸困難が強い患者では，頸部や肩甲帯の呼吸補助筋が過緊張になることが多い。緊張は気道を攣縮し，心拍数や呼吸数の増加，血圧を上昇

させ，胸郭や脊柱の柔軟性も低下し呼吸仕事率が増加する。そのため，全身のリラクセーションは重要であり，マッサージやストレッチ，安楽なポジショニングなどの各手技を用いる。

b）排痰法：気道クリーニング

慢性的な分泌物排出障害を示す喀痰量の多い患者に有効であり，適応として気管支拡張症，慢性閉塞性肺疾患，慢性下気道感染症などがある。

気道クリーニングの方法は，体位排痰法，軽打法，振動法，ゆすり法，呼吸介助（スクイージング），催咳法，吸引法，Bagging法，自己排痰法がある。最終的には患者自身が実施できるよう，自己排痰法を修得することが目標となる。

〈手　順〉[15]

① 喀痰し易くするため，前準備として超音波ネブライザーなどを用いて痰の粘性を低下させる。
② 聴診，X線写真などの結果から分泌物の貯留部位を確定する。
③ 分泌物の貯留部位をできる限り垂直に近づけ，重力を利用して分泌物の排出を促進する。
④ 深呼吸や呼吸介助を用いて換気量を増やしたり，軽打法^{*2}，振動法^{*3}を用いて機械的刺激にて痰の移動を促通する。
⑤ 気道分岐部まで集まった分泌物をハッフィング^{*4}により声門の下ま

$*2$　**軽打法**：手をカップ状にし，排痰部位を軽打する。患者が心地よい強度で皮膚に対し手を垂直に当てると，「パカ，パカ」と中空音を発する。
$*3$　**振動法**：手やマッサージ器で，胸壁を断続的に細かく圧迫する。徒手で行う場合は，吸気を妨げないよう呼気時のみ行う。強度は患者のニーズや耐久性によって決めるが，軟部組織のみでなく骨性の胸壁を振動させる程度とする。軽打法，振動法ともに30秒～1分程度でよい。
$*4$　**ハッフィング**：患者本人の上肢を胸郭前面で交差・把持させ，呼気に合わせて胸郭を絞るように強く圧迫する。吸気をゆっくりと呼気を強く速く行い，3～4回繰り返して痰に可動性を与え喀出し易くする方法である。

で押し上げる。
⑥咳によって痰を気道から排除する。

c）呼吸練習
■口すぼめ呼吸
　口をすぼめることで気道内圧が上昇し，気道の虚脱を防ぎ呼気時間を延長させる効果がある。労作時やパニックなどによる呼吸困難では，有効とされているため指導しておく必要がある。

〈ポイント〉
①吸気は鼻で行う。
②呼気は口をすぼめてゆっくり長く呼出する。
③吸気と呼気の比率は1：2以上で行い，呼気を徐々に長くして目標を1：5とする。

■横隔膜呼吸（腹式呼吸）
　横隔膜呼吸では平定化した横隔膜をストレッチして伸張することで横隔膜の動きを大きくし，呼吸補助筋の活動を減じることができる。また一回換気量，呼吸仕事率，動脈血酸素分圧を上昇させ，呼吸数，分時換気量を減少させることができる。しかし，重症COPDではかえって呼吸効率が悪くなる場合があるため，強制しない方がよいケースもある。

〈ポイント〉
①患者自身の腹部に手を当てさせ，静かに息を吐かせた後，吸気で横隔膜が働いているのを感じ取るように行うと理解しやすい。
②重力によって影響を受け易いため，姿勢では臥位→座位→立位の順に左右される。

d）胸郭可動域運動
　目的は，胸郭の可動性，柔軟性を改善し，呼吸運動に伴う呼吸仕事量を軽減することである。

方法は呼吸介助法，徒手胸郭伸張法，関節モビライゼーション，呼吸筋ストレッチなどがある。

■**呼吸介助法**

呼気時に胸郭を圧迫することで，呼気流速を速めて気道分泌物の移動を促進し，介助を外すことにより吸気時の肺胞換気を促進する手技である。基本的な介助方法は，まず治療者が正常な胸郭の動きを熟知して，患者の胸郭に置いた両手で胸郭の運動方向を追うことができなければならない。そのうえで呼気に合わせて肋骨が動く方向に介助を加えていくが，一定の圧で動かしていくことが重要となる。正しい方向に適度な圧で動かしていけば，可動範囲は拡大する。誤った介助をすると，患者に防御的な筋収縮が加わり胸郭運動を制限することになり，呼吸困難感を増悪させることになる。

■**徒手胸郭伸張法**

肋骨捻転法[*5]，胸郭捻転法，背部過伸展法，シルベスター法[*6]などがあり，我が国では肋骨捻転法とシルベスター法がよく用いられる。

■**関節モビライゼーション**

患者の肋間に治療者の指腹を置き，肋骨を1本ずつ押し下げる肋骨モビライゼーションや第8胸椎に軽い圧迫を加え体幹伸展と吸気を促す手技があり，適応関節は肋椎関節，椎間関節，胸鎖関節，仙腸関節などがある。

■**呼吸筋ストレッチ**

ストレッチ体操は横隔膜呼吸の強化，呼気筋の筋力増強，胸郭の可動

[*5] **肋骨捻転法**：肋間筋の伸張と肋椎関節の可動性改善を目的としており，呼気に同調して下位肋骨と上位肋骨を反対方向に捻転する手法である。

[*6] **シルベスター法**：上部胸郭の伸展性の拡大と大胸筋のストレッチのために，座位，背臥位で両上肢を胸郭の前で組み，吸気を行いながら頭の後方へ肩関節を伸展し，呼気は開始肢位に戻る手法である。

表 5-3 運動療法の中止基準

呼吸困難感	修正 Borg スケール 7〜9
その他の自覚症状	胸痛，動悸，めまい，ふらつき，チアノーゼ
心拍数	年齢別最大心拍数の 85％に到達した時（肺性心を伴う COPD では 65〜70％） 不変ないし減少した時
呼吸数	毎分 30 回以上
血圧	高度に収縮期血圧が下降したり，拡張期血圧が上昇した時
SpO_2	90％以下になった時

域拡大，頸部のリラクセーション，上・下肢の筋力増強を目的として行い，呼吸法に合わせて行う。患者自身で行え，体調維持など自己管理を行っていくためにも有効である。

e）運動耐用能向上

運動療法中のモニタリングは，必要に応じてパルスオキシメーターや心電図を用いる。

表 5-3 のような症状が出現したときは，運動を中止する。呼吸困難が強く体調が優れないときは患者の状態に合わせ運動量を調整する。運動療法施行中に呼吸困難からパニック状態が生じることがあるため，安楽なポジショニング（**図 5-5**）を取ることや呼吸法（口すぼめ呼吸）を指導しておくなど患者自身に対処法を身に付けることは重要である。

■全身持久力トレーニング

全身持久力トレーニングには，平地歩行，階段昇降，自転車エルゴメーター，トレッドミルなどがある。

歩行や階段昇降では，自分に合った呼吸リズムで動作を同調させる習慣を付ける。最初は吸気：呼気の割合を 1：2 で歩くとよい。階段昇降

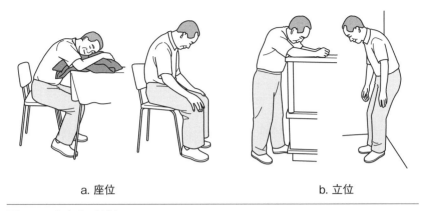

a. 座位　　　　　　　　　　　　b. 立位

図 5-5　安楽なポジション

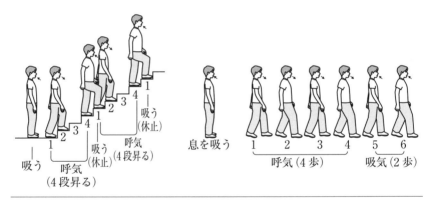

図 5-6　動作時の呼吸パターン

は途中で休憩を入れながら呼吸調整していくが，休憩時には後足（膝伸展位）のみに体重をかけ，前足は次のステップにのせるだけにするよう指導する（**図 5-6**）。

　運動総時間は 1 日 20 分以上を目標とし，実施頻度は週 3 回以上が望ましいとされている。

■骨格筋トレーニング

　筋力トレーニングを行うことにより，筋力・筋持久力の増大が期待できる。

　トレーニング方法は，自重を利用したもの，重錘を利用したもの，弾性ゴムバンドを利用したものとあるため，低負荷から徐々にはじめ，負荷量を調整していく。運動回数は10～15回を1セットとし，週2～3回の頻度で4週間以上継続すると効果が得られるとされている[15]。

　f）ADL練習

　慢性呼吸不全の呼吸困難感はADL，IADLを制限するため，身体面のみならず意欲の低下や抑うつ傾向など精神・心理面にも深刻な影響をおよぼす。そのため，適切なADL指導や環境設定が重要となる。

〈呼吸困難感を生じやすい動作〉

①腹部を圧迫する動作：しゃがむ，靴・靴下・ズボンをはく
②上肢を挙上する動作：洗髪，上着の着脱，洗濯物を干す
③息止めをする（力む）動作：排便，洗顔，重い荷物をもつ
④上肢を使用した反復動作：歯磨き，窓ふき，洗体，掃除機をかける

〈呼吸困難感を軽減させる生活指導〉

①呼吸法を取り入れる
②エネルギー節約の行動パターンを指導する（動作の簡略化や効率化，負担の少ない姿勢など）
③動作スピードを遅くしたり，途中で休憩を入れる
④環境整備をする
　・室内の温度と湿度を一定に保つ（室温20℃前後，湿度50～60％）
　・生活動線の工夫
　・洋式生活への変更
⑤運動耐容能を上げる

g）人工呼吸器・在宅酸素療法

　家庭復帰や社会復帰を促し，予後の延長，QOL 改善のために不可欠な治療法である。

　対象となる疾患は，COPD や肺結核後遺症，間質性肺炎，肺がんなどである。酸素供給器具としては，吸着型酸素濃縮器や携帯用高圧酸素ボンベなどがあり，ベンチマスクや鼻カニューレで連続的に酸素を吸入する。

　療法士の関わりとしては，ADL での効率的な呼吸法の指導，胸郭運動を容易に行うためのコンディショニング，適度な運動の指導となる。

引用文献

1) 藤村伸：内部障害系理学療法の動向．理学療法の歩み 26（1）：3-9，2015
2) 厚生労働省社会・援護局障害保健福祉部：平成 23 年生活のしづらさなどに関する調査（全国在宅障害児・者等実態調査）結果
3) 厚生労働省：平成 28 年人口動態統計月報年計（概数）の概況
4) Wenger NK：Cardiac Rehabilitation.Clinical Practice Guideline No.17. AHCPR Publication 96-0672：1-26, 1995
5) 日本循環器学会：心血管疾患におけるリハビリテーションに関するガイドライン（2012 年改訂版）http://www.j-circ.or.jp/guideline/pdf/JCS2012_nohara_h.pdf（2018 年 10 月 2 日閲覧）
6) Pollock ML, Franklin BA, Balady GJ, et al：AHA Science Advisory. Resistance exercise in individuals with and without cardiovascular disease：benefits, rationale, safety, and prescription：An advisory from the Committee on Exercise, Rehabilitation, and Prevention, Council on Clinical Cardiology, American Heart Association；Position paper endorsed by the American College of Sports Medicine. Circulation 101：828-833, 2000
7) Fletcher GF, Balady GJ, Amsterdam EA, et al：Exercise standards for testing and training：a statement for healthcare professionals from the American Heart Association. Circulation 104：1694-1740, 2001

8) American College of Sports Medicine Position Stand. The recommended quantity and quality of exercise for developing and maintaining cardiorespiratory and muscular fitness, and flexibility in healthy adults. Med Sci Sports Exerc 30：975-991, 1998
9) Rhea MR, Alvar BA, Burkett LN, et al：A meta-analysis to determin the dose response for strength development. Med Sci Sports Exerc 35：456-464, 2003
10) Feigenbaum MS, Pollock ML：Prescription of resistance training for health and disease. Med Sci Sports Exerc 31：38-45, 1999
11) Kraemer WJ, Adams K, Cafarelli E, et al：American Colledge of Sports Medicine Position Stand. Progression models in resistance training for healthy adults. Med Sci Sports Exerc 34：364-380, 2002
12) 上月正博（編）：新編内部障害のリハビリテーション．pp3-11，医歯薬出版，東京，2009
13) 福地義之助，江藤文夫，木田厚瑞ほか：呼吸リハビリテーションに関するステートメント．日本呼吸器学誌 40（6）：536-544，2002
14) 才藤栄一（監修），金田嘉清，冨田昌夫，澤俊二ほか（編）：PT・OTのための臨床技能とOSCE―コミュニケーションと介助・検査測定編―．p130，金原出版，東京，2015
15) 千住秀明：呼吸リハビリテーション入門―理学療法士の立場から 第4版．pp17-164，九州神陵文庫，福岡，2014

6 | 神経筋疾患のリハビリテーション

松田文浩

《目標&ポイント》
パーキンソン病や脊髄小脳変性症など代表的な疾患を取り上げ，その病態についてまとめる。各疾患の特徴とリハビリテーションについて呈示する。
(1) 神経筋疾患の概要を理解する。
(2) 代表的な神経筋疾患の病態と症状を理解する。
(3) 代表的な神経筋疾患に対するリハビリテーションの考え方を理解する。
《キーワード》 神経筋疾患，運動麻痺，運動失調，パーキンソン病，脊髄小脳変性症，多発性硬化症，筋萎縮性側索硬化症，筋ジストロフィー

1. 神経筋疾患とは

　神経筋疾患とは，脳，脊髄，末梢神経など神経自体の病変，あるいは筋肉自体の病変によって運動に障害をきたす疾患の総称である。代表的な疾患としては，脳・脊髄の異常によるものにパーキンソン病，脊髄小脳変性症，多発性硬化症，脊髄の異常によるものに筋萎縮性側索硬化症，末梢神経の異常によるものにギランバレー症候群，多発神経炎，筋肉の異常によるものに多発筋炎，筋ジストロフィーなどがある。そして，これらの多くは厚生労働省により難病に指定されている進行性の疾患である。

2．主要な神経症候

神経・筋疾患によって起こる神経症候は非常に多彩である（**表 6-1**)[1]。その中でもリハビリテーション領域では運動麻痺を扱うことが多い。脳や脊髄といった中枢神経の障害による麻痺（中枢性麻痺）は，上位運動ニューロンの病変により起こり，末梢神経の障害による麻痺（末梢性麻痺）は下位運動ニューロン，もしくは神経・筋接合部，筋の病変により生じ，両者は異なる特徴を示す（**表 6-2**)[2]。中枢神経の損傷

表 6-1　神経・筋によって起こる神経症候

1. 運動麻痺	10. 脳神経障害
2. 運動失調	11. 構音障害，嚥下障害，球麻痺症候
3. 錐体外路症候	12. 意識障害
4. 姿勢反射障害と姿勢異常	13. めまいと失神
5. 痙攣とミオクローヌス	14. 睡眠障害
6. 筋萎縮	15. 精神症状
7. 歩行障害	16. 高次脳機能障害
8. 感覚障害	17. 自律神経症候
9. 疼痛	

表 6-2　中枢性麻痺と末梢性麻痺の特徴

	中枢性麻痺	末梢性麻痺
筋緊張	亢進	弛緩
深部腱反射	亢進	減弱あるいは消失
病的反射	陽性	陰性
筋萎縮	なし（あっても廃用性萎縮）	あり
線維束攣縮	なし	あり

（文献2より作成）

や変性によって，筋緊張は亢進するが，それは痙縮と固縮に大別される。痙縮は錐体路障害によって生じ，関節を他動的に伸展ないし屈曲するときにはじめは抵抗が強いが途中で突然抵抗が弱くなる折りたたみナイフ現象が認められる。一方，固縮は大脳基底核を含む錐体外路障害で生じ，他動的関節運動にて鉛管を曲げるように一様な（鉛管用現象），あるいは歯車を回すようながくがくとした断続的な抵抗（歯車様現象）が認められる。

運動失調も神経筋疾患における主要な症候である。運動失調とは，協調運動の障害の1つで，筋力低下はないにもかかわらず，運動の方向や大きさの調整が困難となり円滑な運動ができなくなる症状である。病巣により，小脳性，脊髄性などに分けられる（**表6-3**）[3]。小脳性の運動失調では，測定障害（測定過大・測定過小），変換運動障害，共同運動不能が明らかである。また，目的物に近づくと激しく動揺する企図振戦がみられる。脊髄性の運動失調では，深部感覚障害，ロンベルグ徴候を認める。

表6-3 小脳性と脊髄性の鑑別

症状	小脳性	脊髄性
深部感覚障害	−	＋
閉眼の影響（ロンベルグ徴候）	−	＋
測定異常	＋	＋
振戦	＋（企図振戦）	＋（粗大振戦）
歩行	よろめき歩き	床をみながらパタンパタンと歩く
構音障害	＋	−
腱反射	軽度低下	消失*

＊後根障害があるとき　　　　　　　（文献3より改変して引用）

3. 疾患別リハビリテーション

（1）パーキンソン病（Parkinson desease）
a）病　態
　中脳黒質の変性による錐体外路疾患である。多くは50～60歳代に発症し徐々に姿勢異常と運動障害が進行する。まれに40歳以前に発症することもあるが，若年層での発症には遺伝子の異常のものが多いことが最近の研究で明らかになっている。経過には個人差が大きいが，症状は緩徐に進行し，臥床状態になる。発症後の平均余命は9～10年と言われていたが，近年の治療法の進歩で改善している。

b）症　状
　一側の手指，手関節部の静止振戦ではじまるものが多く，徐々に同側下肢あるいは他側上肢へと進展し，動作が緩慢となり姿勢や歩行の異常が目立ってくる。

① **振戦**：静止時に手や指で4～6 Hzの規則的な運動が起こる（安静時振戦）。母指と中指や示指をすり合わせるような反復運動（丸薬丸め運動）をはじめ，膝，足や下顎，舌，口唇にも出現していく。精神的緊張や歩行時には振戦が増強するが，睡眠時には停止する。

② **固縮**：他動的屈伸での抵抗（鉛管様現象，歯車様現象）を全身に認め，特に頸部や体幹に目立つ。

③ **無動**：運動の乏しさ，動作開始の遅さ，運動遂行の遅さ，早い変換運動の障害が生じてくる。特徴的な臨床症状として，小刻み歩行やすくみ足，仮面様顔貌，小字症などがみられる。

④ **姿勢反射障害**：立位姿勢の特徴として頸部はやや伸展，体幹前屈，上肢・下肢とも屈筋優位である。この立位姿勢で軽く上体を押すと足をとんとんと踏み出して突進する突進現象がみられる。また座位

でも同様に，上体を触れると倒れそうになる。
⑤ **自律神経障害**：脂漏性顔貌，多汗，流涎，起立性低血圧，神経因性膀胱，便秘がみられる。
⑥ **精神症状**：抑うつ，不安焦燥，認知症，幻覚，せん妄がみられる。

　上記のうち，①〜④はパーキンソン病の4大徴候と呼ばれる。パーキンソン病の症状に対しては，抗パーキンソン病薬による薬物治療の効果がみられるものの，経過とともに，薬の効果が短くなる wearing-off 現象や，内服した時間に関係なく，症状が良くなったり悪くなったりする on-off 現象が出現する。一方，パーキンソン病と類似した症状（パーキンソニズム，パーキンソン症候群）を呈する疾患は数多く存在する（多発脳梗塞，水頭症，薬剤性パーキンソニズムなど）[4]が，抗パーキンソン病薬の効果は不十分であることが多い。

　重症度の評価には，症状や介助度から5段階に判定する Hoehn & Yahr による重症度分類（Yahr 分類，**表 6-4**）[5]が用いられる。Yahr 分類は ADL 評価とよく相関すると言われている。また，UPDRS（Unified Parkinson's Disease Rating Scale）ではパーキンソン病に特徴的な多様な機能障害と能力低下を評価することができる[6]。

c）リハビリテーション

　パーキンソン病における運動療法の主な目的は，機能維持や合併症防止である。『パーキンソン病治療ガイドライン 2011』[7]では，推奨グレード A として，運動療法が，身体機能，健康関連 QOL，筋力，バランス，歩行速度の改善に有効であるとされている。個々の重症度や症状に応じた適切な運動がパーキンソン病の治療において重要と言える。**図 6-1** のような運動がよく用いられるが，ここでは Yahr 分類の Stage 別に運動療法の実際を説明する[8,9]。

表6-4 Hoehn & Yahr による重症度分類（Yahr 分類）

Hoehn-Yahr 重症度		
Stage I		片側のみの障害で，機能低下はあっても軽微。
Stage II		両側性または体幹の障害で，平衡障害はない。
Stage III		姿勢反射障害の初期徴候がみられ，方向転換とか閉脚，閉眼起立時に押された際に不安定となる。身体機能は軽度から中等度に低下するが，仕事によっては労働可能で，ADL は介助を必要としない。
Stage IV		症候は進行して，重症な機能障害を呈する。歩行と起立保持には介助を必要としないが，ADL の障害は高度である。
Stage V		全面的な介助を必要とし，臥床状態

（文献5より作成）

■ Stage I，II

日常は1日の生活リズムを規則正しくできるだけ活動的なものとし，長時間同一姿勢を保持することを回避する。またホームプログラムとして，1日30〜45分の軽く息切れする散歩やパーキンソン体操の実施が

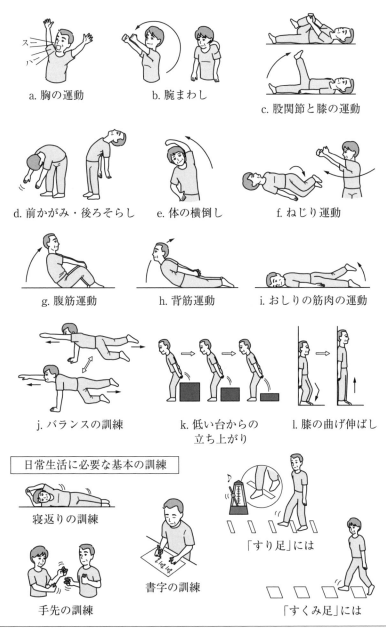

図6-1 パーキンソン病における運動療法の実際
（文献8より引用）

勧められる。正しい服薬指導も行う。

〈運動療法〉

①全身リラクセーション・(自己・他動) ストレッチング

②全身体力回復訓練 (自転車エルゴメーターなど)

③姿勢矯正・立位バランス訓練

④座位での体幹運動 (頸・体幹回旋, 屈曲, 伸展など)

⑤筋力増強訓練

⑥歩行訓練

⑦ADL訓練 (基本動作訓練・身の回り動作訓練)

■ Stage Ⅲ

日常では家庭内で役割分担し満足感や自信を与えること, 可能な限り患者自身でADLを実施させ自立度を維持するようにする。

〈運動療法〉

Stage Ⅰ, Ⅱで述べた内容に, 以下を追加して行う。

①聴覚的刺激 (手拍子・メトロノームなど), 反復動作, リズムカルな運動

②膝立ち・四つ這いバランス訓練

③歩行訓練・方向転換訓練 (突進現象の改善)

④上肢機能訓練 (粗大運動・協調性運動)

⑤胸郭拡張訓練・腹式呼吸運動・発声訓練

⑥嚥下・摂食訓練

⑦コミュニケーション訓練

■ Stage Ⅳ

ADLの介助が必要となってくる時期であるため, 患者・家族への生活指導を行う。具体的には, 転倒予防などのリスク管理指導や介護機器などの紹介といった生活環境設定や家屋改造・社会資源の有効活用につ

いてである．精神症状に対する心理的サポートも重要となる．

〈運動療法〉
①全身リラクセーション・（他動）ストレッチング
②可能な限りの筋力維持運動
③ADL訓練（床上・起居動作，身の回り動作）
④胸郭拡張訓練・腹式呼吸運動・発声訓練
⑤嚥下・摂食訓練
⑥コミュニケーション訓練

■ Stage V

日常生活では全介助を要するが，車いすでの外出機会を与え，わずかな残存能力を使用させるようにして完全な寝たきりを回避するような患者・家族指導が必要である．また，褥瘡，尿路感染，呼吸器感染に注意する．

〈運動療法〉
①維持的関節可動域訓練・（他動）ストレッチング
②胸郭拡張訓練・腹式呼吸運動・発声訓練
③嚥下・摂食訓練・コミュニケーション訓練

(2) 脊髄小脳変性症（spinocerebellar degeneration：SCD）
a）病　態

脊髄小脳変性症は小脳および脊髄の変性を主な病変とする進行性疾患の総称である．遺伝性と孤発性（非遺伝性）の病型があり，我が国では遺伝性が約3割，孤発性が約7割を占める（**表6-5**）[10]．遺伝性SCDの中ではSCA-3，SCA-6の頻度が高く，孤発性SCDでは多系統萎縮症が主な病型である．

表 6-5 脊髄小脳変性症の分類

		病型	主な特徴
遺伝性	優性遺伝性	SCA-1[※]	運動失調がみられ，進行すると腱反射の亢進，眼球運動障害，顔面筋力低下などが加わる
		SCA-2	運動失調のほかに，眼球運動速度の低下，末梢神経障害，認知症などを伴う
		SCA-3 (Machado-Joseph 病)	運動失調のほかに，眼球運動障害，びっくり眼，錐体路・錐体外路障害，末梢神経障害などを伴う。日本の遺伝性 SCD ではもっとも多い
		SCA-6	ほぼ純粋な小脳症状を示し，進行は緩徐。日本の遺伝性 SCD では頻度が高い
		歯状核赤核淡蒼球ルイ体萎縮症 (DRPLA)	小児から高齢者まで発症する。若年型ではてんかん発作やミオクローヌス，遅発成人型 (40 歳以上) では舞踏病や認知症を伴う
	劣性遺伝性	Friedreich 運動失調症	若年発症 (20〜25 歳) で深部感覚障害による感覚障害性の運動失調を示す。日本ではほとんどみられない
		早発性運動失調症 (EAOH) アプラタキシン欠損症 (AOA1)	易転倒性などで小児期に発症し，深部感覚障害や筋萎縮が生じ，振戦や舞踏病なども伴う
		ビタミン E 欠乏症 (AVED)	運動失調と深部感覚障害が主体
孤発性	多形統萎縮症 (MSA)	オリーブ橋小脳萎縮症 (OPCA)	初発症状が運動失調 (MSA-C)。日本に多い
		線条体黒質変性症 (SND)	初発症状がパーキンソニズム (MSA-P)
		Shy-Drager 症候群 (SDS)	初発症状が自律神経症状
	皮質性小脳萎縮症 (CCA)		小脳皮質の萎縮による運動失調が主症状 高齢発症 (50〜70 歳) で進行が緩徐

[※] SCA については 30 以上の病型が報告されているが，代表的な病型についてまとめた

MSA：multiple system atrophy, OPCA：olivopontocerebellar atrophy, SND：striatonigral degeneration, SCA：spinocerebellar ataxia, DRPLA：dentatorubropallidoluysian atrophy

(文献 10 より転載)

b）症　状

　運動失調をはじめとした小脳症状を主症状とするが，その他にも病型によりパーキンソニズムや自律神経症状など様々な症状を呈する。SCDの重症度や治療効果を評価する指標としては，SARA（Scale for the Assessment and Rating of Ataxia)[11]が簡便なうえ信頼性が高く有用である。以下に主な小脳症状について説明する。

①**運動失調**：一部の病型を除き，多くの病型では小脳性の運動失調を主症状とする。

②**姿勢保持の異常**：座位や立位時に前後左右への不規則な身体の揺れ（体幹運動失調）が生じ，この不安定性のため両下肢を左右に広げて支持面を広くし，上肢を外転させて平衡を保とうとする。軽症例は，片脚立位や爪先立ち，継ぎ足歩行で運動失調が著明に出現する。

③**失調歩行**：両下肢を左右に大きく開き（wide based gait），下肢を伸展して歩幅が大きく，体幹が左右へと大きく揺れながら歩く。このような歩行は酩酊歩行またはよろめき歩行と呼ばれる。

④**筋緊張低下**：病変と同側の筋緊張低下を認め，遠位筋よりも近位筋において著明に出現することが多い。

⑤**眼振**：小脳半球障害では側方注視による水平性眼振が生じ易い。

⑥**構音障害**：構音筋の協調が悪く，言語が不明瞭で途切れ途切れの断綴性発話となる。また，音節の開始が唐突で爆発的な爆発性発話となる。

c）リハビリテーション

①**固有受容性神経筋促通法（proprioceptive neuromuscular facilitation：PNF）**：PNFは筋・腱・関節・迷路などにある固有感覚受容器に外部から刺激を加えて，随意運動の発達・回復を促通しようとする治療手技である。この手技では筋活動の運動開始時間を短縮さ

せること，中枢神経疾患で崩壊した随意運動時の筋活動順位を正常にすることを目的としている。

② **フレンケル体操**：重力に逆らわない単純な運動からより複雑な運動様式まで段階的に難易度が上がる一連の体操である。体操は臥位，座位，立位または歩行の姿勢で行われ，障害された固有感覚の代償として視覚，聴覚，触覚を利用することで協調運動をある程度回復させることが可能である。特に，固有感覚障害を主体とした脊髄性の運動失調に効果があるとされている。

③ **重錘負荷法**：四肢末梢部位へ重錘負荷を行うことにより一時的に協調運動が改善される。一般に上肢では200〜400 g，下肢では300〜600 gが適当な負荷量とされている[12]。

④ **弾性緊縛帯**：弾性緊縛帯の使用にはγ運動系の活動増加による低筋緊張の改善効果がある。弾性包帯を緊縛する部位は体幹や近位関節部位とされ，上肢では肩関節，肘関節に，下肢では股関節，膝関節に用いられる。

⑤ **ADL訓練**：運動失調は前述のように，姿勢保持の異常を認め，起居動作能力や日常生活動作にも大きな影響を与える。そのため，基本動作，床上動作，立位バランス，歩行といった訓練を行う。必要に応じて，重錘負荷法，弾性緊縛帯を併用して動作の改善を図る。

近年，SCDに対して歩行やバランスに焦点を当てた集中的なリハビリテーション介入が症状を改善させることが報告されている[13,14]。このうち，我が国で行われたMiyaiらの研究[14]では，運動失調を主徴とし，1人以下の介助で歩行が可能な脊髄小脳変性症患者を対象に，バランス練習，歩行練習，ADL練習などの理学療法，作業療法をそれぞれ1時間，4週間にわたり毎日行った。また，退院時には自主練習メ

ニューを作成し継続を勧めた。その結果，介入後には介入前に比べSARAや10 m歩行速度，FIM*1が有意に改善し，その効果は少なくとも介入後12週まで保たれていた。また，運動失調の改善は四肢よりも体幹に認められ，軽症の患者ほど効果の持続が良好であった。

これらの研究により，進行性の疾患である脊髄小脳変性症においてもリハビリテーションによって症状を改善させ得ることが示された。今後，より効果的かつ効果を長期間持続させるための介入方法の開発と普及が期待される。

(3) 多発性硬化症 (multiple sclerosis：MS)
a) 病 態

多発性硬化症は，脳・脊髄といった中枢神経において，神経が脱髄を起こす疾患である。脱髄とは，神経線維を覆う髄鞘が変性・脱落することである。脱髄が生じた神経は伝導障害を起こし，結果として神経症状を呈する。発症の原因は明らかでないが，何らかの免疫異常に基づくと考えられている。また，感染，過労，ストレスなどが発症や再発の誘因となる場合がある。女性に多く，発症年齢としては15～50歳が多い。

大脳，小脳，脳幹，脊髄，視神経に脱髄病変が多発し（空間的多発），症状の増悪と寛解を繰り返す（時間的多発）のが特徴である。

b) 症 状

前駆症状となる発熱，頭痛，疼痛，めまいなどに続いて，病変部位に基づく神経症状が出現する（**図6-2**）[15]。症状の出方は様々で，経過も多様であるが，半数の症例で視神経，脳幹，小脳，脊髄の徴候が混在す

---

*1　FIM（Functional Independence Measure）：日常生活における自立度の指標である。18項目で構成され，各項目1点（全介助）～7点（自立）の7段階で評価される。

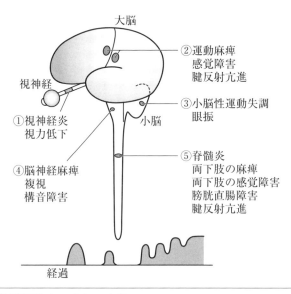

図 6-2　多発性硬化症で生じる症状
（文献 15 より作成）

る。症状の増悪と寛解を繰り返しながら，完全に回復せず症状が進行する場合が多い。また，入浴などによる体温の上昇に伴って一過性に神経症状が悪化するウートフ徴候がみられる。

c）リハビリテーション

　症状の増悪と寛解を繰り返す多発性硬化症のリハビリテーションにおいては，症状に応じて適宜内容を変更していかなければならない。また，多発性硬化症の患者はわずかな活動でも疲労し易く，持続的な消耗感に変化する。反復運動後には機能消失が生じることもある。疲労の原因として，熱過敏性もその要素とされていることから，疲労の管理および体温調整が重要となる。以下に具体的な介入を紹介する。

　①**関節可動域訓練，ストレッチング**：痙縮の抑制，可動域の維持・改

善を目的とする。
②**筋力維持訓練，体力維持回復運動**：疲労が生じない程度の負荷とする。
③**重錘負荷法，弾性緊縛帯**：運動失調や不随意運動の抑制に用いる。
④**寒冷療法**：痙縮の抑制を目的とする。熱過敏性であることから，31℃を超える温度は禁忌とされている[16]。
⑤**ADL訓練**：起き上がりや立ち上がりなどの基本動作訓練，歩行訓練などを行う。

(4) 筋萎縮性側索硬化症（amyotrophic lateral sclerosis：ALS）
a) 病　態
　筋萎縮性側索硬化症は，運動神経（上位運動ニューロンと下位運動ニューロン）に変性が生じ，あらゆる随意運動が困難となる原因不明の進行性疾患である。有病率は10万人当たり5人前後で男女比は2：1と男性に多く，60～70歳代で発症することが多い。ほとんどが孤発性であるが予後が悪く，多くの場合2～5年で死亡する。

b) 症　状
　①**球症状**：舌の線維束性攣縮・萎縮・麻痺，構音・嚥下障害
　②**上位運動ニューロン徴候**：深部反射亢進・病的反射陽性
　③**下位運動ニューロン徴候**：線維束性攣縮・萎縮・麻痺
　感覚障害，眼球運動障害，膀胱直腸障害，褥瘡は出現しにくいという特徴があり，これらは4大陰性徴候と呼ばれる。
　症状は一般的に，一側上肢の筋力低下と筋萎縮ではじまり，反対側にも拡大する。手では母指球筋と骨間筋の萎縮で猿手や鷲手を呈する。その後2～3年の経過で急速に筋力低下と筋萎縮が進行し，球麻痺（嚥下障害，無声，舌の萎縮），呼吸筋麻痺になり，人工呼吸器が必要となる。

そのため，最終的なコミュニケーション手段は眼球運動によるものとなる。死因としては呼吸不全や誤嚥性肺炎が多い。

c）リハビリテーション

　症状の進行に合わせて，日常生活における最適な動作方法や道具の使用を提案し，自立度の維持に努めることが重要である。残存機能に応じた補装具や自助具の活用，介護支援機器や人工呼吸器の導入，家屋改造支援などを行う。重症期では特に呼吸管理とコミュニケーション手段の確立が重要となる。必要に応じて，眼球運動を利用するコミュニケーションエイドなどを導入する。一方，誤嚥性肺炎や関節可動域制限など，合併症や廃用による障害を予防することも大切である。また，筋萎縮や筋力低下の進行予防として運動を行う際は，過用とならないよう疲労の程度を確認しながら行う必要がある。

　終末期まで患者本人の知的レベルが保たれることも考慮し，本人・家族のQOLを維持するための支援や，心理的なサポートを欠かさないよう十分に留意すべきである。

　以下に具体的なアプローチ内容を整理する。

①**日常生活指導**
②**生活自助具の使用法指導**
③**電動車いすの操作法の指導**
④**補装具の作成**：頸椎カラー，短対立スプリント（手指の筋力低下に対する補助），など
⑤**コミュニケーションエイドの導入**
⑥**住宅改修**
⑦**他動的関節可動域訓練**：拘縮予防，可動域維持
⑧**嚥下指導**：誤嚥の予防
⑨**呼吸管理・排痰訓練**：人工呼吸器の導入，呼吸障害の予防

⑩精神心理的サポート

(5) 筋ジストロフィー (muscular dystrophy)
a) 病　態
　筋ジストロフィーは，骨格筋の変性，壊死を主病変とする進行性の遺伝性疾患である。筋が障害されるミオパチーの代表的疾患であり，多くの病型（**表6-6**）[17]が存在するが，ここでは，もっとも頻度が高いDuchenne型筋ジストロフィーについて説明する。
　Duchenne型筋ジストロフィーは2/3が伴性劣性遺伝，1/3は突然変異で，5歳以下の男児に多く発症する。
b) 症　状
　初発症状として2～3歳頃に歩き方がおかしい，転び易い，走りたがらないなどの症状で異常に気づく。大部分の症例に腓腹筋に仮性肥大を認める。まもなく階段を登るのに手の介助を要し，立ち上がりの際に登はん性起立（gower's徴候）を示す。歩行は動揺性で（waddling gait），腹を突き出して歩く（lordotic gait, 前弯歩行）などが特徴的である。
　筋力低下は筋萎縮を伴って腸腰筋，大腿四頭筋，大殿筋がおかされ，その後三角筋，上腕二頭筋，上腕三頭筋，菱形筋などの肩甲部および，翼状肩甲を示す。腱反射は減弱し，病的反射はみられない。
　進行は比較的早く10歳前後で起立，独歩不能となり，ハムストリングスの短縮による股・膝関節の屈曲拘縮，脊柱の変形（呼吸障害を引き起こす）が起こる。15歳頃に寝たきりとなり，末期には心筋や呼吸筋の障害による左心不全，呼吸不全にて平均20歳で死亡する。
c) リハビリテーション
　Duchenne型筋ジストロフィーに対する厚生省筋萎縮症研究班機能障害度分類（**表6-7**）に沿って，具体的なリハビリテーションについて示す。

表 6-6 筋ジストロフィーの病型

	Duchenne型	Becker型	肢帯型	顔面肩甲上腕型	先天性 福山型	先天性 非福山型	遠位型(三好型)	眼咽頭	筋強直性 先天型	筋強直性 成人型
発症年齢	5歳以下	5〜25歳	5〜25歳	一定しない	1年以内	生下時	12〜30歳	40歳以降	生下時	10〜20代
遺伝型	伴性劣性	伴性劣性	常・劣性	常・優性	常・劣性	常・劣性	常・劣性	常・優性	常・優性	常・優性
初発症状	走れない 転ぶ	走れない 転ぶ	走れない 転ぶ	ストローが 吸えない	低緊張, 自 発運動欠除	低緊張	走行と爪先 立ち困難	眼瞼下垂 嚥下困難	低緊張	筋強直
障害筋	近位部 →全身	近位部 →全身	近位筋 優位	顔面・肩甲・ 上腕	全身	全身	ヒラメ筋 腓腹筋	外眼筋 舌・咽頭筋	全身	顔面,頸部 優位
仮性肥大	(+)	(+)	(−)	(−)	(+)	(−)	(−)	(−)	(−)	(−)
知能障害	(−)	(−)	(−)	(−)	(+)	(±)	(−)	(−)	(+)	(+)
進行	急速	緩徐	緩徐	緩徐	急速	緩徐	緩徐	緩徐	多くは急速	緩徐
病因	ジストロ フィン欠損	異常ジス トロフィン				メロシン 欠損			ミオトニンプロテイン キナーゼの異常	
検査	CK高値	CK高値	CK高値	CK正常	CK高値	CK高値	CK高値	CK正常	筋強直性放電, CK高値	
治療法	ステロイド	(−)	(−)	(−)	ステロイド	(−)	(−)	(−)	(−)	(−)

(文献17より引用)

表 6-7　Duchenne 型筋ジストロフィーの機能障害度
　　　　（厚生省筋萎縮症研究班）

Stage Ⅰ：階段昇降可能 — a　手の介助なし，b　手の膝おさえ
Stage Ⅱ：階段昇降可能 — a　片手手すり，b　片手手すり・ひざ手，c　両手手すり
Stage Ⅲ：いすから起立可能
Stage Ⅳ：歩行可能 — a　独歩で 5 m 以上，b　一人では歩けないが，物につかまれば歩ける。(5 m 以上)：ⅰ) 歩行器，ⅱ) 手すり，ⅲ) 手びき
Stage Ⅴ：起立歩行は不可能であるが，四つ這いは可能
Stage Ⅵ：四つ這いも不可能であるが，いざり這いは可能
Stage Ⅶ：いざり這いも不可能であるが，座位の保持は可能
Stage Ⅷ：座位の保持も不可能であり，常時臥床状態

Stage Ⅰ，Ⅱ：関節可動域訓練，ストレッチング，筋力増強運動

Stage Ⅲ，Ⅳ：ストレッチング，筋力維持訓練，基本動作訓練（立ち上がり動作訓練，立位バランス訓練），歩行訓練（バネ付き長下肢装具，保護帽使用）

Stage Ⅴ，Ⅵ：ストレッチング，基本動作訓練（床上動作訓練，四つ這い訓練，座位訓練，移乗動作訓練，車いす操作訓練），身の回り訓練，呼吸訓練，家屋改造指導

Stage Ⅶ，Ⅷ：ストレッチング，呼吸訓練，座位保持装置の使用，コミュニケーションエイドの使用，環境制御装置使用

Duchenne 型筋ジストロフィーのリハビリテーションの要点は，疾患の進行をできる限り遅らせて，QOL 向上を図ることである。進行に伴う筋の短縮により関節拘縮が進み動作能力低下を引き起こすため，関節可動域を維持し変形を抑えることが重要である。また，患者・家族への心理的サポートや自助具の紹介，家屋改造支援も重要な関わりとなる。

引用文献

1) 安藤一也, 杉村公也：リハビリテーションのための神経内科学第2版. 医歯薬出版, 東京, 2003
2) 川平和美（編）：標準理学療法学・作業療法学—専門基礎分野神経内科学第2版. p65, 医学書院, 東京, 2003
3) 田崎義昭, 斎藤佳雄, 坂井文彦（改訂）：ベッドサイドの神経の診かた改訂18版. p155, 南山堂, 東京, 2016
4) 三原雅史, 宮井一郎：パーキンソン病のリハビリテーション. MB Med Reha 196：39-43, 2016
5) 川平和美（編）：標準理学療法学・作業療法学—専門基礎分野神経内科学第2版. p225, 医学書院, 東京, 2003
6) Richard BL（ED）, 岩崎祐三, 山鳥重, 山本悌司（訳）：神経リハビリテーション. p22, 医学書院, 東京, 2001
7) 日本神経学会（監修），「パーキンソン病治療ガイドライン」作成委員会（編）：パーキンソン病治療ガイドライン2011. p139, 医学書院, 東京, 2011
8) 平井俊策, 江藤文夫（編）：神経疾患のリハビリテーション第2版. pp111-112, 南山堂, 東京, 2005
9) 医歯薬出版（編）：PT/OT 国家試験必修ポイント—障害別PT治療学2018版. pp220-222, 医歯薬出版, 東京, 2017
10) 潮見泰蔵（編）：ビジュアル実践リハ—脳・神経系リハビリテーション〜カラー写真でわかるリハの根拠と手技のコツ. p184, 羊土社, 東京, 2012
11) Schmitz-Hübsch T, du Montcel ST, Baliko L：Scale for the assessment and rating of ataxia：development of a new clinical scale.Neurology 66：1717-1720, 2006
12) 平井俊策, 江藤文夫（編）：神経疾患のリハビリテーション第2版. p127, 南山堂, 東京, 2005
13) I Ilg W, Synofzik M, Brötz D：Intensive coordinative training improves motor performance in degenerative cerebellar disease. Neurology 73：1823-1830, 2009
14) Miyai I, Ito M, Hattori N, et al：Cerebellar ataxia rehabilitation trial in degenerative cerebellar diseases. Neurorehabil Neural Repair 26：515-522, 2012

15) 川平和美（編）：標準理学療法学・作業療法学—専門基礎分野神経内科学第2版．p220, 医学書院, 東京, 2003
16) Cameron MH（編著）, 渡部一郎（監訳）：普及版 EBM 物理療法原著第2版．p295, 医歯薬出版, 東京, 2006
17) 川平和美（編）：標準理学療法学・作業療法学—専門基礎分野神経内科学第2版．p245, 医学書院, 東京, 2003

7 | 小児のリハビリテーション

鈴木由佳理

《目標&ポイント》
人間発達で重要なのは神経系の発達である。発達途上であること，養育者との関わりを考慮した小児のリハビリテーションの考え方について，脳性麻痺児を例に挙げて解説していく。
(1) 我が国の障害児の実態を知り，そこから生じている問題点と求められている療育について学ぶ。
(2) 成人のリハビリテーションとは異なる障害児や養育者との関わり方について理解する。
(3) 身体障害の原因でもっとも多いとされる脳性麻痺児に対してのアプローチ方法について学ぶ。
《キーワード》 発達段階，評価尺度，脳性麻痺

1. 障害児の実態と療育体制

陣内は[1]，我が国における出生数の減少を以下のようにまとめている。

> 我が国の年間出生数は，厚生労働省が平成28（2016）年に行った人口動態統計によると976,978人であった。これは第二次ベビーブーム（昭和48（1973）年）の2,091,983人と比べ，半数以上減少している（**図7-1**)[2]。少子化の状況下では，子どもは親にとっても社会にとっても，まさに貴重な子ども（vaiuable child）であり，宝物である。その子どもたちを健やかに産み育て，発達を遂げさせていくことは，医療，母子保健，療育，教育に課せられた大きな責務である。

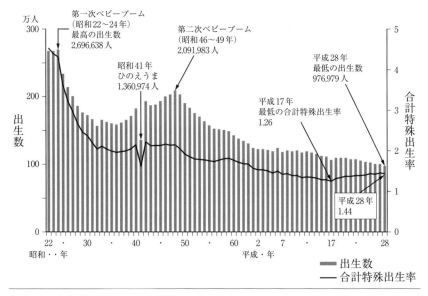

図 7-1　出生数
　　　　（文献 2 より引用）

（1）障害児の実態調査

　厚生労働省が平成 18（2006）年に行った 18 歳未満の身体障害児数（在宅）は 93,100 人と推測され，前回（平成 15（2003）年）と比較すると 11,200 人（13.7 %）増加している。このうち，障害種類別では，視覚障害が 4,900 人，聴覚・言語障害が 17,300 人，肢体不自由が 50,100 人，内部障害が 20,700 人であり，肢体不自由児が身体障害児総数の 53.8 % を占めている（**図 7-2**）。また，身体障害者福祉法に基づき交付された身体障害者手帳 1・2 級の重度障害を有する身体障害児は全体の 65.8 % であり（**図 7-3**），身体障害の原因を疾患別にみると，脳性麻痺が 25.9 %，心臓疾患が 13.3 % と上位を占めている[3]。

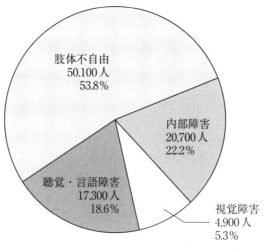

図 7-2　障害種類別にみた身体障害児数

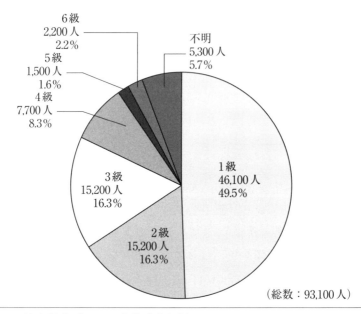

図 7-3　障害程度別にみた身体障害児数
　　　（文献3より引用）

（2）求められている療育体制

　障害児を支える法制度は，昭和 22（1947）年に制定された「児童福祉法」である。この児童福祉法は，児童が人として人格を尊重され，健全に育成されなければならないこと，また次代の社会の担い手として，児童の資質の一層の向上を図られなければならないことを理念として，ライフステージに対応した多様な施策からなっている[4]。児童とは満 18 歳に満たない者を言い，

　①**乳児**：満 1 歳に満たない者
　②**幼児**：満 1 歳から小学校就学の始期に達するまでの者
　③**少年**：小学校就学の始期から，満 18 歳に達するまでの者

と分けている。

　昭和 45（1970）年の「心身障害者対策基本法」から平成 5（1993）年に「障害者基本法」に改正され，障害者施策を総合的かつ計画的に推進するため「障害者基本計画」を策定することとなった。さらには平成 17（2005）年に「障害者自立支援法」が成立し，身体・知的・精神障害の種類にかかわらず，障害者の自立支援を目的とした共通の「障害福祉サービス」の一元化へと踏み出した[5]。平成 25（2013）年には「障害者総合支援法」に改正され，障害者の対象に難病が加わり，障害者に対する支援の拡充などがなされた。この「障害福祉サービス」は，利用者のニーズに合わせて介護給付，訓練等給付，自立支援医療，補装具費の支給，地域生活支援事業といった総合的な自立支援システムの構築を図っている（**図 7-4**）[6]。

　このような法制度の中，近年の医療技術の進歩により新生児死亡率の急速な減少や障害児の発生予防につながっている一方で，重症心身障害児（重度の肢体不自由と重度の知的障害とが重複した状態の子ども）・高度医療依存児（歩けるし，話せるが，日常的に医療機器と医療ケアが

図 7-4　自立支援システムの構築
　　　（文献 6 より引用）

必要な子ども）の増加により，福祉・医療・福祉・教育と密接に連携した対応が求められている。

2．発達障害の評価

一般的に発達遅滞と言われるものには，運動発達遅滞と精神発達遅滞に分けられる。

発達検査・知能検査の種類は数多くあるが，年齢，目的，実用性を考慮して選ぶ。発達検査では日本版デンバー式発達スクリーニング検査（**図7-5**）[7]）や遠城寺式幼児分析的発達検査法，乳幼児簡易検査，知能検査には WISC-R（Wechsler intelligence scale for children-revised），WPPSI Ⅲ（Wechsler preschool and primary scale of intelligence Ⅲ），田中・ビネー式知能検査法などがある。

今回は，運動，精神の発達過程について説明していく。

（1）運動発達[8〜12]

運動発達には，中枢神経系の発達と原始反射の統合がもっとも大きな影響を与えるため，運動発達の程度とそれに対応する反射との相互関係を理解することが重要である（**表7-1**）[11]）。

a）新生児

生理的屈曲（緊張性迷路反射の影響），非対称姿勢がみられる。

■口腔運動に関わる原始反射

探索反射：口周辺部位への軽い触覚刺激に対して舌，口，頭を刺激部位へ動かそうと反応し，頭部の回旋・伸展・屈曲が起こる。

吸てつ-嚥下反射：食物を自動的に口唇で閉じ，律動的に吸い，飲み込む運動が出現する。

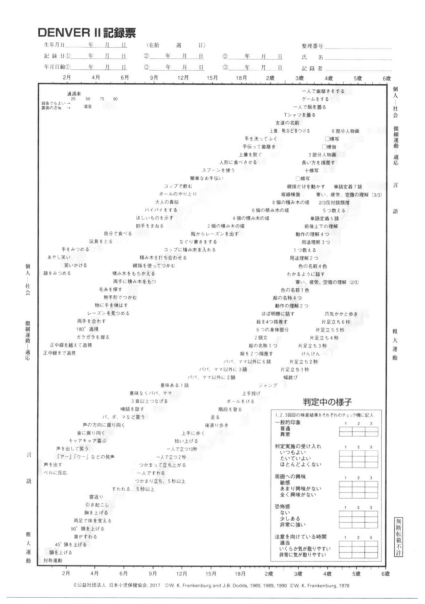

図7-5 日本版デンバー式発達スクリーニング検査
(文献7より転載)

表7-1 反射・反応

反射評価用紙

名前＿＿＿＿＿＿＿＿＿＿＿＿＿＿＿＿　　紹介者(科)名＿＿＿＿＿＿＿＿＿＿＿＿
生年月日＿＿＿＿＿＿＿＿　年齢＿＿＿＿＿＿　性＿＿＿＿＿　医師名＿＿＿＿＿＿＿＿＿＿＿＿
診断＿＿＿＿＿＿＿＿＿＿＿＿＿＿＿＿＿＿＿
検査者＿＿＿＿＿＿＿＿＿＿＿＿＿＿＿＿＿　テスト日＿＿＿＿＿＿＿＿

記録法：＋　反応や所見がみられる
　　　　－　反応や所見がみられない
　　　　A　非対称
　　　　＋＋反応や所見が強制的あるいは優位に出現する

反射・反応	年齢の期間 出現	年齢の期間 統合	記録欄	備考
原始反射				
ルーティング	＊28 週	3ヵ月		
吸啜・嚥下	＊28 週	2-5ヵ月		
モロー	＊28 週	5-6ヵ月		
引き起こし	＊28 週	2-5ヵ月		
交叉伸展	＊28 週	1-2ヵ月		
屈筋逃避	＊28 週	1-2ヵ月		
足底把握	＊28 週	9ヵ月		
ガラント	＊32 週	2ヵ月		
新生児頭の立ち直り（NOB）	＊34 週	4-5ヵ月		
新生児体の立ち直り（BOB）	＊34 週	4-5ヵ月		
新生児陽性支持（下肢）	＊35 週	1-2ヵ月		
固有受容覚性台のせ（下肢）	＊35 週	2ヵ月		
自動歩行	＊37 週	2ヵ月		
固有受容覚性台のせ（上肢）	出生時	2ヵ月		
非対称性緊張性頸（ATNR）	出生時	4-6ヵ月		
手掌把握	出生時	4-6ヵ月		
緊張性迷路（TLR）	出生時	6ヵ月		
対称性緊張性頸（STNR）	4-6ヵ月	8-12ヵ月		
連合運動	出生時-3ヵ月	8-9歳		
把持反応				
回避	出生時	6-7歳		
本能性把握	4-11ヵ月	生涯持続		
立ち直り反応				
迷路性頭の立ち直り	出生時-2ヵ月	生涯持続		
視覚性立ち直り	出生時-2ヵ月	生涯持続		
頭に作用する体の立ち直り（BOH）	出生時-2ヵ月	5歳		
体に作用する頭の立ち直り（NOB）	4-6ヵ月	5歳		
体に作用する体の立ち直り（BOB）	4-6ヵ月	5歳		
ランドウ	3-4ヵ月	12-24ヵ月		
陽性支持　　　　　　肘	3ヵ月	生涯持続		
（上肢）　　　　　　手	4-6ヵ月	生涯持続		
陽性支持（下肢）	6-9ヵ月	生涯持続		
両棲動物	6ヵ月	生涯持続		
平衡反応				
視覚性台のせ（上肢）	3-4ヵ月	生涯持続		
視覚性台のせ（下肢）	3-5ヵ月	生涯持続		
保護伸展下方（下肢）	4ヵ月	生涯持続		
保護伸展前方（上肢）	6-7ヵ月	生涯持続		
保護伸展側方（上肢）	7ヵ月	生涯持続		
保護伸展後方（上肢）	9-10ヵ月	生涯持続		
保護よろめき（下肢）	15-18ヵ月	生涯持続		
保護移動	15-18ヵ月	生涯持続		
傾斜　　　　　（腹臥位）	6ヵ月	生涯持続		
傾斜　　　　　（背臥位）	7-8ヵ月	生涯持続		
傾斜　　　　　（坐位）	7-8ヵ月	生涯持続		
傾斜　　　　　（四つ這い位）	9-12ヵ月	生涯持続		
傾斜　　　　　（立位）	12-21ヵ月	生涯持続		
姿勢固定　　　（腹臥位）	6ヵ月	生涯持続		
姿勢固定　　　（背臥位）	7-8ヵ月	生涯持続		
姿勢固定　　　（坐位）	7-8ヵ月	生涯持続		
姿勢固定　　　（四つ這い）	9-12ヵ月	生涯持続		
姿勢固定　　　（立位）	12-21ヵ月	生涯持続		

＊在胎期間（妊娠週）　Ⓒ.1977 by Barnes, Crutchfield and Heriza

（文献11より転載）

■立位に関わる原始反射
　陽性支持反射：腋窩から垂直位に保持し，足底を床に着けると両下肢が伸展する。
　自動歩行：腋窩から支え，足底を床に着けて身体を前傾させると下肢を交互に屈伸させ，あたかも歩いているかのように前進する。

b）生後2ヶ月
　抗重力活動が増加するにしたがって，徐々に頭部・四肢体幹の正中位保持が可能となる。
　腹臥位：頭部は正中線内で動き，約45°まで挙上することができる。on elbow での腹臥位の準備として，屈曲している肘が肩方向へ動き出す。
　背臥位：頸部は正中へ動かすことは可能であるが，正中位でとどまることが少ない。上肢下肢の動きはランダムな活動がみられる。

c）生後3ヶ月
　体幹伸展の発達により，すべての肢位で頭部を機能的にコントロールできる。両眼視の発達が起きる。
　腹臥位：頭部は45〜90°まで挙上することができる。肘関節が肩関節より前方へ位置するが，顎の引きはみられない。
　背臥位：頭部が正中位に保持したまま，上肢・手の正中位指向となり両側活動ができてくる。ただし，正中線上の活動はできない。下肢は両側あるいは交互の蹴りが出現し，時に床面を押すようになり，脊柱の伸展や側方への体重移動が促される。
　立位：陽性支持反射，自動歩行がみられなくなり，腋窩で垂直位に保持すると膝と腰部が屈曲する。

d）生後4ヶ月
　完全な頭部コントロールの獲得がみられる。

腹臥位：頭部は90°まで挙上することができる。顎の引きがみられる。

背臥位：頭部の回旋が容易となる。顎を引き腹筋の活動がみられることから手が膝に触れるようになる。その運動から寝返りが促される。

e）生後5ヶ月

屈曲と伸展運動が共同して，対角線的な回旋運動がみられる。身体に作用する頸の立ち直り反応（NOB），身体に作用する身体の立ち直り反応（BOB）により寝返りが可能となる。

腹臥位：指を開き，肘関節を伸展した上肢支持が可能となる。また，腹部を支持点にしたピボット・プローンや飛行機姿勢での活動が盛んとなる。背臥位への寝返り動作もみられはじめる。

背臥位：体幹腹筋群の発達が進むことで骨盤運動が活発となり，下肢の運動発達にもつながる。よって，頭部の回旋が誘発となり側臥位への寝返りがみられはじめる。手で足をもって足趾をしゃぶる動作がみられる。

座　位：1人での座位保持は困難であり，腰を支えると座ることが可能となる。

f）生後6ヶ月

腹臥位：片手で体重を支え，他方の手でおもちゃをもつ。ずり這いや腹這いがみられはじめる。

背臥位：この頃になると背臥位を嫌がり，すぐに寝返ってしまう。

座　位：前方に両手支持し，背中を丸くして座ることができる。

立　位：両手を保持してあげることで体重支持ができる。

g）生後7ヶ月

座　位：両手支持なしで，背中を伸ばして座ることができる。

h）生後8ヶ月

座位における傾斜反応と姿勢固定反応の出現により，座位のリーチ範囲が拡大する。

腹臥位：四つ這いができるようになる。

座　位：体幹回旋が可能となる。

i）生後9ヶ月

立　位：つかまり立ちができる。

j）生後10ヶ月

上肢の保護伸展反応の出現により，座位安定性が獲得される。

k）生後11ヶ月

腹臥位：四つ這い移動ができる。

立位・歩行：伝い歩きができる。

l）生後12ヶ月

座　位：平衡反応の出現により安定する。

立位・歩行：1人立ちができる。

m）生後12〜15ヶ月

下肢のステッピング反応やホッピング反応の出現により，立位・歩行の安定性が獲得される。

立位・歩行：1人歩きができる。初期は上肢挙上（high guard）を認め，下肢の支持性が増すごとに上肢屈曲がみられなくなる。

（2）精神発達

a）精神発達遅滞の原因

北原[13]は以下のように分類している。

①生理的要因：単に正常からの偏りとしての異常で，病的規制の働

いていないもの。
② **病理的要因**：病理的要因の働きであり，病的過程の中で脳の発達が障害されたもの。
　a）病的遺伝子：von Recklinghausen（フォン・レックリングハウゼン）病，Marfan（マルファン）症候群など
　b）染色体異常：Down（ダウン）症候群，Turner（ターナー）症候群など
　c）外因
　　外　傷：無酸素症，未熟児，機械的頭部外傷など
　　中　毒：妊娠中毒，CO中毒，水銀中毒，鉛中毒，核黄疸など
　　感　染：風疹，梅毒，トキソプラズマ症，肺炎など
③ **心理・社会的要因**：放置されたり，学習刺激を得る機会が少ない。

b）知能検査[12]

■ビネー（Binet）法

1900年代はじめにビネーが考案したとされ，もっとも古くから多様されてきたものである。ビネー法には，田中・ビネーや鈴木・ビネーなどの検査法があり，2歳から成人までの検査が可能である。

人間の知的機能が年齢とともに直線的に発達するものとして，健常児の発達の順序性に準拠する課題を難易度の順に一定方向に並べて，当該年齢児の70～75％が解決できる問題をその年齢級の課題にしている。

■WISC-R

ビネーの直線的に発達するという基礎仮説は思春期・青年期以降になると合わなくなる。そこで，ウェクスラー（Wechsler）は知能偏差値という別の合理性に準拠する方法から計算式を考案し，偏差（値）知能指数 deviation IQ（DIQ）を示した。

子供用知能検査は昭和24（1949）年にWISCが考案され，昭和54（1979）年にWISC-Rに改訂されている。また低年齢児用のWPPSI（昭和41（1966）年）もよく用いられている。診断・評価領域では大別して「言語性検査」と「動作性検査」で構成される。
①言語性下位検査
　問題構成が言語を用いてなされ，解答も言語能力を必要とする。
　　知　識：知識の範囲
　　類　似：推理力，上位概念の発見力
　　算　数：計算力
　　単　語：定義，概念
　　理　解：状況理解，問題解決
　　数　唱：記憶力，注意集中力
②動作性下位検査
　図形，記号，数字，積木などを用いることで言語能力が劣っていても課題解決ができる。
　　絵画完成：知覚的概念
　　絵画配列：全体状況の把握，論理性
　　積木模様：空間的関係の把握
　　組合せ：部分から全体の洞察
　　符　号：照合力，記銘力，注意力
　　迷　路：全体の見通し

■発達質問紙法
　言語の理解や表出の不十分な早期幼児期や発達障害の重い子どもでは，ビネー法やWISC-Rなどの標準化された知能検査が実施できないので，発達質問紙による方法が多用される。母親など身近な養育者から情報を聴取し，直接記入してもらったり，子どもの行動を直接観察した

りして，子どもの発達を評価するものである。

　よく使用されるものには津守式乳幼児精神発達質問紙，遠城寺式幼児分析的発達検査法，新版K式発達検査などがある。

c）精神発達遅滞の分類

　知能指数IQにより，以下のように分類される。

　　軽　　度：50以上70未満
　　中等度：35以上50未満
　　重　　度：20以上34未満
　　最重度：20未満

　ただし，IQのみで精神発達遅滞を把握するのではなく，運動発達や言語発達のほかに，日常における家庭生活・学校生活・集団への適応能力を合わせて判断することが合理的と考えられる。

3．障害児のリハビリテーション

（1）対象疾患

　肢体不自由児施設が開設されはじめた1950～1960年頃は，ポリオや先天性股関節脱臼，骨関節結核，結核以外の骨関節炎など整形外科的な治療が中心であったが，昭和35（1960）年のポリオ生ワクチンの普及により主な対象であったポリオの発生が激減した。その結果，疾病構造が大きく変化して脳性麻痺児の割合が増えている[2]。ほかには，厚生労働大臣が定める障害児（者）リハビリテーション料では，**表7-2**に示す多種多様な疾患が含まれており，重度・重複障害児の増加が反映されている。しかし本稿では，もっとも多いとされる脳性麻痺児へのアプローチについて解説していく。

表7-2 厚生労働大臣が定める障害者（児）リハビリテーション料

（ア）脳性麻痺。
（イ）胎生期ないしは乳幼児期に生じた脳又は脊髄の奇形及び障害：脳形成不全，小頭症，水頭症，奇形症候症，二分脊椎等。
（ウ）顎・口腔の先天異常。
（エ）先天性の体幹四肢の奇形又は変形：先天性切断，先天性多発性関節拘縮症等。
（オ）先天性神経代謝異常症，大脳白質変性症。
（カ）先天性又は進行性の神経筋疾患：脊髄小脳変性症，シャルコーマリートゥース病，進行性筋ジストロフィー症等。
（キ）神経障害による麻痺及び後遺症：低酸素性脳症，頭部外傷，溺水，脳炎・脳症・髄膜炎，脊髄損傷，脳脊髄腫瘍による後遺症等。
（ク）言語障害，聴覚障害，認知障害を伴う自閉症等の発達障害：広汎性発達障害，注意欠陥多動性障害，学習障害等。

（2）脳性麻痺児へのアプローチ[14]
a）治療の基本原則

　脳性麻痺は痙直型，アテトーゼ型，強剛型，失調型など多様であるが，大半を占めるのが痙直型である。しかし，脳性麻痺児の治療における基本原則はすべてにあてはまる。

　①正常な運動発達過程に即して進めていく。
　②各姿勢や動作に影響する原始反射の抑制と正常姿勢反応の促通を行う。
　③二次的な筋・骨格系の拘縮・変形等に留意する。

b）アプローチ方法
■機能練習

　脳性麻痺児へのアプローチとして，RoodやBobath，Vojta，Kabat，Doman-Delacatoらの方法や上田法などが挙げられる。その中でも，我が国ではBobath，Vojta，上田法が多く実施されている。これらの神経発達学的治療法の基本概念について整理する。

・姿勢反射の獲得状況に着目し，現在状態を把握し獲得が遅れている部分があったとすれば，獲得を阻害しているのは何なのかを検討し，姿勢反射の向上的な変化を促そうとする。
・運動発達の段階に沿って粗大運動そのものを，より高度なレベルのものへと引き上げようとする。すなわち，正常児の発達過程に準じて，脳性麻痺児の現在の段階から一歩向上させるよう定頸，寝返り，座位保持，四つ這い移動，立位保持，歩行を段階的に進めていく。

ここからは具体的アプローチ方法を紹介する。

【腹臥位】
両前腕支持による頭部挙上
　両上肢の支持には，両肘または手掌への荷重による上肢，上肢帯の筋活動賦活を促す。この時，頭部挙上を促すために脊柱の伸展，上肢の屈曲・外転・外旋挙上とする（**図 7-6**）。

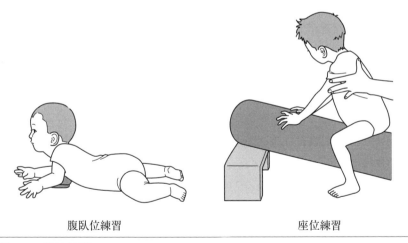

腹臥位練習　　　　　　　　　座位練習

図 7-6　機能練習

両手掌支持による頭部挙上
　両手掌支持を強めるために，肩から床に向かって上肢の長軸に対して圧迫をかけたり，緩めたりを繰り返し行っていく。

腹這い動作
　脳性麻痺児は反り返り下肢が空中に浮いてしまうか，下肢のキッキング動作困難により，腹這いが困難となることがある。このような時，下腿を床に着けたまま足底を固定し，体幹を前に押すことで身体が前進させる補助をする。

【座　位】

両上肢支持による座位姿勢保持
　ローラーにまたがせ，股関節外転・外旋，膝関節屈曲，足関節背屈により足底を全面接地させると同時に，両手掌でも体重支持するよう促す（図 7-6）。

【立　位】

立位姿勢保持
　重度麻痺児に対しては，立位保持装置や交互歩行装具（reciprocating gait orthosi：RGO）などを用い，中等度麻痺児では短下肢装具などを用いて，股関節伸展・外転・外旋，足関節の背屈位を促す。保持能力が高まれば，動的な立位保持練習を導入していく。

歩行動作
　体幹前傾，股関節屈曲・内転・内旋，膝関節屈曲，足関節底屈が生じやすいことから，短下肢装具などを用いた平行棒内歩行から歩行器歩行，ロフストランド杖歩行などの補助具を利用した歩行手段に移行していく。

■補装具療法
　脳性麻痺児には，障害程度によって補装具をはじめ姿勢保持具や移動

補助具など様々なものが必要となる。主に対象となるのは痙直型であり，関節の安定や変形・拘縮の予防・矯正，歩行時の筋痙縮による異常運動の抑制を目的に作製される。

補装具作製後には，子どもの麻痺程度や成長の変化を定期的に確認し装具適合のチェックをしていくことが非常に重要となる。一般的に用いられる補装具や補助具を紹介する。

【下肢装具】

RGO：抗重力筋活動が弱いために随意性・支持性低下を強く認めるものに用いる。主に立位・歩行を通じて立ち直りを促進する。

短下肢装具：歩行時の内反尖足や外反扁平足，尖足変形，クリアランス不良などに用いる。

ツイスター：股関節内旋が強いために膝関節が屈曲し，足底が全面接

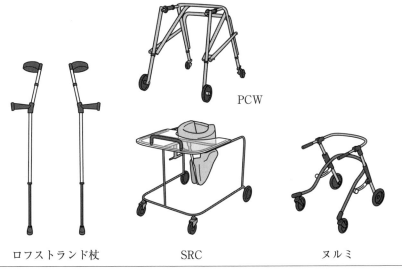

図 7-7　移動補助具

地しにくいものに用いる。

　足底板：内反尖足や外反扁平足，内反膝，外反膝などに用いる。
【姿勢保持具】
座位保持：座位保持装置，座位保持いす，カーシートなど
立位保持：スタンディングテーブル，プローンボード，ティルトテーブル，起立保持具など
【移動補助具】（図 7-7）
　杖：ロフストランド杖など
　歩行器：PCW，SRC，ヌルミなど
　その他：車いす・バギー

■整形外科的治療

　下肢変形の特徴として，クラウチング肢位，はさみ脚肢位，wind-blown 変形などが特徴的である。股関節周囲では，筋緊張の程度により股関節の屈曲，内転，内旋肢位が継続されると股関節脱臼に進展することが多い。また，膝関節周囲ではハムストリングスの過緊張により屈曲変形，足関節周囲は尖足変形や内反変形が起こる。また荷重に伴う二次的変形として外反扁平足，外反母趾が発生することが多い。

　これら変形に対する手術的治療として，股関節周囲は選択的に筋延長術を用いて痙性コントロールが適応となる。両麻痺や四肢麻痺では原則，両側を同時に中枢部から筋解離を行う。股関節の状態によっては，大腿骨減捻内反骨切り術や臼蓋形成術を追加する。膝関節の屈曲拘縮に対してはハムストリングスの延長術，移行術や膝蓋靱帯の短縮術，移行術が行われる。この場合，股〜足関節同時に行われることが多い。足関節変形では，尖足変形に対してアキレス腱延長術，Vulpius 法，Strayer 法などが，外反扁平足に対しては踵骨延長術，Grice 手術，三関節固定術などが行われる。

下肢への手術的治療を行った場合，少なくとも6ヶ月間の集中的リハビリテーションが必要とされている。

（3）両親・家族への対応

陣内[1]は，子どものリハビリテーションの特殊性を以下のようにまとめている。

> ①対象となる機能・構造障害の多くは，「先天的要素」をもつことが多い。したがって，リハビリテーションというより，ハビリテーションと言ったほうがふさわしいことがある。
> ②成長・発達との関わりが大きい。障害も成長・発達につれて変化するので，ライフステージに沿った対応が求められる。
> ③両親，とくに母親の存在が大きい。母親への説明，子育て支援が重要である。
> ④子どものリハビリテーションの目標は，ふさわしい教育の場を与え，社会的自立を図ることである。

両親・家族は障害児の生活において療育の要素を実行するうえで，重要な役割を担うため，医療者は治療にとどまらず両親・家族への子育て支援の視点を忘れてはならない。ライフステージに沿った支援について整理する。

新生児・幼児期：子どもの障害に直面し，疾病や障害受容の過程を経験する。この時期，両親の絆を深めつつ親の養育力を回復する援助で，具体的には共感できる同じ状態の親の存在と，悩みをとことん傾聴してくれる子育ての専門家の存在が必要となる。その際，障害や疾病をもった子どもとしてだけでなく，人としてみる視点と夫婦の絆を深められる配慮をもって接することである。また，兄弟がいる家庭では，兄弟と親と

の距離が遠くならないサービスも求められる時期である。

学齢前期：子どもは学校教育により規則正しい生活ができ，情緒的にも仲間のいる集団の中で安定し，能力を伸ばし成長する時期である．同時に，発達の援助を目的としたリハビリテーションや特殊教育の必要性が高まる．親は時間的・精神的ゆとりが生まれる時期で，子どもの疾病や障害を肯定的に受容できるようになり，子どもの将来を考えられるようになる．

学齢後期：学齢前期からの地域生活の積み重ねで自立心が芽生えていくため，多くの経験を身につけるようレクリエーションの参加や社会的欲求の充足のためのサービス提供が必要となる．親同士の中で5～10年先を見越した具体的な目標を立てて活動を模索しようとする．

　医療者がライフステージに沿った支援をするためには，常に地域支援の現状を把握し，長期的視点で子どもの成長や生活環境の変化に配慮しながら両親・家族が相談しやすい信頼関係を築くことが大切である．

引用文献

1) 陣内一保：療育の原点／歴史的変遷／今後の方向．陣内一保，安藤徳彦（監修），伊藤利之，三宅捷太，小池純子（編）：こどものリハビリテーション医学第2版，p8，医学書院，東京，2009
2) 厚生労働省：平成28年人口動態統計月報年計（概数）の概況
3) 厚生労働省社会・援護局障害保健福祉部障害福祉課：平成18年身体障害児・者実態調査結果
4) 厚生統計協会：国民の福祉の動向．厚生の指標53（S12）：71，2006
5) 中村隆一：入門リハビリテーション概論第7版．pp293-306，医歯薬出版，東京，2009
6) 全国社会福祉協議会：障害者総合支援法のサービス利用説明パンフレット（平成28年4月版）

7) 上田礼子：上田式子どもの発達簡易検査―USDT. p8, 医歯薬出版, 東京, 2011
8) 田原弘幸：社会療育. 千住秀明（監修），田原弘幸（編）：こどもの理学療法第2版, pp239-53, 九州神陵文庫, 福岡, 2007
9) Martha CP, Johanna D（著），上杉雅之，嶋田智明，武政誠一（監訳）：乳幼児の運動発達検査―AIMS アルバータ乳幼児運動発達検査法. pp50-173, 医歯薬出版, 東京, 2010
10) Jung SH（著），紀伊克昌（監訳）：正常発達―脳性まひ治療への応用第2版. pp26-40, 三輪書店, 東京, 2014
11) 真野行生：運動発達と反射. 医歯薬出版, 東京, 1995
12) 上田禮子：発達の診断・評価. 陣内一保, 安藤徳彦（監修），伊藤利之, 三宅捷太, 小池純子（編）：こどものリハビリテーション医学第2版, pp38-68, 医学書院, 東京, 2009
13) 北原佶：処女歩行―正常児，神経筋疾患の歩行開始時期と精神薄弱児の歩行開始遅延の要因について. 最新医学 30：194-202, 1975
14) 細田多穂：理学療法ハンドブック―第3巻疾患別・理学療法プログラム改訂第3版. pp47-74, 協同医書出版, 東京, 2001

8 老年期・高齢者のリハビリテーション

鈴木めぐみ

《目標＆ポイント》
加齢が心身におよぼす影響および老年症候群について概観する。代表的病態である認知症と，寝たきりをもたらす転倒に対する評価およびアプローチについて呈示する。
(1) 加齢が心身におよぼす影響および老年症候群について概観する。
(2) 老年期の代表的病態である認知症の評価およびリハビリテーションについて学習する。
(3) 寝たきりをもたらす原因となる転倒およびその予防的リハビリテーションについて学習する。
《キーワード》 老年症候群，フレイル，サルコペニア，転倒予防，認知症

加齢に伴う生理的老化は，個人差はあるが，時間経過に伴って誰にでも必ず不可逆的に出現する物理的・化学的・生理学的なゆるやかな変化である。それに対して病的老化は，生理的老化が著しく加速した過程に，様々な疾患や環境因子が加わって寿命が短縮することを言う。

1. 加齢が心身におよぼす影響

加齢に伴い身体の恒常性が変化していく過程で，疾患カテゴリーにはあてはまらないが高齢者に見られる臨床症候がある。これらの一連の症状，所見は老年症候群（geriatric syndrome）としてまとめられる（**表8-1**)[1,2]。

ADL が低下して寝たきりに近い症例では，自立群の約2倍の老年症

表 8-1　老年症候群

意識障害	認知症
せん妄	喘鳴，喀痰・咳嗽
うつ症状	不眠
言語聴覚視力障害	めまい
骨粗鬆症	骨関節変形
転倒	骨折
尿失禁	夜間頻尿
便秘，下痢	誤嚥
発熱	脱水
浮腫	低体温
低栄養	肥満・るいそう
呼吸困難（循環器・呼吸器由来）	褥瘡
	手足のしびれ
間欠性跛行	動脈硬化
不整脈	痛み
出血傾向	フレイル（虚弱）
吐血・下血	ADL 低下

（文献 2 より改変して引用）

表 8-2　リハビリテーションに直接影響をおよぼす廃用症候群

①筋萎縮
②関節拘縮
③骨粗鬆症
④起立性低血圧
⑤血栓性静脈炎
⑥褥瘡
⑦心肺機能低下
⑧消化器機能低下
⑨低刺激環境による認知症症状

候群を保有するとされる[2]。これは，廃用症候群（disuse syndrome）とADL低下の関係にも類似している。実際に老年症候群と廃用症候群には共通項が多くみられ（**表 8-2**），寝たきりと老年症候群の間には，廃用症候群も重複しながら悪循環の経路ができあがっていると考えられる。老年症候群に含まれ近年注目されているフレイル（frailty）と，その中核症状であるサルコペニア（筋量減少）は，障害を起こし易いハイリスクな高齢者を表現するキーワードと言える。

(1) フレイル（frailty）

　フレイル（虚弱）は，加齢に伴って外的ストレッサーに対し予備力や抵抗力が低下して様々な障害（日常生活機能障害，転倒，独居困難，入

院，死など）を起こし易い状態を指す[3]。5項目の身体機能の表現型（歩行速度低下，筋力低下（握力低下），体重減少，活動性低下，倦怠感）があり，このうち2項目以上該当する場合にフレイルとされる[4]。75歳以上の高齢者では，その20～30％がフレイルと言われ，その割合は高齢化するにしたがって高くなる[4]。フレイルは高齢者の生活全般に影響を与える重大な健康被害（転倒，移動能力低下，ADL低下，死亡など）を引き起こすことが指摘されているが，一方で「健康」と「障害」の中間にある可逆的な状態であるため，適切な介入による可能な限りの回復が必要となる。

（2）サルコペニア

　フレイルの中核症状であり，「筋量と筋力の進行性かつ全身性の減少に特徴付けられる症候群で，身体機能障害，QOLの低下，死のリスクを伴うもの」と定義される[5]。フレイルの診断基準である歩行速度低下と握力低下は，サルコペニアの診断基準に含まれる。サルコペニアは，低栄養と身体の活動性低下によって引き起こされ，さらなる健康状態悪化の悪循環に陥る危険性があるため（**図8-1**）[6]，運動指導や栄養状態の改善による対策と予防が重要である。運動だけでなく十分なタンパク質の摂取が必要であること[7]が明らかになっている。また，筋量の低下にはビタミンDが関連し，ビタミンDとホエイタンパクの投与により筋量と下肢筋力が回復したという多施設共同研究による報告もある。

　高齢者数は2042年には約3,935万人に増加すると予想され，若年期から「人生90年時代」に備えて健康促進や自己啓発をすること，高齢者の意欲と能力が活用できる一億総活躍社会を実現することが課題となっている[8]。

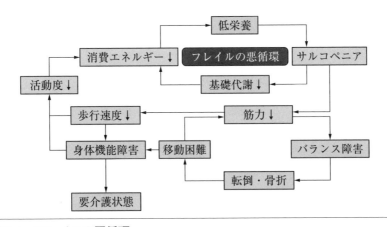

図 8-1　フレイルの悪循環
（文献 6 より引用）

2．転倒予防に対するアプローチ

(1) 転倒とは

　転倒とは自分の意志からではなく，何らかの原因で姿勢コントロールが困難になり，姿勢反射で十分に対応することができずに，地面またはより低い場所に膝や手などが接触することである[9]。活動性の高い高齢者では屋外での転倒が多いが，活動性が低下するに伴い外出する頻度が低くなるため，屋内での転倒が増加する傾向がある。転倒に伴う骨折には大腿骨頸部骨折が多く，脳血管障害や認知症とともに寝たきりの要因となっている。また，転倒を実際に経験した高齢者では骨折や疼痛への恐怖感がより高まり，さらに歩くことや動くことを忌避するようになるために，日常生活活動量が低下するケースが多い。この転倒後の現象は転倒後症候群と言われるものであり，廃用症候群を助長するものであることから，活動性を維持していくためには避けなくてはならない。

（2）転倒予防のための評価

転倒が起きる原因は様々であり，多くの要因が関与していることが多いが，大きく分類すると内的要因と外的要因に分かれる（**表 8-3**）[9]。内的要因は高齢者自身に内在する問題であり，外的要因は環境設定の問題

表 8-3 転倒の危険因子

内的要因	外的要因
【感覚要因】 固有受容覚・位置覚低下 末梢神経障害 糖尿病性末梢神経障害 視力障害 近視，老眼，白内障 平衡機能低下 【運動要因】 筋力低下（発揮筋力・持続力） 反応時間延長 骨関節疾患 脳血管障害 末梢神経障害 協調性低下 パーキンソン病 心肺機能低下（心不全・虚血性心疾患） 慢性閉塞性肺疾患 【高次要因】 認知症 脳血管障害 認知障害 【薬物要因】 睡眠薬 精神安定剤 抗うつ薬 血管拡張剤 アルコール依存症	【床の状況】 滑り易い材質 足が引っかかる材質 絨毯のほころび・辺縁の段差 散らかった床 【履き物】 スリッパ スリッパ様サンダル 【照明】 不適切な明るさ 不適切な配置 スイッチの位置 【部屋・廊下】 ベッドの不適切な高さ 家具の不適切な配置 手すりの未設置 敷居・電気器具コード 【風呂】 濡れて滑り易い洗い場・浴槽 手すりの未設置 シャワーチェアの不安定性 【玄関】 寄りかかる・座る場所がない 段差

（文献 9 より改変して引用）

表 8-4　転倒予防のための評価

【一般的情報】	【身体機能】
転倒に関連する既往歴	筋力（特に下肢）
転倒の既往の有無，あればその状況	関節可動域
内服薬についての情報	全身持久力
家屋状況	姿勢
【認知機能】	バランス機能
注意障害	感覚障害
認知症	歩容（歩行補助具の使用状態）
病態失認	起居動作
病識低下	移乗・方向転換
せん妄	日常生活活動
意識障害	
空間認知障害	

である．転倒および転倒後症候群を予防するためには，対象者のもつ転倒要因を明らかにし，両方の要因の因果関係について考慮して，高齢者が環境に対して起こしている実際の不適応状態を把握する必要がある（**表 8-4**）．

　歩行機能低下には様々な要因が入り組んで関連している．歩行障害を起こしている直接的原因と間接的原因を包括的リスク評価によって同定することで，はじめて解決すべき問題点を焦点化することができる．対象者によって必要なアプローチ内容は異なってくるため，個々の状況に沿った明確な到達目標を立てて現状の修正を図ることになる．

（3）転倒予防のためのアプローチ

　個々の高齢者がもつ転倒危険因子の内的要因と外的要因を評価によって明らかにし，まずはそれらの要因を改善することを考える．内的要因の改善には，医師らによる疾病の抜本的治療およびコントロールも含ま

れるであろうし，理学・作業療法士による運動療法や認知機能訓練，歩行安定性を向上させるための杖など歩行補助具の使用も効果的である。転倒予防にもっとも効果的なのは筋力増強訓練とバランス能力向上訓練と言われている。外的要因の改善には，普段使用している靴を見直し，移動し易いように家具の配置を見直すことや，家屋改造が含まれる。すでに転倒の経験がある場合には詳細に当時の状況を聴取する。得られた情報から個人的な転倒要因が明らかになり，転倒対策を講じ易くなる。

a）内科的治療

　転倒に関係する合併症の有無を把握する。また，服薬する数が多いほど転倒の危険が高く，薬の副作用による影響も考慮しなくてはならない。たとえば血圧降下作用や鎮静作用の生じる薬剤が対象となる。抑うつや躁状態といった気分障害の存在は，周囲への注意力を低下させるために転倒のリスクとなる。

b）運動療法

　転倒予防のための運動は，転倒によって引き起こされる様々な問題を未然に防ぐためのものである。対症療法的リハビリテーションにおけるホームプログラムと同様に，運動は生活の一部として日々何らかの形で実施されていることが必要である。特に高齢者の場合は老化に加えて廃用による機能低下が生じる可能性があることから，日々の運動の継続によって現在の健常な運動能力を維持ないし向上をさせていかねばならない。運動の継続のためには，何よりも本人の自己管理に負うところが大きいが，地道な継続の中に楽しみをみつけることが動機づけを高めて継続につなげるために重要である。

　運動そのものは日常生活動作の中に要素として含まれているため，身の回りのことをできるだけ自分で行うようにするのが基本であるが，あえて自動車を使わずに歩く，エレベーターでなく階段を使用するなどの

表8-5 シルバーリハビリ体操

いきいきヘルス体操	いきいきヘルスいっぱつ体操	その他の体操
生活動作を楽にする体操 ・椅子①② ・床①② ・寝て①② ・起立①②	筋力をつける体操 からだの柔軟性を高める体操	嚥下体操 発声練習 顔面体操 　　　　　　など

(文献10, 11より引用)

心がけをもつことによって，運動量を増加させることができる。転倒予防には筋力増強とバランス能力向上訓練が有効であることから，個々の身体状況を考慮したうえで，高齢者の運動療法の基本に則って四肢体幹の筋力増強およびバランス能力訓練を実施する。

70歳では心拍数100〜110程度の運動を1日30分前後，週3回以上実施するのがよいとされる[2]。全身持久力の向上には運動の継続が重要であるので，マイペースで無理なく続けることのできるものを選択することになる。「いつでもどこでも」できる有酸素運動として大きな筋群が参加するリズミカルな運動が適しているが，もっとも簡便な方法はウォーキングであり，1日8,000歩を目標に，30分以上の運動時間を歩くようにする（**表8-5**）[10,11]。

c）認知機能訓練

認知機能の低下が転倒の原因になっている場合もある。注意障害や情報処理能力低下，空間認知障害，病態失認，認知症などがあるならば，たとえ視力や身体機能に著しい低下がなくとも環境を適切に把握することが困難になり，環境にあった身の処し方ができずに移動が困難になる。また認知機能の低下は，反応時間の低下や動作緩慢にもつながりバランス能力が低下する原因となる。

d）歩行補助具

　歩行を安定させるための道具として，杖や歩行器が使用される。これらは屋内の日常生活活動だけでなく，活動範囲をさらに屋外へと拡大させるために心身両面をサポートする有益な道具である。適切な補助具を個人に適合するように調節して使用することが安全のためにも重要であり，使用前に専門家に相談をするべきである（**図 8-2**）。

　また，歩行補助具ではないが，適切な履物の選択も重要である。スリッパやそれに類似したサンダルは足部とのフィッティングが悪く，歩行の遊脚期に脱げ易いという欠点があるため，転倒の原因になる。屋内では裸足もしくは滑り止めのついた靴下を使用することが望ましく，屋外においては，足とフィットする踵部までカバーするタイプの履物を選択するよう心がける。

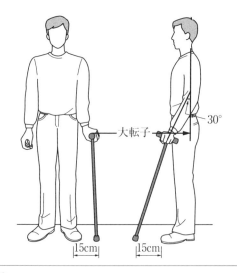

図 8-2　杖の適合
　　　（文献 9 より引用）

e）環境調整

　バリアフリーの環境整備が推奨されるようになって久しいが，健常な高齢者では，バリアフルな環境に適応していることが身体機能の維持に寄与している場合もあり，転倒予防のためにどこまでバリアを取り去ってしまうのかについては熟考を要する．段差よりもスロープがよいとは一概に言えず，結果的に急勾配のスロープになるくらいならば，段差はそのままに，手すりを設置して対応するほうが実際的な場合もある．バランスを崩したときに，転倒しないようにつかまる家具の配置や，歩行を安定させるための手すりの設置場所は，高齢者の動線に沿って決定する．また，明順応や暗順応に時間を要することから周囲を視覚的に把握する間にバランスを崩して転倒するため，「暗すぎない・まぶしすぎない」照明に配慮する．また，床が散らかっていることや電気コードのたるみ，カーペットがめくれていることは，つまずきの原因になるため，部屋の整理整頓は日常的に心がけたい．

3．認知症のリハビリテーション

（1）認知症とは

　認知症は「記憶障害に加えて，失語，失行，失認，遂行機能障害などにより，日常生活あるいは社会・職業生活機能が以前のレベルから明らかに低下し，その結果，日常生活上の自立性が維持できなくなった状態」と定義されている[12]．意識障害，せん妄や抑うつとは区別される．

　認知症の症状は，中核症状と周辺症状に分けられる．中核症状は，認知機能障害であり，定義にも記載される記憶障害，見当識障害，判断力の障害，遂行機能障害，失行，失認，失語が含まれる．

　これらは多くの認知症患者に認められる症状である．周辺症状は，行動・精神症状（behavioral and psychological symptoms of dementia：

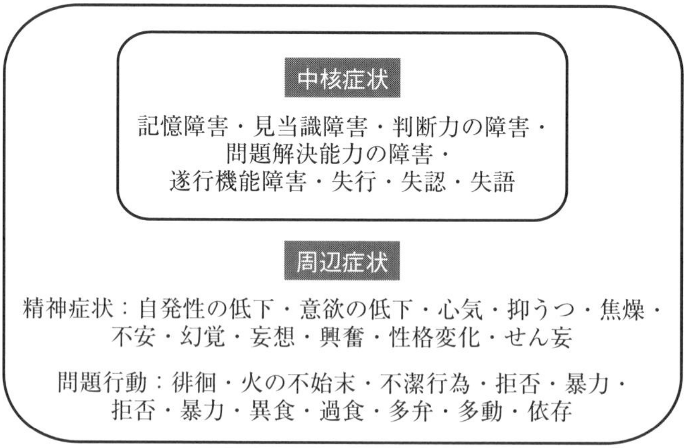

```
┌─────────────────────────────────────────────┐
│         ┌───────────────────────┐           │
│         │      中核症状          │           │
│         │ 記憶障害・見当識障害・判断力の障害・ │
│         │      問題解決能力の障害・           │
│         │   遂行機能障害・失行・失認・失語    │
│         └───────────────────────┘           │
│          ┌──────┐                           │
│          │ 周辺症状 │                         │
│   精神症状：自発性の低下・意欲の低下・心気・抑うつ・焦燥・│
│      不安・幻覚・妄想・興奮・性格変化・せん妄        │
│   問題行動：徘徊・火の不始末・不潔行為・拒否・暴力・  │
│      拒否・暴力・異食・過食・多弁・多動・依存       │
└─────────────────────────────────────────────┘
```

図 8-3　認知症の症状

BPSD）であり，中核症状から二次的に出現する様々な精神症状や行動異常を言う。せん妄，幻覚，妄想，異食，過食，不潔行為，徘徊，暴言，暴力，焦燥感，不安，多弁・多動などがこれに相当する。これらは問題行動として捉えられており，介護者の介護負担を増大させる要因にもなっている（**図 8-3**）。一方でこれらの行動異常は，自分の能力低下に不安を感じることや失敗を恥じる気持ち，自尊心や認められたいという気持ちが認知症患者で残存しているがゆえに生じる反応であることを理解する[13]。

（2）認知症の評価

　主な評価項目として，一般情報や家族状況を把握することで，社会的存在としての対象者を知る。また，対象者の活動性を大まかに知るために，全身状態や運動機能についての情報も得る。そして，認知症の中核症状と周辺症状を整理して，対象者に当てはめて理解する必要がある。

知的・認知機能評価として広く用いられているスクリーニングに，改訂長谷川式簡易知能スケール（HDS-R）[14]，MMSE（Mini Mental State Examination）[15]がある（**表 8-6**）。大まかな知的・認知機能を短時間で検査できるのが利点であり，失点項目については詳細な検査へ進むための手がかりとなる。中核症状である記憶障害で一般的によく使用される検査は，Wechsler 記憶検査改訂版（Wechsler Memory Scale-revised：WMS-R）[16]，日本語版 Rivermead 行動記憶検査（RBMT）[17]，また個人的な体験についての記憶（エピソード記憶）が特に障害されるため，最近あった個人的イベントについての記憶を聴取する。遂行機能障害は気づかれにくい症状であるが認知症に特徴的な症状であり，計画的に効率よく行動することが困難になる。これは障害の特性上通常のスクリーニング検査では評価が困難であるため，本人の状態をよく知っている介護者からの情報が不可欠になる。

　その他に，失行症状では自分の身体とものとの関係がとれなくなって服が着られなくなったり，以前は使用できた道具を使えなくなったりすることが日常生活で観察される。失認症状では道に迷ったり，人の顔がわからなくなったりする。対象の大きさや形を視覚的に弁別するのに障害があると立方体や時計の描画課題が困難になる。

　一方，検査場面で対象者が緊張感をもつことで最大能力を発揮し，家庭で実際に出現している症状との解離が生じることもある。検査の有効性の低下を避けるためにも，評価バッテリーを質問順に機械的に施行するのではなく，検査の目的をよく把握したうえで，日常会話の中に随時検査の要素を盛り込み，リラックスした雰囲気の中で質問をしていくように工夫をするのも有効な方法である。

　意欲の指標（Vitality Index）[18]は，日常生活における意欲をみようとする精神症状の評価尺度である。重症認知症においてもリハビリテー

表 8-6 改訂長谷川式簡易知能評価スケール (HDS-R)

1	お歳はいくつですか？（2年までの誤差は正解）		0	1
2	今日は何年の何月何日ですか？ （年月日，曜日が正確でそれぞれ1点ずつ）	年 月 日 曜日	0 0 0 0	1 1 1 1
3	私たちが今いるところはどこですか？（自発的にでれば2点，5秒おいて家ですか？病院ですか？施設ですか？のなかから正しい選択をすれば1点）		0 1	2
4	これから言う3つの言葉を言ってみてください．あとでまた聞きますのでよく覚えておいてください． （以下の系列のいずれか1つで，採用した系列に○印をつけておく） 1：a）桜　b）猫　c）電車　2：a）梅　b）犬　c）自動車		0 0 0	1 1 1
5	100から7を順番に引いてください．（100−7は？，それからまた7を引くと？　と質問する．最初の答えが不正解の場合，打ち切る）	(93) (86)	0 0	1 1
6	私がこれから言う数字を逆から言ってください．（6·8·2，3·5·2·9を逆に言ってもらう，3桁に失敗したら打ち切る）	2·8·6 9·2·5·3	0 0	1 1
7	先ほど覚えてもらった言葉をもう一度言ってみてください． （自発的に回答があれば各2点，もし回答がない場合以下のヒントを与え正解であれば1点）　a）植物　b）動物　c）乗り物	a：0 1 2 b：0 1 2 c：0 1 2		
8	これから5つの品物を見せます．それを隠しますので何があったか言ってください． （時計，鍵，タバコ，ペン，硬貨など必ず相互に無関係なもの）		0 1 2 3 4 5	
9	知っている野菜の名前をできるだけ多く言ってください． （答えた野菜の名前を右欄に記入する．途中で詰まり，約10秒間待っても答えない場合にはそこで打ち切る）0〜5＝0点，6＝1点，7＝2点，8＝3点，9＝4点，10＝5点		0 1 2 3 4 5	
		合計得点：		

（文献14より引用）

表 8-7　Vitality Index

①起床	
いつも定時に起床している	2
起こさないと起床しないことがある	1
自分から起床することがない	0
②意思疎通	
自分から挨拶する	2
挨拶，呼びかけに対し返答や笑顔がみられる	1
応答がない	0
③食事	
自分で進んで食べようとする	2
促されると食べようとする	1
まったく食べようとしない	0
④排泄	
いつも便意尿意を伝える，あるいは，自分で排尿排便を行う	2
時々尿意，便意を伝える	1
排泄にまったく関心がない	0
⑤リハビリ，活動	
自らリハビリテーションに向かう，活動を求める	2
促されて向かう	1
拒否，無関心	0
合計得点	

（文献 18 より引用）

ション実施前後で点数が変化する可能性があり，リハビリテーション介入の効果の有無を検証するのに用いることも可能である（**表 8-7**）。

　行動観察尺度は観察による評価法で，高齢者の普段の行動を観察することで採点をするため，本人の協力が得られない場合にも評価できる利点がある。CDR（Clinical Dementia Rating）[19]や DASC-21[20] などが用いられる（**表 8-8**）。日常生活能力尺度には，FIM（Functional Inde-

表 8-8　DASC-21

		1点	2点	3点	4点	評価項目	
A	もの忘れが多いと感じますか	1. 感じない	2. 少し感じる	3. 感じる	4. とても感じる	導入の質問（採点せず）	
B	1年前と比べて、もの忘れが増えたと感じますか	1. 感じない	2. 少し感じる	3. 感じる	4. とても感じる		
1	財布や鍵など、物を置いた場所がわからなくなることがありますか	1. まったくない	2. ときどきある	3. 頻繁にある	4. いつもそうだ	記憶	近時記憶
2	5分前に聞いた話を思い出せないことがありますか	1. まったくない	2. ときどきある	3. 頻繁にある	4. いつもそうだ		近時記憶
3	自分の生年月日がわからなくなることがありますか	1. まったくない	2. ときどきある	3. 頻繁にある	4. いつもそうだ		遠隔記憶
4	今日が何月何日かわからないときがありますか	1. まったくない	2. ときどきある	3. 頻繁にある	4. いつもそうだ	見当識	時間
5	自分のいる場所がどこだかわからなくなることはありますか	1. まったくない	2. ときどきある	3. 頻繁にある	4. いつもそうだ		場所
6	道に迷って家に帰ってこられなくなることはありますか	1. まったくない	2. ときどきある	3. 頻繁にある	4. いつもそうだ		道順
7	電気やガスや水道が止まってしまったときに、自分で適切に対処できますか	1. 問題なくできる	2. だいたいできる	3. あまりできない	4. まったくできない	問題解決判断力	問題解決
8	一日の計画を自分で立てることができますか	1. 問題なくできる	2. だいたいできる	3. あまりできない	4. まったくできない		社会的判断力
9	季節や状況に合った服を自分で選ぶことができますか	1. 問題なくできる	2. だいたいできる	3. あまりできない	4. まったくできない		
10	一人で買い物はできますか	1. 問題なくできる	2. だいたいできる	3. あまりできない	4. まったくできない	家庭外のIADL	買い物
11	バスや電車、自家用車などを使って一人で外出できますか	1. 問題なくできる	2. だいたいできる	3. あまりできない	4. まったくできない		交通機関
12	貯金の出し入れや、家賃や公共料金の支払いは一人でできますか	1. 問題なくできる	2. だいたいできる	3. あまりできない	4. まったくできない		金銭管理
13	電話をかけることができますか	1. 問題なくできる	2. だいたいできる	3. あまりできない	4. まったくできない	家庭内のIADL	電話
14	自分で食事の準備はできますか	1. 問題なくできる	2. だいたいできる	3. あまりできない	4. まったくできない		食事の準備
15	自分で、薬を決まった時間に決まった分量を飲むことはできますか	1. 問題なくできる	2. だいたいできる	3. あまりできない	4. まったくできない		服薬管理
16	入浴は一人でできますか	1. 問題なくできる	2. 見守りや声かけを要する	3. 一部介助を要する	4. 全介助を要する	身体的ADL①	入浴
17	着替えは一人でできますか	1. 問題なくできる	2. 見守りや声かけを要する	3. 一部介助を要する	4. 全介助を要する		着替え
18	トイレは一人でできますか	1. 問題なくできる	2. 見守りや声かけを要する	3. 一部介助を要する	4. 全介助を要する		排泄
19	身じたくを整えることは一人でできますか	1. 問題なくできる	2. 見守りや声かけを要する	3. 一部介助を要する	4. 全介助を要する	身体的ADL②	整容
20	食事は一人でできますか	1. 問題なくできる	2. 見守りや声かけを要する	3. 一部介助を要する	4. 全介助を要する		食事
21	家のなかでの移動は一人でできますか	1. 問題なくできる	2. 見守りや声かけを要する	3. 一部介助を要する	4. 全介助を要する		移動

（文献 20 より引用）

表 8-9　問題行動評価票（Troublesome Behavior Scale：TBS）

　1：住居の内外をしきりと歩きまわる，住居を出て行こうとする
　2：食用でないものを口に入れる
　3：運転やガス・電気器具の危険な操作
　4：金品を盗られたと責める
　5：言い掛りや，説明に対する否定・ゆがんだ解決
　6：やたらと物を隠す
　7：無意味な作業（例：衣類・たんす，トイレなどの悪戯）
　8：（在宅）家族の団欒・会話の妨害
　　　（病院・施設）職員の仕事・休憩の妨害
　9：他人とのトラブル
10：つまらないものを集める
11：夜半に騒いだり，人を起こす
12：トイレ以外での排泄，便こね（弄便行為）
13：暴力・破損行為や暴言（介助の際の抵抗は含めない）
14：まつわりついたり，同じ質問を繰り返す
15：大声で叫ぶ・金切り声をあげる

（文献 24 より引用）

pendence Measure）[21]や，N-ADL（N 式老年者用日常生活動作能力評価尺度）[22]が使用されている。

　行動障害の尺度として，NPI（Neuropsychiatric Inventry）[23]，問題行動評価票（Troublesome Behavior Scale：TBS）（**表 8-9**）[24]などがある。

（3）認知症のアプローチ

　認知症のアプローチについて考える際に，認知症高齢者のもつ戸惑いや不安について理解をすることが前提となる。高齢者は，その長年にわたる経験知から有効な問題解決方法を編みだし，段取りして対処するということを日常的に繰り返してきている。しかし，記憶障害や失見当識

表8-10 非言語的コミュニケーションの媒体

声	大小，強弱，高低，速さと変化 間合い，テンポと変化 リズムや抑揚 言葉の量，言葉の調子
身体	目，視線，アイコンタクト 表情 姿勢，身振り，距離，動作 行為と結果，行動 外観
物	所有物 作品（自分で作ったもの） 使用物（道具，材料など）

（文献25より引用）

表8-11 認知症高齢者との接し方

①説得よりも納得をさせる
②柔軟性のある態度で接する
③相手のペースに合わせる
④情報は簡潔に伝える
⑤理解できる言葉で話す
⑥自尊心を傷つけず，高めるようにする
⑦適切な刺激を与える
⑧寝込ませることをしない
⑨孤独にさせない

（文献26より引用）

障害により，自分や自分に関係することを思い出せず，自分がいる場所の理解が困難になると，羞恥心に苛まれ，現実に混乱し，何をすべきであるか判断するために過去の経験を生かすこともできず，相手の言うことも理解できず大きな不安感をもつに至る。この不安があるために，わかったふりをすること，失敗を取り繕って嘘をつくことや，帰宅要求や徘徊，何回も同じことを言うこと，また物盗られ妄想などが生じると考えられる。まず「不安感を減らし，安心してもらう雰囲気作り」が認知症高齢者と接する際の関係者の心がけになる。自分はあなたの味方であり，力になりたいと思っていることを，スキンシップや相槌など非言語的コミュニケーションスキルを用いつつ伝え，説明や質問は冗長にならないように短く的確な言葉を選んで，丁寧に穏やかに話しかけるようにする（**表8-10,11**）[25,26]。

リハビリテーション場面においては，機能訓練に代表される個人作業

表 8-12 「道具としての作業活動」と結果

①意味性：価値，意味を伴う
②目的性：目的に導かれる
③具体性：過程，結果が明らか
④投影性：気持ちがあらわれる

（文献 27 より改変して引用）

表 8-13 療法集団の治療因子

①希望をもたらす
②普遍的体験
③受容される体験
④愛他的体験
⑤情報の伝達
⑥現実検討（自己確認，自己評価など）
⑦模倣・学習・修正（生活技能，対人関係など）
⑧表現・カタルシス
⑨相互作用・凝集性
⑩共有体験
⑪共存的体験

（文献 25 より引用）

表 8-14 作業活動の例

①趣味活動
　（縫い物，編み物，刺繍，貼り絵，切り絵，和紙工芸，陶芸，木工，タイルモザイク，アンデルセン手芸，籐細工，ネット手芸，ビーズ手芸など，地域活動）
②ゲーム
　（粗大運動，卓上ゲーム，知的ゲーム，子供時代のゲーム）

> 勝敗の機会が均等になるように配慮する
> チーム対抗か個人戦か
> 身体機能障害の軽い＝高得点にならないように
> ルールの段階付けをする

③仕事的活動
　（自分が人の役に立つ存在であることを確認できる実用的作業）
④年中行事
　（花見，夏祭り，盆踊り，遠足，運動会，敬老会，忘年会など）
⑤外出
　（買い物，花見，散歩，喫茶，カラオケ，多施設訪問など）
⑥回想法
⑦園芸療法
⑧音楽療法

（文献 28 より引用）

療法と,集団ゲームや共同作業などを行う集団作業療法がある。我々の日常生活は多くの時間を何らかの目的をもった行動で占められているが,認知症高齢者ではその習慣は失われていく。拠り所のない不安感を軽減するため,また社会的な関わりに参加しようとするために作業活動は非常に有効な手段となる。作業活動を行うことで不安感からの解放が可能になり,経験的な記憶(手続き記憶)を利用しての活動成果を得ることも期待できる。そして,作業活動が人との関わりを媒介することで対象者にとっての居場所ができあがる効果がある。安心していられる居心地のよい場を提供する中で,ADL や余暇活動(手工芸など),社会参加活動(家庭内役割作業や仕事など)での能力発揮を目指す(**表 8-12**)[27]。集団で行う活動では人と関わることで心が動き,能動的な反応が出現し易くなる利点がある。人数設定と活動内容は対象者の特性に応じて決定することが必要である(**表 8-13**)[25]。プログラムは,対象者のより生き生きとした感情を引き出し,現実感をもってもらうことを目標とする(**表 8-14**)[28]。

引用文献

1) Inouye SK, Studenski S, Tinetti ME, et al:Geriatric syndromes:clinical, research, and policy implications of a core geriatric concept. J Am Geriatr Soc 55(5):780-791, 2007
2) 日本老年医学会(編):老年医学テキスト第3版.メジカルビュー,東京,2008
3) Fried LP, Ferrucci L, Darer J, et al:Untangling the concepts of disability, frailty, and comorbidity:implications for improved targeting and care. J Gerontol A Biol Sci Med Sci 59(3):255-263, 2004
4) Fried LP, Tangen CM, Walston J, et al:Frailty in older adults:evidence for phenotype. J Gerontol A Biol Sci Med Sci 56:M146-M156, 2001

5）Cruz-Jentoft AJ, Baeyens JP, Bauer JM, et al：Sarcopenia： European consensus on definition and diagnosis： Report of the European Working Group on sarcopenia in older people. Age Ageing 39：412-423, 2010
6）松井康素：サルコペニアとフレイルの概念と予防．リハ医学 53（12）：894-899, 2016
7）Bauer JM, Verlaan S, Bautmans I, et al：Effects of a vitamin D and leucine-enriched whey protein nutritional supplement on measures of sarcopenia in older adults, the PROVIDE study：randomized, double-blind, placebo-controlled trial. J Am Med Dir Assoc 16（9）：740-747, 2015
8）内閣府：平成29年版高齢社会白書―高齢化の現状と将来像
　http://www8.cao.go.jp/kourei/whitepaper/w-2017/html/gaiyou/s1_1.html（2018年9月5日閲覧）
9）眞野行生（編著）：高齢者の転倒とその対策．医歯薬出版，東京，1999
10）茨城県立健康プラザ：シルバーリハビリ体操
　http://www.hsc-i.jp/04_kaigo/rehabili/top.htm（2018年9月5日閲覧）
11）シルバーリハビリ体操指導士養成講習会（2級・3級用）
12）American Psychological Association（編），髙橋三郎，大野裕，染矢俊幸（訳）：DSM-IV-TR 精神疾患の分類と診断・統計マニュアル．医学書院，東京，2002
13）一般社団法人日本作業療法士協会：認知症の高齢者を抱える家族向けテキスト
　http://www.jaot.or.jp/kankobutsu/shiryo/
14）加藤伸司，下垣光，小野寺敦志ほか：改訂長谷川式簡易知能評価スケール（HDS-R）の作成．老年精神医学誌 2：1339-1347, 1991
15）Folstein MF, Folstein SE, McHugh PR：Mini-Mental State；a practical method for grading the cognitive state for the clinician. J Psychiatr Res 12：189-183, 1975
16）Wechsler D, 杉下守弘（訳著）：日本版ウェクスラー記憶検査法（WMS-R）. 日本文化科学社，東京，2001
17）Wilson BA, Cockburn JM, Baddeley AD, 綿森淑子，原寛美，宮森孝史，（訳）：日本版 RBMT リバーミード行動記憶検査．千葉テストセンター，東京，2002
18）Toba K, Nakai R, Akishita, M et al：Vitality Index as a useful tool to assess elderly with dementia. Geriatr Gerontol Int 2：23-29, 2002

19) Hughes CP, Berg L, Danziger WL, et al：A new clinical scale for the staging of dementia. Br J Psychiatry 140：566-572, 1982
20) 粟田主一，杉山美香，井藤佳恵ほか：地域在住高齢者を対象とする地域包括ケアシステムにおける認知症アセスメントシート（DASC-21）の内的信頼性・妥当性に関する研究. 老年精神医学誌 26（6）：675-686, 2015
21) 千野直一，椿原彰夫，園田茂ほか（編著）：脳卒中患者の機能評価SIASとFIM［基礎編］（実践リハビリテーション・シリーズ）. 金原出版，東京，2012
22) 小林敏子，播口之朗，西村健ほか：行動観察による痴呆患者の精神状態評価尺度（NMスケール）および日常生活動作能力評価尺度（N-ADL）の作成. 臨床精神医学 17（11）：1653-1668, 1988
23) 博野信次，森悦朗，池尻義隆ほか：日本語版Neuropsychiatric Inventory―痴呆の精神症状評価法の有用性の検討. 脳と神経 49（3）：266-271, 1997
24) 朝田隆，吉岡充，森川三郎ほか：痴呆患者の問題行動評価票（TBS）の作成. 日本公衛誌 41（6）：518-527, 1994
25) 山根寛：ひとと集団・場―治療や援助，支援における場と集団のもちい方. 三輪書店，東京，2018
26) 前田真治：老人のリハビリテーション第8版. pp248-249, 医学書院，東京，2016
27) 山根寛：ひとと作業・作業活動作業の知をとき技を育む新版. 三輪書店，東京，2015
28) 浅海奈津美，守口恭子：老年期の作業療法第2版. 三輪書店，東京，2005

9 摂食嚥下障害のリハビリテーション

鈴木めぐみ

《目標＆ポイント》
摂食嚥下のメカニズムを5期モデル，プロセスモデルを基に解説し，評価法および訓練法を間接・直接訓練に分けて紹介する。また，機能代償のための方略について述べる。
(1) 摂食嚥下のメカニズムを理解する。
(2) 摂食嚥下リハビリテーションの目標を理解する。
(3) 摂食嚥下リハビリテーションの評価・訓練方法を知る。
《キーワード》 間接訓練，直接訓練，誤嚥，5期モデル

1．摂食嚥下のメカニズム

(1) 摂食嚥下のメカニズム

　食べることは人間が生来もって生まれた生命維持に必要な機能であるために，食事動作も発達過程において早期に獲得される。そのため，いつ・何を・どれだけ・どのように食べるかについての自己決定は習慣的に繰り返されていて，日常的にとくに意識されることもなく確立されている。また，食べ物の味・においだけでなく，食感や外観も快楽の対象となり，食欲に影響をおよぼす。自分の食べたいように食べることはQOLにとっても重要な役割を果たすと考えられる。
　「摂食嚥下」とは口の中に食べ物を取り込み，飲み込んで胃へ送り込む一連の動作を意味する[1]。摂食嚥下には生体の様々な器官が関連し，口腔・咽頭・喉頭・食道までが，食べ物の直接通過する部位である。喉

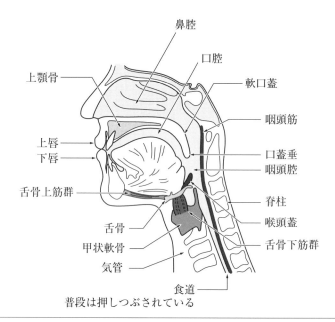

図 9-1　摂食・嚥下に関係する機構
（文献 2 より引用）

頭は気道の一部をなす（**図 9-1**）。

　摂食嚥下そのものはその過程を 4 期に分けて説明する（4 期モデル）ことが可能であるが，実際の臨床場面では，食べ物を認知して口に取り込むまでの先行期を加えた 5 期に区分（5 期モデル）して，一連の食事行動の過程として説明する（**図 9-2**）[2]。

a）先行期

　食べ物を口に入れるまでを指し，何をどのくらい，どのように食べるのかを決定する時期である。食べ物の様々な側面とその周辺の状況を認知し，落ち着いて効率よく安全に食べるためには情動制御も重要になる。手もしくはスプーンや箸などの道具を適切に使う行動も含まれる。

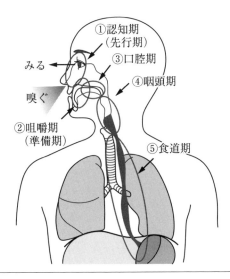

図9-2 5期モデル
　　　(文献2より引用)

b) 咀嚼期（準備期）

　口を開けて食べ物を口唇で取り込み，舌で引き込んで口腔内に入れた後，舌の動きと硬口蓋で食べ物を把持して口を閉じるまでの時期で，送り込み運動が開始される直前までを指す。この時期に食べ物は咀嚼されて，唾液とともに舌でこね回されることで飲み込み易い形に整えられる。

c) 口腔送り込み期（口腔期）

　食べ物が口腔内で集められて，咽頭を通過し易い塊になり（食塊形成），舌のうえを通過して咽頭に送り込まれる時期である。舌尖が硬口蓋に押し付けられ，舌背が口蓋に沿って後方へと収縮していく運動が起こることによって食塊は移動する。この運動と同時に軟口蓋が挙上して，鼻腔と咽頭腔の間が閉鎖されることで鼻腔への食物侵入が防止され

る。次の咽頭期において嚥下反射を安全に惹起させるために重要な時期である。

d）咽頭期

食塊を咽頭から食道へと送る時期で，嚥下反射がごく短時間に惹起して終了する。食塊は喉頭蓋谷から左右の披裂の傍を通過して梨状陥凹に入ったのち，食道に入る。その際，食塊が喉頭口から気管へ入り込まないように，喉頭蓋が下垂して喉頭口を塞ぐなど様々な気道防御機構が働く。

e）食道期

食道から胃への蠕動運動の時期である。食道の入口部分は輪状咽頭筋が取り巻いていて，通常は収縮して食道入口部を閉鎖しているが，嚥下反射が惹起して食塊が下りてくると弛緩して食塊を通過させる役割をもつ。これにより，食塊が食道から逆流することの防止が可能となる。食道の蠕動運動も不随意に誘発される。

期別のモデルとして明確な区分をすることで，摂食嚥下の過程を構造的に理解することが容易になる利点があるが，日常的に行われている摂食嚥下の動態は食物形態の多様性も加わってさらに流動的なものであ

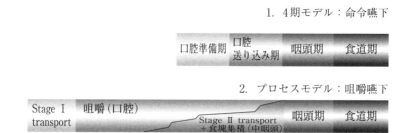

図9-3　4期モデルとプロセスモデル
　　　（文献4より引用）

る。「プロセスモデル（process model）」では，固形物の咀嚼を伴う嚥下の過程を示すものである。食べ物は口腔内で舌により臼歯部まで運ばれた後に，咀嚼により嚥下可能なまでに粉砕（processing）され，一部が舌により中咽頭まで能動的に移送されて，食塊形成される。そのため，嚥下前に食べ物が口腔と咽頭の両方に存在していること，つまり，咀嚼中にも口腔送り込み運動が繰り返し生じていることが説明可能になった（**図 9-3**）[3,4]。

（2）摂食嚥下障害とは

　食べ物を取り込み，咀嚼や嚥下するといった食べることの障害を摂食嚥下障害と言う。摂食嚥下障害の原因疾患となるものを示す（**表 9-1**）[5]。摂食嚥下障害をもつ患者は，①誤嚥性肺炎・窒息の危険，②脱水・低栄養の危険，③食べる楽しみの喪失，といった問題を抱える。健康な人でも高齢になるに従い，摂食時にむせることがあり，摂食嚥下障害と正常の境界は決して明確ではない。また，四肢の運動とは異なり，体内の運動であるためにその動態を目視することが困難であることが，

表 9-1　嚥下障害の基礎疾患

1) 脳血管障害（脳梗塞，脳出血，くも膜下出血）
2) 頭部外傷（挿管，気管切開の既往を含む）
3) 頭頸部癌（手術，放射線治療，化学療法の有無を含む）
4) 呼吸器疾患（肺炎，その他の呼吸器疾患）
5) 神経筋疾患（Parkinson 病および関連疾患，筋萎縮性側索硬化症，多発性硬化症，筋ジストロフィー，皮膚筋炎，多発性筋炎，強皮症，Sjögren 症候群，末梢神経障害など）
6) 内科的疾患（糖尿病，高血圧，上部消化管疾患など）
7) 認知症
8) その他：薬物中毒など

（文献 5 より引用）

障害の理解を困難にする要因にしてきた。そのため摂食嚥下障害が日常生活で問題となっている患者には治療・訓練の必要性について評価し，もっとも安全適切な摂食嚥下方法（best swallow）ができる条件を探索することが重要である[6]。

2．摂食嚥下機能の評価

（1）臨床的評価
a）病歴・身体所見

脳梗塞などの脳血管障害，神経筋疾患，頭頸部疾患術後の既往がある患者および高齢者には摂食嚥下障害の存在を念頭に置く。自己記入式の質問紙には聖隷式嚥下質問用紙[7]やEAT-10（Eating Assessment Tool-10）[8]があり，効率的に症状をチェックできる。実際の食事場面においても，兆候の有無を観察する（**表 9-2**）[5]。摂食嚥下に直接関連する器官である口腔や舌，歯の状態だけでなく，麻痺や筋力低下に起因する

表 9-2　嚥下障害が疑われる所見

・意識障害	・食事中の疲労
・嚥下時のむせ	・流涎
・咳	・構音障害
・痰に食物残渣が混入	・湿性嗄声
・咽頭違和感	・口腔顔面失行
・食物残留感	・反復する呼吸器感染・発熱
・嚥下困難感	・基礎疾患のない体重減少
・食欲低下	・尿量減少
・食事時間の延長	・脱水症状
・食事内容の変化 　（嚥下しやすいものを食べている）	
・食べ方の変化 　（一定の方向を向く，汁物と交互に食べるなど）	

（文献5より引用）

頸部・体幹の可動域制限が生じていないかを調べる。摂食嚥下に関連する脳神経（三叉神経・顔面神経・舌咽神経・迷走神経・舌下神経）障害の有無について評価する（**表 9-3**）[9]。これらの脳神経には，食べ物の取り込みから食道までの送り込みに関わる筋肉を支配するための運動神経の性質をもつものと，味覚や，食べ物による触圧覚を感知するための感覚神経の性質をもつものがある。これらの神経の関与する筋肉や感覚が

表 9-3　身体所見

栄養状態，脱水
呼吸状態（呼吸数，咳，喀痰，聴診所見）
発熱
循環動態（血圧，心拍数およびその変化）
胃腸症状（食欲，下痢，便秘）
口腔，咽頭粘膜の状態（汚れ，乾燥，潰瘍，炎症など），口臭
歯（義歯の有無と適合，齲歯），歯肉（腫脹，出血など）
神経学的所見
　意識レベル
　高次脳機能：認知症，失語，失認，失行
　脳神経
　　三叉神経：咬筋，口腔，舌（前2/3）の知覚
　　顔面神経：口唇の運動，味覚（舌の2/3）
　　舌咽・迷走神経：咽頭・軟口蓋の運動，喉頭挙上，発声
　　　　　　　　　　舌（後1/3）の味覚・知覚，咽頭の知覚
　　舌下神経：舌の運動
　構音障害
　口腔・咽頭の反射：異常反射（下顎反射，口とがらせ反射，吸てつ反射など）
　咽頭反射（gag reflex），口蓋反射
　頸部・体幹の可動域と動きの制御（麻痺，失調）
　呼吸のコントロール（息止め，随意的な咳）
　麻痺（片麻痺，両側片麻痺）失調，不随意運動
　知覚障害
　筋力，筋萎縮

（文献9より引用）

十分に機能しているかが評価の対象になる。

b）スクリーニングテスト（図9-4）

主に誤嚥の有無を判定するために用いられ，安全・簡便・迅速・低コストの検査である。

■**反復唾液嚥下テスト**（Repetitive Saliva Swallowing Test：RSST）[10]

臨床上もっとも簡便なテストである。人差し指と中指で甲状軟骨を触知して30秒間に何回嚥下できるかを測定する。3回/30秒未満であれば陽性，すなわち誤嚥ありと判定する。

■**改訂水飲みテスト**（Modified Water Swallowing Test：MWST）[11]

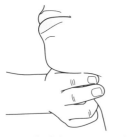
a. 反復唾液嚥下テスト（RSST）

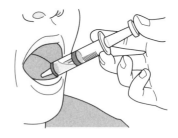
b. 改訂水飲みテスト（MWST）

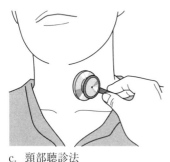
c. 頸部聴診法

図9-4　スクリーニングテスト

口腔底に 3 mL の冷水を入れてから嚥下させ，誤嚥の有無を判定する。評点が 5 点満点の 4 点以上ならば最大 2 試行繰り返して，もっとも悪い場合を評点とする。

■**食物テスト**（Food Test：FT）[11]

茶さじ一杯（約 4 g）のプリンを食べさせて，嚥下後の口腔内残留も評価対象とする。5 点満点の 4 点がカットオフ値である。

■**咳テスト**[12]

不顕性誤嚥のスクリーニングテストである。刺激物（クエン酸生理食塩水や酒石酸を使用）をネブライザより噴霧して経口的に吸入させて，1 分間で 5 回以上咳反射がみられた場合を陰性（正常）とする。

■**頸部聴診法**[13]

聴診器で嚥下音や呼吸音を聴診する方法で，聴診部位は喉頭挙上運動を妨害しないように輪状軟骨直下の気管外側付近が適する。異常がある場合には，嚥下反射前に咽頭へ食べ物が流れ込む音，喘鳴，咳，湿性嗄声などが聴診できる。

■ **MASA**（The Mann Assessment of Swallowing Ability）[14]

臨床評価で嚥下障害と誤嚥を効率よくスクリーニングできる。口腔準備（患者の全身評価，舌の動きや呼吸など），口腔期（咽頭反射や口蓋機能など），咽頭期（咽頭残留や咳嗽など）を総合的に評価する。修正 MASA は，職種を選ばずより簡便に使用ができる。

c）VF・内視鏡検査・3D-CT

■**嚥下造影**（videofluorgraptic examination of swallowing：VF）

嚥下は器官内で行われている運動であるために，その動態を外観から直視することは不可能である。VF ではテレビ X 線撮影装置とビデオデッキを組み合わせて，造影剤を含有する模擬食品を摂食嚥下する一連の過程を撮影し，その結果より嚥下動態を可視的に評価することが可能

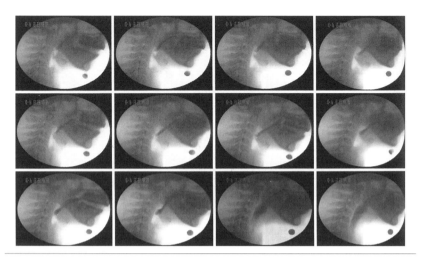

図 9-5 VF 画像（健常者のクッキー嚥下）
　　　（文献 5 より引用）

になる。「なぜ誤嚥が生じているのか」を診断するための検査であり，「どうやって食べれば安全に食べられるのか」を知ることで，治療方針を適切に立案するための検査でもある。ただし，放射線を使用するため，嚥下リハビリテーション関連職種の中でも医師および歯科医師が撮影を施行する。

　難易度の設定は，食物形態（液体/固形）・姿勢（リクライニング位・頸部回旋）によって設定する。観察項目は，口腔保持や送り込みの状態，嚥下反射開始の遅延の有無，喉頭挙上の状態，喉頭侵入や誤嚥の有無，咽頭残留，食道入口部の狭窄などである（**図 9-5**）[5,15]。

■**嚥下内視鏡検査**（Videoendoscopic Evaluation of Swallowing：VE）
　VF と同様に，嚥下の病態を可視的に評価するために用いられる。鼻咽腔喉頭ファイバースコープおよび CCD カメラと録画機器を組み合わ

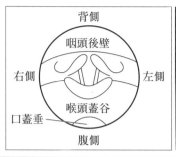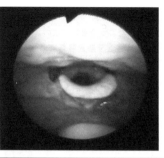

図 9-6　VE 画像（健常者）
（文献 5 より引用）

せて使用する移動可能なシステムである。VF と比較して放射線を使用しないこと，手軽であること，通常の食事を評価できること，唾液誤嚥・唾液貯留・喉頭侵入を評価できるなどの利点がある。一方で，嚥下の瞬間がみえない，食道の評価ができない，口腔から食道までの一連の過程としての嚥下を評価しにくい，鼻腔にファイバースコープを挿入する際に違和感があるなどの欠点もある。

VE を使用することで，咽頭期の機能的異常の診断や器質的異常の評価，リハビリテーションの治療手技や代償的方法の効果を確認することなどが可能になる。具体的には，誤嚥，咽頭残留，喉頭侵入が観察項目となる。また，咽頭残留の量，その位置を直視できるため，咽頭残留を軽減させるための食品形態や姿勢を治療指向的に検討しつつ評価することが可能である（**図 9-6**）[5]。

■ **3D-CT**[15]

320 列 area detector CT（320 列 computed tomography）では，嚥下動態を立体的に描出することが可能である。頭蓋底から頸部食道部までの三次元画像を 1 秒あたり 10 画像得ることができ，これによって動態

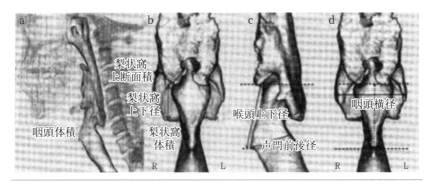

図 9-7 咽頭, 喉頭の 3D-CT 画像
側方 (a, c), 前方 (b, d) を表示する
(文献 15 より引用)

の正確な定量評価が可能になった。今後は評価だけでなく訓練や管理方法の決定に役立つことが期待される (**図 9-7**)[15]。

3. 摂食嚥下リハビリテーションの実際

評価結果より, 摂食嚥下障害の重症度判定[16]を行い (**表 9-4**)[17], 重症度に応じた対応をする。

(1) 間接訓練・直接訓練
a) 間接訓練

食べ物を使用せず, 誤嚥や窒息のリスクが少ないために早期から開始される。残存機能を強化する訓練である。嚥下体操に代表される口周囲および舌や頸部の全般的訓練から, 障害された特定の筋群や機能に対して行う要素的訓練までを含む[18]。とくに要素的な訓練は漫然と行うのではなく, 誤嚥や咽頭残留などの問題点とその原因となる機能障害の関係を理解したうえで訓練プログラムを決定することになる。各器官の障害の性質と程度に対応した個別のアプローチが, 嚥下機能の改善に効果

表 9-4　臨床的重症度分類　　　　　　　　主として機能的摂食・嚥下障害を対象とした分類

		分類	定義	解説	対応法	直接訓練**
誤嚥なし	7	正常範囲	臨床的に問題なし	治療の必要なし	必要なし	必要なし
	6	軽度問題	主観的問題を含め何らかの軽度の問題がある	主訴を含め，臨床的な何らかの原因により摂食・嚥下が困難である	簡単な訓練，食事の工夫，義歯調整，などを必要とする	症例によっては施行
	5	口腔問題	誤嚥はないが，主として口腔期障害により摂食に問題がある	先行期，準備期も含め，口腔期中心に問題があり，脱水や低栄養の危険を有する	口腔問題の評価に基づき，訓練，食物形態・食事法の工夫，食事中の監視が必要である	一般医療機関や在宅で施行可能
誤嚥あり	4	機会誤嚥	時々誤嚥する，もしくは咽頭残留が著明で臨床上誤嚥が疑われる	通常の VF において咽頭残留著明，もしくは，時に誤嚥を認める。また食事場面で誤嚥が疑われる	上記の対応法に加え，咽頭問題の評価，咀嚼の影響の検討が必要である	一般医療機関や在宅で施行
	3	水分誤嚥	水分は誤嚥するが，工夫した食物は誤嚥しない	水分で誤嚥を認め，誤嚥・咽頭残留防止手段の効果は不十分だが，調整食など食物形態効果を十分認める	上記の対応法に加え，水分摂取の際に間欠経管栄養法を適応する場合がある	一般医療機関で施行可能
	2	食物誤嚥	あらゆるものを誤嚥し嚥下できないが，呼吸状態は安定	水分，半固形，固形食で誤嚥を認め，食物形態効果が不十分である	経口摂取は不可能で経管栄養が基本となる	専門医療機関で施行可能***
	1	唾液誤嚥	唾液を含めてすべてを誤嚥し，呼吸状態が不良，あるいは，嚥下反射がまったく惹起されず，呼吸状態が不良	常に唾液も誤嚥していると考えられる状態で，医学的な安定が保てない	医学的安定を目指した対応法が基本となり，持続的な経管栄養法を要する	困難

**訓練には，食物を使った直接訓練と食物を使わない間接訓練がある。間接訓練は 6 以下のどのレベルにも適応があるが，在宅で施行する場合，訓練施行者に適切な指導をすることが必要である。
***慎重に行う必要がある。

(文献 17 より引用)

的である。

■**筋力増強訓練**

下顎を動かす開口と閉口の繰り返し,頬の筋力強化や口唇閉鎖訓練は,食べ物の取りこぼしを防ぐための練習になる。咀嚼訓練は,下顎の運動(上下・左右・前後)からはじめ,奥歯で繰り返し噛む運動へと移行する。ストローの一方を閉じた状態で,もう一方を患者に吸わせる吸啜動作は,嚥下反射を促通する効果があるとされる[1]。舌運動は口腔準備期の咀嚼や送り込み,嚥下反射の惹起に密接に関係する。マッサージや他動的な引き出しによるストレッチ,粗大運動の範囲拡大の訓練(突出-後退・左右・挙上)以外に,舌背挙上訓練や舌尖挙上訓練は,嚥下動態に直接的に反映する運動要素であるため重要度が高く,できるだけ早期から開始する。

■**喉のアイスマッサージ**

凍らせた綿棒に水を付け,前口蓋弓以外に舌根部や咽頭後壁の粘膜面を軽くなぜたり,押したりしてマッサージすることにより嚥下反射を誘発する方法である(**図 9-8**)[19]。

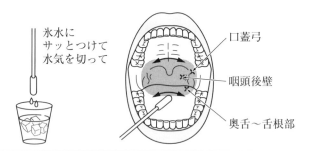

図 9-8 嚥下反射の誘発部位
(文献 19 より引用)

■その他の訓練

　Shaker Exercise（頭部挙上訓練）は，頭部の挙上運動により舌骨上筋群を強化して，舌骨・喉頭運動の可動性を改善させ，食道入口部の開大を改善する効果がある．咽頭残留や残留物を誤嚥してしまう場合に有効である[20]．Mendelsohn Maneuver（メンデルソン手技）[21]は喉頭挙上を他動的に調整することで食道入口部の開大幅と開大時間を増加させる．また，Supra Glottic Swallow[22]は声門の閉鎖開始時間を整えることで嚥下中の誤嚥を防ぎ，咳嗽によって誤嚥物を喀出するのに有効である．

b）直接訓練

　実際に食べ物を食べることで，一連の動作を連続して行い摂食機能を高める訓練である．患者の病態に適した食物形態で訓練を開始し，誤嚥に関連するリスク管理に留意しながら，姿勢や一口量，嚥下の手順，道具について，より安全に摂食できる方法を検討する．訓練の開始基準を満たすならば直接訓練の導入を検討し，評価に基づいて適切な訓練法を選択する[23]．

■摂食姿勢の工夫

　舌や口唇の動きが不十分，もしくは協調性に欠ける場合，食塊の形成や口腔内移送が困難になる．そのようなケースには，背もたれを傾けたリクライニング位をとることで，重力の働きを利用して口腔内の食塊を移動し易くさせることができる．リクライニングの角度は患者の口腔内移送の困難度に合わせて調整し，もっとも重度の場合には床から 30°持ち上げた設定とする．機能がよい場合は，症状に合わせて角度設定を拡大させる（**図 9-9**）[24]．

■食形態の工夫

　食塊形成に障害がある場合には軟らかく，密度や性状が均一であり，

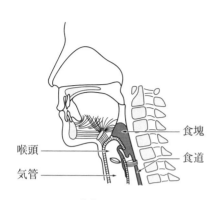
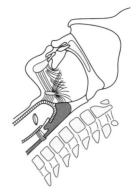

a. 90°の座位では
食道の前に気管がある(誤嚥)

b. 30°のリクライニング位では
気管が食道の上部にあるため，
誤嚥し難い

図9-9　リクライニング位の意義
　　　（文献24より引用）

まとまり易くなるように調理を工夫して，すべりよく口腔内移送が容易になるようにする。病院などの施設で，摂食を補助する意図で提供される形態に刻み食があるが，口の中で食材がばらばらになるために，かえって食塊が形成されにくいことが多いので注意が必要である。嚥下反射惹起に遅延がある場合には，液体にとろみを付けたり，さらに嚥下困難ならばゼラチンゼリーで固めたりして半固形状にし，咽頭への流入や通過速度を緩和させるようにする。

■一口量と摂食ペースの検討

　病前からの習慣もあり，食べ物を口に運ぶ動作が性急であり，かつ一口量が多いことはよくみられる。しかし，咽頭期に障害がある場合には安全に嚥下することが困難なため，性急な食事動作はさらに誤嚥の危険性を高める。一口量と摂食ペースを適切に調整し，本人の注意を喚起して定着させることが必要である。食事や嚥下に集中するように声かけを

することや，静かな環境を整えることで嚥下を意識化させること（think swallow）が誤嚥や咽頭残留の防止に役立つと考えられる[25]。

■嚥下法の検討

飲み込み方の工夫によって安全な嚥下ができる可能性を検討する。咽頭残留を予防するために，飲食物の嚥下と空嚥下もしくは少量のゼリーの嚥下を交互に実施する方法がある。また，嚥下直前・中のむせに対しての息こらえ嚥下，咽頭通過に左右差がある場合の横向き嚥下（頸部回旋法）がある。これは，嚥下前に通過しにくい方へ頸部を回旋させて，その側の喉頭蓋谷や梨状陥凹を狭くしておき，やや下を向くことで反対側の通過し易い方を広げて，誤嚥を予防しながら嚥下させる方法である[26]。

c）呼吸訓練

嚥下障害をもつ患者では基礎疾患の影響により，呼吸筋の筋力低下や胸郭可動性の制限などによる呼吸機能低下が生じ，誤嚥した食べ物の咳による排出が困難になっていることが多い。呼吸訓練は，摂食嚥下障害に伴う気道防御機構障害を改善，あるいは代償し，咳嗽により誤嚥物などの効果的排出をする機能を高めることを目的とする。呼吸機能が改善することで，直接訓練のリスクの1つである誤嚥性肺炎の予防に寄与することができる[27]。

d）口腔ケア

口腔内衛生管理を適切に実施することで，食物残渣を除去し，口腔内微生物を減少させることができる。要介護高齢者の義歯や舌苔に誤嚥性肺炎の起因菌が高率に存在していることから[28]，唾液の誤嚥に伴い気道に侵入してくる微生物を，口腔ケアによって減少させ，誤嚥性肺炎を予防する手段となると考えられる。とかく入院中に劣悪になりがちな口腔環境を改善し，摂食嚥下リハビリテーションを本格的に開始するため

表9-5 口腔ケアシステム

①	含嗽薬を浸漬させたスポンジブラシで口腔粘膜の汚れを擦り取る	1分
②	軟毛歯ブラシにて舌の奥から手前へ10回軽く擦り，舌苔を擦り取る	30秒
③	電動歯ブラシにて歯面清掃，粘膜も必要に応じて清掃する	2分30秒
④	含嗽薬によるうがい	30秒

(文献1より改変して引用)

のコンディションを予め整えるという点においても，口腔ケアの果たす役割は大きい。また，口腔内清掃による触圧覚刺激が唾液腺の活性化や粘膜の血行促進に繋がることから，口腔ケアは間接訓練の1つであるとも言える。

要介護者の日常的な口腔ケアには，歯科医師や歯科衛生士ではなく，家族や看護師，介護士などの介助者が関与しているが，時間的制約や技術的制約の中で口腔ケアが適切に行われていないことがある。「口腔ケアシステム」は，口腔ケアの手順を単純化することで一般の介助者が簡便に，しかし効果的に実施できるように開発され，有効性も報告されている（**表9-5**）[1,29]。

e）栄養・水分の確保[1]

摂食嚥下障害患者は，必要な水分や栄養の絶対量を随時摂取することが制限されるため，低栄養および脱水状態になり易い。これらは，高齢者においては自覚症状に乏しいために発見が遅れ，病態の回復を遅らせる因子になる。リハビリテーションを開始するにあたり，十分に配慮するべき点である。

引用文献

1) 才藤栄一，植田耕一郎（監），出江紳一，鎌倉やよい，熊倉勇美ほか（編）：摂食嚥下リハビリテーション第3版．医歯薬出版，東京，2016
2) 山田好秋：よくわかる摂食・嚥下のメカニズム第2版．医歯薬出版，東京，2013
3) Hiiemae KM, Palmer JB：Food transport and bolus formation during complete feeding sequence on foods of different inicial consistency. Dysphagia 14：31-32, 1999
4) 日本摂食・嚥下リハビリテーション学会（編）：摂食・嚥下リハビリテーションの全体像．医歯薬出版，東京，2010
5) 日本摂食・嚥下リハビリテーション学会（編）：摂食・嚥下障害の評価．医歯薬出版，東京，2011
6) Groher ME（著），藤島一郎（監訳）：嚥下障害—その病態とリハビリテーション第2版．医歯薬出版，東京，1996
7) 大熊るり，藤島一郎，小島千枝子ほか：摂食・嚥下障害スクリーニングのための質問紙の開発．日摂食嚥下リハ会誌 6（1）：3-8, 2002
8) 若林秀隆，栢下淳：摂食嚥下障害スクリーニング質問紙票 EAT-10 の日本語版作成と信頼性・妥当性の検証．静脈経腸栄養 29（3）：871-876, 2014
9) 馬場尊，才藤栄一（編）：摂食嚥下障害リハビリテーション．新興医学，東京，2008
10) 小口和代，才藤栄一，水野雅康ほか：機能的嚥下障害スクリーニングテスト「反復唾液嚥下テスト（the Repetitive Saliva Swallowing Test：RSST）の検討（1）正常値の検討．リハ医学 37（6）：375-382, 2000
11) 戸原玄，才藤栄一，馬場尊ほか：Videofluorography を用いない摂食・嚥下障害評価フローチャート．日摂食・嚥下リハ会誌 6（2）：196-206, 2002
12) 若杉葉子，戸原玄，中根綾子ほか：不顕性誤嚥のスクリーニング検査における咳テストの有用性に関する検討．日摂食・嚥下リハ会誌 12（2）：109-117, 2008
13) 植松宏（監）：わかる！摂食嚥下リハビリテーションⅠ評価法と対処．医歯薬出版，東京，2005

14) Mann G（著），藤島一郎（監訳・著）：MASA 日本語版嚥下障害アセスメント．医歯薬出版，東京，2014
15) 稲本陽子，才藤栄一，岡田澄子ほか：嚥下 CT．映像情報 Medical 43（8）：86-93，2011
16) 日本摂食・嚥下リハビリテーション学会医療検討委員会：嚥下造影の検査法（詳細版）日本摂食・嚥下リハビリテーション学会医療検討委員会 2011 版案．日摂食・嚥下リハ会誌 15（1）：76-95，2011
17) 小野木啓子，才藤栄一，馬場尊：嚥下造影検査—最近の知見を含めて．臨床リハ 11（9）：797-803，2002
18) 清水充子（編）：摂食・嚥下障害（言語聴覚療法シリーズ）．建帛社，東京，2004
19) 藤島一郎（編著）：よくわかる嚥下障害改訂第 2 版．永井書店，大阪，2005
20) Shaker R, Kern M, Bardan E, et al：Augmentation of deglutitive upper esophageal sphincter opening in the eldely by exercise. Am J Physiol 272：G1518-1522, 1997
21) Bodén K, Hallgren A, Witt Hedström H：Effects of three different swallow maneuvers analyzed by videomanometry. Acta radiol 47（7）：628-633, 2006
22) Ohmae Y, Logemann JA, Kaiser P, et al：Effects of two breath-holding maneuvers on oropharyngeal swallow. Ann Otol Rhinol Laryngol 105（2）：123-131, 1996
23) 藤島一郎，藤谷順子（編）：n-Books4 嚥下リハビリテーションと口腔ケア．メヂカルフレンド社，東京，2001
24) 椿原彰夫（編著）：PT・OT・ST・学生のためのやさしい嚥下障害の診療．永井書店，大阪，2006
25) 日本摂食嚥下リハビリテーション学会医療検討委員会：訓練法のまとめ．日摂食・嚥下リハ会誌 13（1）：31-49, 2009
26) 藤島一郎：脳卒中の摂食・嚥下障害第 2 版．医歯薬出版，東京，1998
27) 神津玲，藤島一郎：摂食・嚥下障害に対する呼吸理学療法．Modern Physician 26（1）：50-52, 2006
28) Sumi Y, Miura H, Nagaya M, et al：Colonization on the tongue surface by respiratory pathogens in residents of a nursinghome — a pilot study. Gerodontology 23：1-5, 2006

29) 角保徳（編著）：新編5分でできる口腔ケア―介護のための普及型口腔ケアシステム．医歯薬出版，東京，2012

10 | 精神疾患のリハビリテーション

山田将之

《目標＆ポイント》
精神医学の歴史と理論，関連法規や制度について理解を深める。また，疾患に応じた実践的なアプローチ方法，入院から退院後の支援についても学ぶ。
(1) 精神疾患のリハビリテーションの歴史と理論，関連法規や制度について学ぶ。
(2) 疾患に応じた実践的なアプローチ方法，入院から退院後の支援について知る。

《キーワード》 精神疾患，関連法規，統合失調症，気分障害，神経症性障害，物質依存，知的障害

1. 精神疾患のリハビリテーションとは

　精神疾患のリハビリテーションとは，精神機能，精神的健康が変調に陥って生活機能が失われている対象者に，人間の生活に欠かせない「作業活動」を利用して，精神的な機能や健康回復，適応的な生活およびQOLの向上を実現するために提供される治療・指導・支援などのサービスである。
　したがって，リハビリテーションにおいては精神障害（mental disorder）よりも精神障害による障害（mental disability）が重視される。

2．精神疾患のリハビリテーション（作業療法）の歴史と関連法規

（1）我が国における精神疾患のリハビリテーションの概要

　呉　秀三（1865～1932年）は日本精神医学の建立者と言われている医師であり，危険視され，隔離・拘束されていた精神障害者を人道的処遇へ導き，作業療法を開始した。明治35（1902）年に公費予算が得られないために慈善団体を組織して，作業療法に必要な裁縫，農作業，園芸の用具をそろえた。明治38（1905）年，本格的な作業療法開始。同年には作業療法の必要経費を予算に計上し，翌年には作業療法を担当する職員の定員が認められた。呉は大正5（1916）年に『移動療法』を著し「作業は，明瞭なる目的をもって意識の命ずるところにより精神的に活動すること。精神的潜在勢力の開始，心身の修養，練習，休養に有益である。作業能力は個々に刻々と変化するので常に適当な作業を課すこ

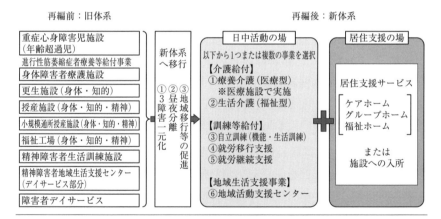

図10-1　利用者本位のサービス体系へ再編
　　　　（文献1より引用）

と。また個性に鑑みて選ぶべし」と作業療法の概念を示した。

作業療法士の養成は昭和 38（1963）年に開始され，昭和 41（1966）年に第 1 回国家試験合格者 22 名の作業療法士が誕生した。

平成 14（2002）年 12 月，厚生労働省の精神保健福祉対策本部は「精神保健医療福祉の改革ビジョン」を発表し，その中で「入院医療中心から地域生活中心へ」という基本的考え方を表明した。その後，精神障害者を"地域社会の生活者"として保健・医療・福祉面で支援する時代を迎えることとなり，回復者自身の自助グループ，クラブハウス，家族会および作業所など，地域リハビリテーションの支援基盤づくりが進められている（**図 10-1**）[1]。

（2）精神保健福祉法（精神保健及び精神障害者福祉に関する法律）
a）精神保健福祉法までの経緯

昭和 25（1950）年保健医療施策を内容とする「精神衛生法」が成立した。

昭和 40（1965）年に通院公費負担制度を創設，在宅精神障害者の訪問指導・相談事業を強化するなどの改正が行われた。

昭和 62（1987）年に精神障害者の人権に配慮した適正な医療および保護の確保と精神障害者の社会復帰の促進を図る観点から，任意入院制度の創設や精神医療審査会の創設等を内容とする改正が行われ，法律の名称が「精神保健法」へと改められた。

平成 7（1995）年に精神障害者が障害者基本法の対象として明確に位置付けられたことなどをふまえ，精神保健法から「精神保健及び精神障害者福祉に関する法律（以下「精神保健福祉法」）」に改正され，法の目的においても「自立と社会参加の促進のための援助」という福祉の要素を位置付け，精神障害者の社会復帰等のための福祉施策の充実も法律上

強化されることとなった。

平成11（1999）年の改正では，精神障害者地域生活支援センターや，ホームヘルプ，ショートステイなどの福祉サービスが法定化された。

なお，平成17（2005）年に成立した障害者自立支援法（現・障害者総合支援法）の成立に伴い，精神保健福祉法において，ホームヘルプサービスなどほかの障害と共通するサービスを規定する条項が削除されたほか，精神障害者に対する適切な地域医療の確保などを図るための改正が行われた。

平成26（2014）年の改正では，精神障害者の医療の提供を確保するための指針（厚生労働大臣告示）の策定，保護者に関する規定の削除，医療保護入院の見直し等が盛り込まれた。

b）精神保健福祉法の目的

厚生労働省は「精神保健福祉法は，精神障害者の医療及び保護を行い，障害者の日常生活及び社会生活を総合的に支援するための法律と相まってその社会復帰の促進及びその自立と社会経済活動への参加の促進のために必要な援助を行い，並びにその発生の予防その他国民の精神的健康の保持及び増進に努めることによって，精神障害者の福祉の増進及び国民の精神保健の向上を図ることを目的としています」[2]と示されている。

c）対象とする精神障害者の定義

厚生労働省は対象とする精神障害者を，「統合失調症，精神作用物質による急性中毒又はその依存症，知的障害，精神病質そのほかの精神疾患を有する者です」[2]と示されている。

（3）障害者総合支援法（障害者の日常生活及び社会生活を総合的に支援するための法律）

精神障害者に対する福祉サービスの整備はほかの障害と比較して遅れ

ていたが，三障害（身体障害・知的障害・精神障害）の一元化，利用者本位のサービス体系への再編，就労支援の強化，支給決定への客観的基準の導入，国の費用負担の義務的経費化などを行うことにより，障害者の地域における自立した生活を支援することを目的として，平成18（2006）年に「障害者自立支援法」が施行され，その施行後，精神障害者の障害福祉サービス利用者数は年々増加している。また，改正に伴い，平成24（2012）年4月から地域移行支援・地域定着支援がサービスメニューとして新たに追加され，都道府県から指定を受けた相談支援事業所が「地域移行推進員」を配置し，支援を行った場合には自立支援給付が得られることとなった。

そして平成25（2013）年4月から障害者自立支援法は「障害者の日常生活及び社会生活を総合的に支援するための法律（障害者総合支援法）」に名称が変更された。

（4）精神障害者保健福祉手帳

精神障害者保健福祉手帳は，一定程度の精神障害の状態にあることを認定するもので，精神障害者の自立と社会参加の促進を図るため，様々な支援策が講じられている。

（5）障害者基本法

平成5（1993）年に心身障害者対策基本法を全面的に改正し障害者基本法が制定された。

3．精神領域の作業療法に関連する理論・モデル・技法

（1）精神療法と作業療法の治療構造の比較

精神機能作業療法とは，精神機能（知性や理性および自発性や目的意

識的な心の動き）や精神的健康を損ねた対象に，必要な作業を活用することによって，機能や健康回復，適応的な生活および生活の質の実現を図る作業療法実践である。

作業療法の場では，時間，物理的条件（場所と場），作業（作業活動），集団，作業療法士などが，さらに生活の場では，家族（支援者），役割，日常生活活動，各種サービスなどが患者を取り巻く治療構造の要素となる。これらの治療構造要素をどのように配置し，利用する（した）のかを明らかにする取り決め・確認・合意・振り返りなどの言語的コミュニケーションの内容もまた重要な治療構造要素である（**表 10-1**）[3〜6]。

（2）作業分析

作業の治療的要素や適応方法に関する総合的分析で，実践に不可欠な検討を言う。課題中心（一般的技能，要素技能，文化的意味，適応方法），理論中心（機能・障害・変化の定義，理論的作業特性，段階付けと適応方法），および個人中心（重要な作業，目標実現の作業方法，治療背景）の分析がある。

（3）認知行動療法（cognitive behavior therapy：CBT）

認知行動療法で言う認知とは「物事の考え方」や「捉え方」，「解釈」を指している。治療として，行動を変える（行動に小さな変更を加え，自分の解釈を試す），出来事の代替的解釈を考える（自問自答の認知的接近によって，代わりの考えを求める），と言った方法を採用し，その中で作業を活用する。

表 10-1　精神療法と作業療法の治療構造の比較

精神療法（小此木）[4]	作業療法（松井）[5]	作業療法（山根）[6]
［外面的構造］ 　1）治療者・患者の数の組み合わせ 　　　個人精神療法 　　　集団精神療法 　　　複合精神療法 　2）場面の設定：面接室の大きさ 　　　1対1面接 　　　同席面接 　　　合同面接 　3）治療者・患者の空間配置 　　　対面法 　　　背面法 　　　仰臥法 　　　90度法 　　　平行法 　4）時間的構造：面接回数 　　　時間 　　　治療期間 　5）治療料金 　6）入院か通院か ［内面的構造］ 　7）治療契約 　8）面接のルール 　9）秘密の保持 　10）約束制度 　11）禁欲規制	1）時間 　　作業の性質 　　被治療者の適応水準 　　治療者の使いうる時間とエネルギー 　　治療目標 2）治療者―患者関係 3）物理的条件 4）作業 　　治療者と患者の物理的距離 　　治療に対する依存性 　　作業過程の複雑さ 　　作業の広がり 　　作業に要求される速度 　　作業の結果 　　作業の社会的・個人的意味 　　道具および材料 　　作業の方向性と性質 　　作業の中での言語交流 5）個と集団 　　集団の性質 　　集団成員の数 　　集団の閉鎖性と開放性 　　成員の等質性 　　集団内交流の方向と質 　　集団間の交流 　　集団に対する個人の態度 　　集団の目標 　　集団標準と価値	1）主体としての対象者 　　個人の障害構造 　　個人の健康な能力 　　ライフサイクル 　　生活環境と資源 　　自己受容と主体性 2）作業活動 　　工程 　　時間 　　必要な知識・技術 　　身体運動 　　身体感覚 　　道具 　　材料 　　表現の自由度 　　結果の形 　　作業活動・結果のもつ意味 　　対人交流 　　コミュニケーション 3）作業療法士 　　専門性 　　治療・援助関係 　　自己の治療的利用 4）集団 　　メンバー数 　　等質性 　　開放度 　　スタッフ数 　　作業活動 　　集団の目標 　　集団基準と価値 　　時間・頻度 　　場所 5）場所 6）時間

（文献3より引用）

（4）社会生活技能訓練（social skills training：SST）

「社会生活技能訓練」や「社会的スキル訓練」とも呼ばれている。認知行動療法の1つに位置付けられ，人間関係中心の社会生活技能，疾病の自己管理技能（服薬管理・症状管理），日常生活技能（身辺自立技能），などを高める方法が開発されている。平成6（1994）年に「入院生活技能訓練法」として診療報酬に組み込まれた。

（5）心理教育

家族および対象者に行うプログラムとして，感情表出研究を基礎に発展してきた。感情表出は家族の雰囲気や家族関係を表現する指標である。通常は本人への心理教育と家族への心理教育とを区別して行うことが多い。

（6）芸術療法

芸術療法の範疇は広く，絵画療法や音楽療法のように理論仮説の整理されたものから，コラージュ，粘土細工，彫塑やオブジェなど比較的投影機能の高いもの，舞踏，詩歌，俳句，心理劇，書道，写真など様々な創作表現活動が用いられる。描画は，人物画法，樹木画法，家木人テスト，家族描画法，ロールシャッハテストのように，その投影性の高さから様々な人格検査法が考案されている。音楽療法以外の療法は，集団療法や心理療法，レクリエーション，作業療法などの一環として行われることが多い。

（7）園芸療法

園芸は作業を用いた療法の1つとして，古くから利用されてきた。園芸療法は季節感や基本的な生活リズムの回復に重要な働きをする。ま

た，自然環境がその個人の生活体験と重なりながら五感を刺激する．

具体的な効用としては，園芸に伴う身体運動や行為によるものと，植物自体がもたらすものとがある．園芸作業は侵襲性が少なく，自我を解放し，気分や生活リズムを整え，手工芸などとは違った達成感や充足感をもたらす．自然環境からの刺激が現実感を取り戻す手助けをする．身体の基本的な機能の維持や改善が期待され，対象や環境に合わせた適応的な行動をとる技能を必要とする．人とともに過ごす喜び，あてにされ，受け入れられ，協力して育てること，育てた草木をみる人・野菜を食べる人など，植物を通した人との関わりは共有の体験となり，社会への帰属感を高め，交流の広がりをもたらす．

(8) 森田療法

森田療法は日本独自の神経症に対する精神療法であるが，現在では心身症，うつ病，統合失調症，境界例，アルコール依存症などに対する森田療法的アプローチが報告されている．森田療法は入院による集団療法が基本で，作業をきわめて重視している（**表10-2**)[7]．

4．疾患別リハビリテーション

ここでは対象疾患のうち，統合失調症，気分障害，神経症性障害，物質依存，知的障害，心理的発達障害について具体的なリハビリテーションアプローチを述べる．

(1) 統合失調症
a) 統合失調症とは

脳内の神経伝達物質であるドパミンなどのバランスが崩れ，幻覚・妄想，認知行動障害，思考障害などの精神機能障害が生じる疾病である．

表 10-2　森田療法の治療手段と目標

治療手段	治療目的
第1期：絶対臥褥（4〜7日） 　食事，洗面，用便以外は個室にて終日臥褥	①安静で心身の疲労をとる ②苦悩への直面
第2期：軽作業（3〜7日）〔事物の観察，日記，草取りなど〕 　談話や睡眠時間を7〜8時間とし，昼間は必ず1度は戸外に出て日光浴をする。 　その他の時間は自室内で休息することなく，自主的に手仕事（雑巾縫い，袋貼り，折り紙，プラモデル，編物，刺繍，造花など）を探し，その仕事に没入し夕食後，日記を書く。 　起床後，就床前に歴史書を音読する。	①自発性の育成 ②気分本位の打破
第3期：重作業（1〜2週間）〔鋸引き，薪割り，畑仕事，穴掘りなど〕 　作業に当たって好き嫌いを言わない。 　作業を通じて持久力，忍耐力の養成をする。 　仕事の成就への喜びを反復体験する。	①価値感情の没却 ②勇気と自信の奪還（不可能なことなしの体得）
第4期：日常生活訓練（1〜2週間） 　通信，会話，外出の許可 　目的本位の行動，事実本位の判断 　「あるがまま」の生活態度	①外的変化に順応 ②純な心（素直な心，人間味のあふれる心という意味）

（文献7より引用）

知的障害はなく会話も可能だが，言語新作，思考奪取，思考途絶，連合弛緩，滅裂思考など統合失調症の特徴が現れる。症状には，現実とかけ離れた妄想世界を併せもつようになる，妄想知覚，被害妄想，体感幻覚，考想化声，滅裂思考，思考伝播，注察妄想，追跡妄想などの陽性症状と，疲れ易く元気がない状況で，以前は簡単にできた日常的なことができなくなる，日常のことに関心を示せなくなる感情鈍麻，意欲低下，

自閉などの陰性症状がある。

b）統合失調症の経過と作業療法の役割（表10-3）[2]

■急性期

激しい精神的緊張と過度の精神的不安定さをもたらす。意識の幅が狭くなり，急性幻覚妄想状態や急性錯乱状態が出現する。会話や行動が支離滅裂になり感情の起伏が激しくなる。この時期は医療による集中的な治療が中心で救命と安静が優先されるため，一般的に作業療法は行わない。

■亜急性期

医学的管理を適切に行いながら病的状態からの早期離脱，二次障害の防止を目標とする。基本的な生活リズムの回復は身体リズムを整え，生理機能・精神機能の安定と賦活（機能を活発にすること）が可能になる場合がある。心身の安定と身体感覚の回復を取り戻してきたら，現実への移行の準備を開始する。

適度な明るさや温度，環境刺激の少ない小さめの空間，肌触りのよい寝具と優しい声かけ・見守りにより病的状態からの回復を支援する。起き上がる，軽く身体を動かす，歩く，景色をみる，会話する，身の回りのことを行うなどの支援を行う。

■回復期前期（休息期）

亜急性期から回復しはじめた時期に消耗した状態が続くことがある。よく眠り，とくに目的なく1日を過ごすので周囲から怠けていると誤解され易い。この時期は数ヶ月から数年と長い期間続くこともある。

この時期には個人的側面にアプローチする。発病前に行っていた身の回りのことを少しずつはじめるなど，現実への移行の援助が第1の目的となる。第2に無理のない範囲で離床して，心身の基本的機能の回復を支援する。障害の改善が期待できる時期で，自覚症状として味覚，視覚などの感覚が回復してくる。回復が進んできたら，身辺処理能力，無理

表10-3 統合失調症の経過と作業療法の役割

病期	急性期		回復期		維持期
	要安静期	亜急性期	回復期前期（休息期）	回復期後期	
病状	・精神的緊張の持続により、急性幻覚妄想状態や急性錯乱状態が出現する ・会話や行動が支離滅裂になり、感情の起伏が激しくなる ・自覚症状：「眠くならない」、「周りが自分に害をおよぼすように感じられる」	・消耗期（疲憊期）とも呼ばれる ・よく眠り、何もせずに過ごすので、周囲からは「ごろごろして怠けている」と誤解されやすい ・自覚症状：「これまでやってきた感覚がわからない」、「何事も億劫に感じる」		・回復に向けて焦りを感じる時期である ・疾患によって失ったものを自覚し、自信喪失に陥る危険がある ・精神機能や心理にも細心の注意をもって支援する必要がある	・ストレス脆弱性などの生物学的特徴を薬物で安定させる ・患者の能力の範囲で安心して生活できる環境を調整できれば、社会的な生活を送ることができる
治療目標	・救命と安静 ・薬物治療が中心	・病的状態からの離脱	・現実移行への援助 ・心身機能の回復	・自立（最大限の自立）と適応	・対象者の生活の質の維持・向上 ・社会生活・社会参加の援助
作業療法の役割	・作業療法は行わない	・無意識的欲求の充足をはかる ・基本的な生活リズムの回復 ・現実への移行の準備	・無理のない範囲で離床を促す ・身のまわりのことを少しずつはじめる ・身体感覚の回復 ・達成感の獲得	・生活管理能力の改善・習得 ・対人交流技能の改善・習得 ・自己能力や限界の確認 ・自信の回復 ・社会性の獲得 ・家族調整、環境整備 ・社会資源の利用の援助 ・退院指導・援助	・生活リズムの習得 ・社会的生活技能の習得 ・仲間づくり、地域社会との交流 ・生活管理 ・相互支援ネットワークづくり ・就労援助 ・適切な危機介入
治療の場	精神科救急・急性期治療病床			療養病床	ショートケア、デイケア、作業所

（文献1より引用）

しがちな自己のペースの理解，自己コントロール能力の改善を支援する。

■回復期後期

対象者の焦りに巻き込まれないよう，重篤な自信喪失から回復できるよう，精神機能や心理状態に細心の注意を払って支援する。

この時期には生活的側面にアプローチする。身の回りのことはできるだけ自分で行い，自分の生活感覚と自信を取り戻すことが第1の目標となる。支援すべき具体的能力の例は**表10-3**[1]を参照して欲しい。統合失調症では学習したことがほかの場面に般化・応用しにくいため，実際の場で行うことで課題を見い出し改善できるように支援する。

■維持期

施設生活が長引くと，主体性や問題解決能力を低下させ受身的な生活習慣が身についてしまう（施設症やパターナリズムの助長）。

病気や生活の自己管理，役割分担や働く体験，趣味の拡大，他者との交流など医学的側面と生活的側面にアプローチする。

■終末期

この時期は他の疾病と同様，個人的側面におけるアプローチを行う。

(2) 気分障害（感情障害）

a) 気分障害とは

以前は躁うつ病と呼ばれていた。治癒回復性は高いが，自殺の危険性があり，多くの身体症状を呈する，気分または感情障害を主症状とする精神障害である。生涯うつ病相だけが現れて躁病相は現れない「抑うつ症候群」と，躁病相もしくは軽躁病相とうつ病相の両方が現れる「双極性障害および関連症候群」がある。

b) 気分障害と作業療法の役割

種々の精神療法が有効とされるが，作業療法は作業の活用によって心

身両面の健康機能に影響をもたらすため，以下の精神療法と相補的な活用が効果的である。
・精神分析的療法　・認知行動療法　・集団療法　・心理教育　・自助グループ

■**うつ病相**

対象者のエネルギー水準の範囲内で無理のない作業や支持的状況を設定して，成功経験となる（失敗しない）現実的・具体的・安全な作業経験へと導入する。作業は材料を使うときは手触りがソフトな布，紙，毛糸などにし，他者に役立つ内容（贈り物，作業の準備，掃除や片付け，手伝いなど）を選択する。詳しくは**表10-4**[1)]に示した。

■**躁病相**

対象者のエネルギー消費が大きく，過剰なエネルギーの安全な発散や秩序・ルールがある作業・方法・状況を選択して，現実的な作業経験や対人経験へと導入する。作業は，外交的で，身体活動を伴い，手応えのある素材（木，金属，石など）や変化に富むもの，自己主張を生かせるものとする。他者への侵害，干渉，支配的言動，集中力や理解力の水準を高く設定しすぎないようにコントロールする。詳しくは**表10-4**[1)]に示した。

（3）神経症性障害

a）神経症性障害とは

不安，強迫，解離などの精神障害が出現するいくつかの"障害（disorder）"の総称。パニック障害，強迫性障害，解離性障害などが含まれる。1つの疾患（disease）として同定されたものではなく，現在は"神経症（neurosis）"という病名は用いられない。精神医学では，神経症性障害を起こし易い人格を神経症性人格と言う。ただしこれは優劣を言

表 10-4　気分障害と作業療法の役割

	うつ病相	躁病相
基本方針	・十分な休養を保障する。 ・温かく見守り，安全な場を提供する。 ・苦悩の訴えや感情に傾聴の姿勢を示し，強制や促しを避ける。 ・失敗させない。 ・無理に決断させない。 ・明確に指示する。 ・安易に励まさない。 ・自殺念慮，体力や身体状況を考慮する。	・一貫したペースや態度（支配されたり巻き込まれたりしない）で接する。 ・対象者を尊重し，対等に接するが，論争は回避する。 ・対人トラブルを予防する。 ・協調性や規範に従う行動を導く。 ・自尊心や名誉および社会的な信用を維持できるように配慮する。
治療目標	・不安を軽減する。 ・興味や活動性を改善する。 ・集中力を改善する。 ・否定的な認知を軽減する。 ・自信を回復する。 ・病的なとらわれを軽減する。 ・身体症状の改善をはかる。	・過剰な活動性を制限する。 ・集中力を改善する。 ・支配傾向を軽減する。 ・社会感覚（ルールの共有など）を改善する。 ・平常の役割や行為を遂行する。
作業選択や状況の設定	・エネルギー消費が少ない作業・方法・状況を選択する。 ・疲労に注意する。 ・静的，穏やか，ゆるやかなテンポ，競争回避 ・集中力が少なくてもこなせる水準で，既知の慣れ親しんだ状況を利用する。 ・手触りがソフトな材質，他者に役立つ内容 ・能力よりやや低水準の作業 ・禁忌：速さを求めたり，複雑，未知な作業や刃物やロープなど自殺手段となる道具の使用など	・エネルギー消費が大きく，秩序・ルールがある作業・方法・状況を選択する。 ・外向的，激しい運動でエネルギー消費，手応えのある素材や新奇性，競争性，変化に富む状況，（文芸や話し合いなどでの）自己主張を建設的に生かすなどの要素をもつ作業を選択する。 ・状況により休ませ，隔離（孤立）処遇する。 ・禁忌：無秩序，無規律，破壊的作業状況

（文献 1 より引用）

うものではなく単なる人格の特徴である。

b）神経症性障害の経過と作業療法の役割

　神経症性障害の特徴は統合する機能の障害であり，個別的な機能は直接的に障害されないということにある。したがって，作業療法の役割は諸機能を統合して引き出すために作業活動や現実生活を生かすことにある。具体的な内容は**表10-5**[1)]に示した。

c）人格と生活

　作業療法は精神医学や臨床心理士とは異なる立場から人格の問題に取り組む。人が実際の生活に参加するとき，人格はより生き生きと力動的な形で現れ，また，人格は人と人との間に成立すると言える。作業療法は生活活動を介して対象者と関わり，そして生活活動がその人の"自己活動"となり，生活過程の現実化がなされることが主題となる。

d）人格の変性

　人格の問題に対する作業療法の取り組みは現在への着目であり，同時に将来に向けた変化を期待するものである。ただし，変化した結果を目標とするのではなく，変化すること自体を目的としなければならない。人格の変性とは，自分と世界との関係をとらえ直して再構成していく過程であり，全体の組成が組み変わるように，その人のありようが変わることである。これは神経症性障害の作業療法の背景にある目的である。

（4）物質依存

a）物質依存とは

　精神障害を引き起こす精神作用物質を摂取することにより，その物質がもたらす充足感のために摂取の欲求が強化され，摂取容量が増加し，やめようと思ってもやめられなくなった状態である。精神作用物質は，アルコール，アヘン類，大麻類，鎮静薬あるいは睡眠薬，コカイン，カ

表 10-5 神経症性障害の経過と作業療法の役割

病期	緊張葛藤期	精神的疲労期	回復調整期	活動期
状態	・過度の緊張状態（葛藤）による精神的エネルギーの過度の消費 ・より未熟な防衛機制（精神症状） ・環境との不調和、解決不能の膠着状態	・精神的疲労状態 ・精神的エネルギーの減退によるパーソナリティ人格水準の低下 ・精神諸機能の統合の低下 ・精神症状の発現	・心理的緊張の高まりと調整 ・精神諸機能の統合が徐々に回復 ・葛藤状況からの回避や行動化が再び生じることもある	・本来の社会活動や生活活動に移行する時期 ・創造的な緊張状態 ・再び強い葛藤や環境との不調和が生じることもある
症状など	・不安の増加、不眠、集中困難 ・思考の混乱、感情不安定 ・動作緩慢、さだらない態度 ・引きこもり ・行動化 ・一部突発的な症状の発現 ・身体症状、転換性の症状	・不安症状、予期不安、恐怖 ・強迫症状、動作緩慢 ・身体症状 ・解離性・転換性の症状 ・離人感、現実感の喪失 ・両価性 ・抑うつ気分と制止（うつの合併） ・回避行動、引きこもり	・不安症状の軽減 ・強迫症状や身体化症状、心気的な訴えなどは長期におよぶことがある	・神経症性人格が著しくはパーソナリティそのものに変化が見られないことも多い。
治療目標	・ストレスフルな生活環境の調整 ・薬物療法	・薬物療法 ・精神的休息 ・臥褥	・身体感覚の回復（健康な体感の象徴化） ・基本的な生活リズムの回復	・社会的活動への参加 ・自覚と人格の変容
作業療法の役割	・初発であれば普通作業療法の対象にならない	・作業療法士の共感的・支持的態度と受容的な環境、音楽鑑賞や軽い運動 ・リラクセーション ・身体化症状への対応	・身のまわりのことをはじめる ・自己活動や表現活動の導入 ・簡単な作業の完遂と達成 ・直接体験と象徴的意味の充実	・作業的編成 ・現実化機能の発揮 ・再発防止
治療の場	・外来診療、初発であれば治療を受けていないこともある	・外来診療、デイケア ・精神科病棟（精神科急性期治療病棟、精神療養病棟など）への入院	・外来診療、デイケア ・精神科病棟（精神科急性期治療病棟、精神療養病棟など）	・外来診療、デイケア

（文献 1 より引用）

表10-6 物質依存症候群の経過と作業療法の役割

治療段階	解毒：離脱症候群や他の症状を安定させるための投薬中心の治療	リラプス防止：コントロール不能な物質再使用の再発ハイリスクへの対処技能訓練	維持：医療により心身が回復し，断薬している状態の維持
理論・技法	投薬・点滴	認知行動療法＋投薬 自助グループ	外来受診継続 自助グループ
作業療法の役割	身体的・心理的安定の確保	・物質を断薬する動機づけのための対象者との協業 ・再発のきっかけをつくる"引き金"を同定し，ハイリスクに対する対処技能の認知・育成 ・健康的な対人関係成立のための支援 ・健康的な生活能力の回復	アフターケア，フォロー

（文献1より引用）

フェインを含む精神刺激薬，幻覚剤，タバコ，揮発性溶剤などである。

b）物質依存症候群の経過と作業療法の役割

治療経過における作業療法の役割について**表10-6**[1]に示した。薬物依存専門医療機関やアルコール依存症専門医療機関での新しい治療では，作業療法士は依存症治療者の1人として構造化されたチーム医療のメンバーとなる。依存症になるのは，対人関係障害や孤立感を伴う生きにくさがあることが一因であると考えられている。暖かく共感的な態度と，認知行動療法の理論を理解して技法を駆使し，治療を継続させ，断薬を動機付けることが最も大切な役割である（**表10-7**）[1]。

（5）知的障害
a）知的障害とは

知的障害（精神遅滞）は単一疾患ではない。平均以下の知的能力（お

表 10-7　アルコール依存症候群と作業療法

治療期	時期	入院後の目安	病相	治療/支援
Ⅰ期	解毒期/離脱期	1週目 2週目	離脱症候群の出現	・解毒中心（投薬・点滴など） ・心身機能の回復・改善 ・疾患教育
Ⅱ期	前期 回復期/リハビリテーション期	3週目 4週目 2ヶ月	離脱症候群の残存状態 遷延性退薬症候群の出現 遷延性退薬症候群の残存状態	・抗酒薬投与，認知・身体機能の回復・改善訓練 ・アルコール教育開始 ・不定愁訴や心気症・神経症的訴えに対応 ・適切な対人関係や社会行動の学習
	後期 回復期/ 社会復帰 準備期 （退院）	3ヶ月	非飲酒	・アルコール関連問題（家族・就労など）解決への支援 ・退院や社会復帰の準備 ・地域の自助グループについての情報提供・参加支援 ・退院後の治療計画作成
Ⅲ期	再発防止期	退院後継続	時々の再飲酒	・外来受診・外来作業療法（継続受診・社会生活継続を支援） ・地域の自助グループへの参加

（文献 1 より引用）

よそ IQ70 未満），社会適応上の困難性，発達期の発症の 3 基準に基づき判断される．原因となる身体疾患は，ダウン症候群，フェニルケトン尿症，クレチン病，トキソプラズマ症，核黄疸，内水頭症，各種脳炎などがある．

b）知的障害と作業療法の役割

　対象者は，依存的でストレス耐性が不十分であることが多いが，やりたい作業の希望をもたない人や学習効果がない人はほとんどみられな

い。対象者の自己選択や自己決定の機会を工夫することが対象者の評価とよい臨床に不可欠である。知的障害に対する具体的な作業療法の内容については**表10-8**[1)]に示した。

(6) 心理的発達障害
a) 心理的発達障害とは

中枢神経系の生物学的成熟に深く関係した機能の発達障害（歪み，偏り，遅滞）である。知能は正常範囲にあるが生活年齢にあった言語表現ができない，ほかの学習は生活年齢の水準であるのに計算だけが障害されているというように，ある特定の能力が障害されている「特異的発達障害」と，相互的社会関係，コミュニケーション，限局した反復的な興味や行動の3領域に機能的異常または障害（歪み，偏り，遅滞）が認められる「広汎性発達障害」に大別できる。

以下に精神科領域の作業療法で関わることの多い広汎性発達障害を示す。

■**小児自閉症**

発達の異常または障害が，相互的社会関係，コミュニケーション，限局し反復した興味や行動の3領域すべてに認められる。

■**非定型自閉症**

上記の3領域すべてには発達の異常または障害が認められない点で小児自閉症と異なる。

■**アスペルガー症候群**

自閉症と同様に関心と活動の範囲が限局的で常同的・反復的であるとともに，相互的社会関係の質的障害が特徴である。言語あるいは認知的発達においては問題がない。

■**広汎性発達障害，特定不能のもの**

自閉スペクトラム障害，注意欠如・多動性障害，限局性学習障害など。

表 10-8　知的障害と作業療法の役割

作業療法のサービス内容	作業療法の到達目標	評価と治療の留意点
・移動，ボール遊び，バランスをとる粗大運動活動や反復運動活動を通して，運動機能の発達を促す ・目と手の協調性を促す	①セルフケアの遂行が自立できるようになる ②単独または集団生活の場で自立生活技能（家事管理，献立，食事準備，予算立案，買い物など）を遂行できるようになる ③自己の気づき，基礎的な余暇活動，共同的行動などの社会的適応行動を習得できるようになる ④生活器具の使用や修理方法の知識を習得できるようになる ⑤求職や面接ができる。定時出勤，担当業務の遂行，同僚との協業に必要な技能を修得できるようになる ⑥余暇活動での興味や技能を発揮できるようになる ⑦個人の権利を促進し，政府や個人のサービスを受ける援助担当者に相談できるようになる	①落ち着いた厳格な態度で安心感を提供する。不用意な脅かしで不安や情緒的混乱を招かない ②一定環境で対象者の能力発揮を誘導する。些細なことでも，確実にできることからはじめる ③常によくほめて，支持的に接して，対象者を動機づける ④拒否や無反応な状態を安易に自閉症と混同しない ⑤神経症状態の知能検査は，対象者を傷つける場合があるので，回復期に再発予防の目的で実施する ⑥幻覚，妄想，自閉，無為，うつ状態，神経症症状などと暴力や問題行動の関連に注意する ⑦問題行動の評価・対応は，時間をかけて根気よく観察して原因を究明し，チームで協同する
・前庭感覚，触覚，固有感覚，視覚入力を増強して運動遂行を促進し，常同行為を減らす ・種々の運動，図地，姿勢，大きさ，色彩，形を利用してマッチング判別技能を高める		
・セルフケア，生産的活動，余暇活動，休息，睡眠の周期による時間管理・組み立て能力を高める ・注意持続時間を広げる ・課題を完遂するために，指示に従う能力を高める		
・簡単な短時間活動で，企画を成功させ，自尊心や達成感を高める機会を提供する ・外見的に自信と誇りをもてるようにする ・対処技能の増強にストレスを管理する方法を養う		
・集団活動を通して集団経験を提供する ・言語とコミュニケーション技能の発達を促す ・社会に受け入れられる行動，耐久性，他者を尊敬するなどを含む社会的技能を高める		
・学習状況を組み立て，日常生活の全領域で自立能力を高める ・利用できる器具と使用法の習得を促す		
・献立，調理，掃除，衣服の洗濯，安全管理，予算立案，買い物，簡単な修理など，家事管理技能を拡大する ・基礎的な仕事や技能を拡大する		
・余暇活動の探索や発達を促進する		

（文献 1 より引用）

第10章　精神疾患のリハビリテーション

表10-9　心理的発達障害の経過と作業療法の役割

病期	急性期	回復期	維持期
病状	・不安や抑うつ、神経運動性興奮が激しい ・自殺念慮、自殺企図 ・緊張病様症状 ・社会的逸脱行為、暴力、器物破損	・症状や問題行動の消失、減弱 ・不安と自信が混在 ・周囲の支援で障害特性を理解しはじめる ・必要な技能の獲得や不適応行動を減らす努力をはじめる	・不適応をまねく特性や技能が減弱し、安定する ・外部からの刺激を自分でコントロールできる。それができない場合は、問題が再燃する
治療目標	・鎮静、安定 ・情緒の解放 ・家族の安心の確保 ・治療関係の成立	・病的状態からの離脱 ・心身機能の回復 ・活動する意欲の回復 ・不適応行動を修正する必要性に気づく ・環境への再適応のための意欲と自信の回復 ・適応行動の促進 ・家族や職場上司など対象者に直接する人に対象者の特性を伝え、理解を求める	・生活の生きづらさに対して一緒に考え、支援する ・対象者の障害特性を理解するサポーターをみつける ・対象者のQOLを上げる ・環境調整し、再発を予防する
作業療法の役割	・不安の減少 ・情緒の発散 ・安心感の保障 ・治療関係の成立 ・障害特性、二次障害、適応および不適応行動の評価 ・人格および生活評価	・障害特性、二次障害、症状の分析 ・活動への導入、不適応行動の修正、改善 ・家族への疾患教育、心理教育 ・環境調整 ・課題のある心身機能、技能の発達促進 ・自信をつけるまたは強化する ・適応行動の促進 ・生活技能訓練 ・家族関係の調整 ・退院指導	・経過観察 ・フォローし、必要時に支援（再発防止） ・必要な社会資源の紹介 ・社会適応技能の獲得または強化を支援（再発予防） ・地域の関係者やサポーターとの連携
治療の場	精神科救急病棟、急性期精神科治療病棟、精神科および小児科外来	精神科治療病棟、精神科および小児科外来、デイケア	デイケア、精神科および小児科外来、地域活動支援センター、就労支援事業所

(文献1より引用)

b）心理的発達障害の経過と作業療法の役割

　対象児（者）の症状または問題行動を引き起こす個人的要因として広汎性発達障害の特性を考慮することは当然であるが，精神科を受診することなく成人を迎える者も少なくない。したがって，二次障害と併存症の症状や問題行動を起こしている原因が個人的要因であるのか，環境的要因であるのか，それとも個人の特性と環境の相互作用であるのかを判別することが治療の方向性を明確にする。心理的発達障害の経過と作業療法の役割については**表10-9**[1)]に示した。

引用文献

1) 小林夏子（編）：標準作業療法学専門分野精神機能作業療法学第2版．医学書院，東京，2014
2) 厚生労働省：みんなのメンタルヘルス総合サイト
　http://www.mhlw.go.jp/kokoro/index.html（2019年10月17日閲覧）
3) 冨岡詔子，小林正義（編）：作業療法全書改訂第3版第5巻作業治療学2精神障害．協同医書出版社，東京，2010
4) 岩崎徹也（編）：治療構造論．pp1-44，岩崎学術出版社，東京，1990
5) 松井紀和（編著）：精神科作業療法の手引き─診断から治療まで．牧野出版，東京，1978
6) 山根寛：精神障害と作業療法．三輪書店，東京，1997
7) 上田一郎，飯田真ほか（編）：メンタルヘルス・ハンドブック．pp598-606，同朋舎，1989

参考文献

8) 石川齊，古川宏（編集主幹），小平憲子，杉原素子，寺山久美子ほか（編）：図解作業療法ガイド第3版．pp204-227，470-547，文光堂，東京，1999
9) 上野武治（編）：標準理学療法学・作業療法学専門基礎分野精神医学第3版．医学書院，東京，2010

11 | 義肢装具・支援機器

大塚 圭

《目標&ポイント》
支援機器は，リハビリテーションにおいて欠かせない道具である。支援機器には，義肢装具，福祉機器が含まれ，失われた機能の補助，社会参加に役立てられる。本章では義肢・装具・支援機器の構造ならびに種類，また適応となる疾患・障害について理解するとともに適切な使い方について学習する。
(1) 義肢・装具・支援機器の構造ならびに分類について理解する。
(2) 義肢・装具・支援機器の適応となる疾患または障害について理解する。
(3) 義肢・装具・支援機器に適切な使い方について理解する。
《キーワード》 義手，義足，断端管理，幻肢・幻肢痛，上肢装具，下肢装具，靴型装具，体幹装具，車いす，杖・歩行器，座位保持装置，環境制御装置

1. 義肢装具・支援機器

　リハビリテーション医療では，疾病や外傷によって失われた機能を補うための手段として，義肢，装具，支援機器を活用する。平成28(2016)年の障害者自立支援法による補装具の交付件数の割合は，装具は28.9％，補聴器は28.2％，車いす（電動車いすも含む）は16.1％，座位保持装置は6.0％，義肢は3.9％であった（厚生労働省「平成28年福祉行政報告例」）[1]。

　近年，材質や製作技術の進歩によって，種々の義肢，装具，支援機器が開発され，多くの障害者が活用している。本章では，リハビリテーション医療に必要な義肢，装具，支援機器の基本的知識を概説する。

2．義　肢

（1）概　要

　義肢とは，上肢または下肢の全部または一部に欠損のある者に装着して，その欠陥を補塡し，またはその欠損により失われた機能を代償するための器具器機を言う（義肢装具士法，昭和63（1988）年）。我が国における平成18（2006）年の四肢切断者数は，18歳以上の身体障害者348万3,000人のうち，肢体不自由が176万人（50.5％）で占めている中で上肢切断が8万2,000人（2.4％），下肢切断が6万人であった（厚生労働省「平成18年身体障害児・者実態調査結果」）[2]。切断の原因は，閉塞性動脈硬化症，糖尿病，閉塞性血栓性血管炎などによる末梢血管障害，交通事故や熱傷などによる重度の外傷，または悪性腫瘍などがある。平成28（2016）年の義肢の購入申請件数（特例補装具は除く）は6,255件（厚生労働省「平成28年福祉行政報告例」）であった[1]。

（2）基本構造

　義肢の基本的構造は，ソケット部，支持部，ターミナルデバイスに分けられる。

　ソケット部は，断端と義肢とが物理的に接触する部分であり，断端の収納と保護，断端と義肢間の力の伝達の機能を果たす。ソケット部は，断端と適合させるため，差し込みソケット（plug fit socket），全面接触ソケット（total contact socket），吸着式ソケット（suction socket），インターフェイス（interface component）などの種類がある。

　支持部は，ソケット部とターミナルデバイスを連結する，いわゆるヒトの関節に相当する部分である。

　ターミナルデバイスは，義肢が外界に働きかける重要な部分で，義手

の場合は手先具，義足の場合は足部である。

(3) 義肢の分類
　義肢は，構造や機能によって分類できる。
a) 構造による分類
　殻構造義肢と骨格構造義肢に大別できる。
　殻構造義肢は，「甲殻類の肢体の構造と同様，義肢に働く外力を殻で負担し，同時にこの殻の外形が手足の概観を整える構造の義肢」と定義されている[3]。かつては，アルミニウムなどの金属製が主流であったが，現在では木材や樹脂を主材料とするものが増えてきた。
　骨格構造義肢は，「人間の手足の構造と同様に，義肢の中心軸にあるパイプ，支柱などで外力を負担し，プラスチックフォームなどの軟材料の成形品を被せて外観を整える構造の義肢」と定義されている[3]。また，継手と支持部などの連結部に互換性をもたせ，それらを組み合せた義足をモジュラー義足またはシステム義足とよぶ。
b) 機能による分類
　作業用義肢，能動義肢，装飾用義肢に分けられる。
　作業用義肢は，農耕，林業，工業など重作業に適するように，外観よりも機能面を優先している。
　能動義肢は，コントロールする力源を切断者自身に依存する体内力源義肢（自力義肢）と力源を電気，油圧，空気圧などの外部に依存する体外力源義肢（動力義肢）に分けられる。電動義手は，後者の代表的なものであり，小型電動モーターを用い，断端の筋電位または機械装置によって制御することができる。
　装飾用義肢は，ヒトの手や足の外観を復元したものであり，機能面は劣ることが多い。

(4) 義　手

　義手とは，上肢の切断，欠損による機能・形態不全を補うために装着する人工の手である。機能的な分類として，我が国では身体障害者福祉法の補装具交付基準に基づき，装飾用義手，作業用義手，能動義手，動力義手に分類されている。

　以下に切断部位に応じた義手について説明する。

a）前腕義手（図11-1a）

　前腕義手は，ソケット手継手および手先具で構成される。手継手は，手関節や前腕の動きを代償するため，手先具の屈曲，回旋などの機能を果たす。義手の懸垂は，肘関節の上腕骨顆部まで覆う自己懸垂型ソケットなどがある。肩，肘関節が残存しているので，他の切断レベルの義手に比べ実用性が高い。

b）上腕義手（図11-1b）

　上腕義手は，ソケット，肘継手，手継手，手先具で構成される。肘継

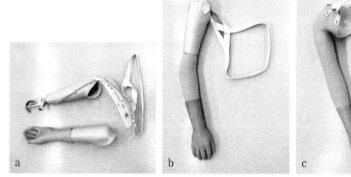
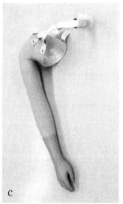

図11-1　義手
　a. 前腕義手，b. 上腕義手，c. 肩義手

手は，肘関節の屈曲，伸展，上腕部の回旋機能を果たす．装飾用義手では，健常側で固定と解除を行うもの，能動義手では，ワイヤーケーブルで肘の運動を固定，解除するものが一般的である．

c）肩義手（図11-1c）

　肩義手は，ソケット，肩継手，肘継手，手継手，手先具で構成される．実用性が低く，装飾用義手が多い．

（5）義　足

　義足とは，下肢の切断によって失われた機能を補う義肢である．主に体重を支持し，歩行するという移動手段としての機能が必要とされる．義足の実用性は，屋内で使用する活動性の低いものから，競技用の活動性の高いものまで幅広い．しかし，上肢の項で述べた切断部位に加え，切断原因，断端の筋力，年齢，健常側機能などの要因が実用性に大きく影響するので，適応には十分注意しなければならない．

　以下に切断部位に用いられる義足について説明する．

a）下腿義足（図11-2a）

　下腿義足は，ソケット，足継手，足部から構成される．ソケットは，PTB式ソケット，顆上支持式ソケットや，ライナーを用いた自己懸垂型ソケットのように，体重支持の方法や義足の懸垂方法などによって分けられる．

b）大腿義足（図11-2b）

　大腿義足は，ソケット，膝継手，足継手，足部から構成される．

c）股義足（図11-2c）

　股義足は，下肢義足の中でもっとも高位切断に用いる義足である．使用者は，股継手と膝継手をコントロールすることになり，操作は難しい．一般的には歩行中の脚の振り出しの力源は，体幹の運動を利用する

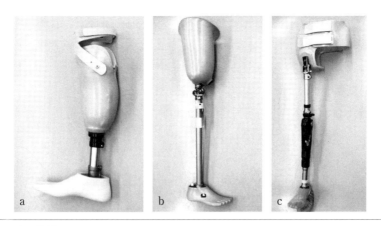

図 11-2　義足
　　a. 下腿義足，b. 大腿義足，c. 股義足

ため，身体にかかる負担は大きくなる。

(6) 断端管理

　断端管理とは，義足を用いるうえで，支障をきたさないよう断端の創部の治療や血行状態の促進を行うことである。また，断端の形状は弾性包帯などを用いて整えなければならない（**図 11-3**）[4]。

(7) 幻肢・幻肢痛

　幻肢とは，切断して失われた四肢が残存しているような感覚であり，痛みを伴うと幻肢痛と言う。幻肢の出現率は報告により差があるが，切断直後にほぼ実物大の幻肢が出現し，次第に消失する。

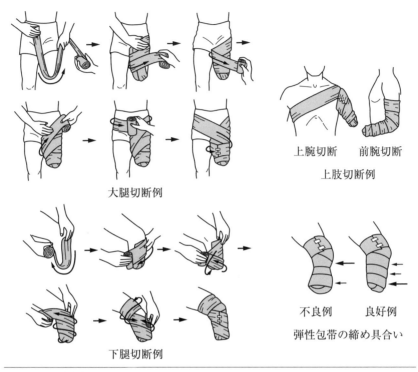

図 11-3 断端管理

3. 装具

(1) 概 要

　装具とは，四肢，体幹の機能障害の軽減を行う補助具である。義肢と大きく異なるのは，身体を外側から補助することである。平成28 (2016) 年の障害者自立支援法おける18歳以上の身体障害者の装具の交付件数（特例補装具は除く）は，4万5,779件と全体の約29%を占めもっとも多い（厚生労働省「平成28年福祉行政報告例」）[1]。

装具は装着部位に基づき，上肢装具，下肢装具，体幹装具に分類される。また，装具が有する機能によっても，静的装具と動的装具に分類され，特にこの分類は上肢装具に用いられている。

装具療法の目的は，①関節の保護，②変形の矯正・予防，③機能の代償・補助，④免荷・荷重の支持，があるが運動麻痺に対する装具療法では，①自由度の制約，②運動の単純化，③易制御性が重要となる（後述）。

（2）上肢装具

上肢装具は，作用する力によって，静的装具と動的装具に大別できる。

a）静的装具

術後の固定や拘縮予防を目的として，機能的肢位に保持する装具である。肩関節の骨折・亜脱臼や棘上筋腱断裂に用いる肩外転装具や橈骨神経麻痺にて手関節背屈位を保持するカックアップスプリントや正中神経麻痺に対する長対立式装具などがある。また関節リウマチの指の変形防止に対する指装具などもある。

b）動的装具

肩や肘関節の機能を代償するBFO（balance forearm orthosis）やスプリング・バランサー，また第6頸髄高位機能が残存した脊髄損傷者に適応となるテノデーシススプリントなどがある。

（3）下肢装具

a）運動麻痺に対する装具

運動麻痺に対する装具のもっとも重要な目的は，制御不能な複雑な運動の自由度を制約することによって運動の単純化を図り，易制御化する

ことであり，前述した目的とは異なる．たとえば，足関節の自由度は背屈／底屈，内反／外反，内がえし／外がえしの計3自由度であるが，両側金属支柱付き短下肢装具を装着することにより，自由度は背屈／底屈の1自由度となり，運動を単純化できる（**図 11-4**）[5]．また，足関節の背屈角度を適切に設定することで，膝伸展補助に役立つ．

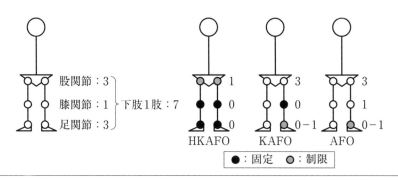

図 11-4 ヒトの関節自由度
（文献5より引用）

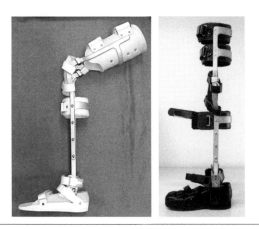

図 11-5 金属支柱付き長下肢装具

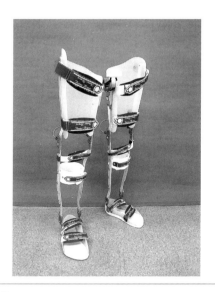

図 11-6　prime walk

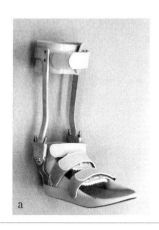 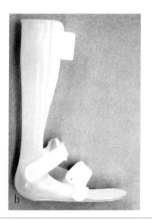

図 11-7　短下肢装具
　　　　a．金属支柱付き短下肢装具，b．プラスチック製短下肢装具

表 11-1　金属支柱付き短下肢装具とプラスチック製短下肢装具の比較

	金属支柱付き下肢装具	プラスチック製下肢装具
利点	・強度が大で破損しにくい ・継手に種々のものがあり，関節可動域を容易にコントロールできる ・ストラップやパッドによる内・外反変形の矯正がやり易い ・仮合わせや完成時の修正，破損時の修理，部分的交換が比較的容易 ・通気性が良好	・軽量 ・外見がよい ・清潔で汚れにくい ・錆びない ・使用時に雑音がない ・正確な形が得られやすい ・可撓性があるタイプもあり強靭である ・加熱により形の調整がある程度可能 ・装具のうえから靴が履き易い
問題点	・重い ・外見が悪い ・金属が錆びたり，皮膚が不潔になったりする ・使用中に継手が摩耗して可動角度が変化することがある ・使用時に雑音が生じることがある	・使用時に雑音が生じることがある ・継手部の耐久性にまだ問題がある ・破損した場合の修理が困難 ・採型時の肢位が重要で製作後に角度，肢位の変更がやりにくい ・製作技術の熟練，適正な設備を要する ・汗を通さず通気性の悪いものが多い ・褥瘡や擦り傷を作ることがある ・股継手・膝継手に満足できるものがまだない

(文献 7 より引用)

■長下肢装具（図 11-5）

　膝関節と足関節の運動を制御するもので，金属支柱付き長下肢装具がよく用いられる．主に重篤な運動麻痺者が適応となり，歩行再建早期に有用である．脱着，起立・着座動作が煩わしいため実用性は乏しい．また，両側の長下肢装具を股継手で連結した prime walk は，股関節の自由度も制約しており，対麻痺の歩行再建に用いられる（**図 11-6**）[6]．

■短下肢装具

　足関節の運動を制御するもので，もっともよく使われている装具であり，金属支柱付き短下肢装具（**図 11-7a**）とプラスチック製短下肢装具（**図 11-7b**）がある．両者の比較を**表 11-1**に示す[7]．近年では，

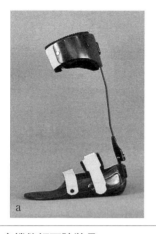 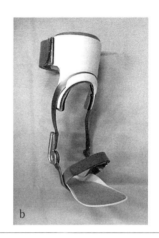

図11-8　多機能短下肢装具
　a. TAPS®，b. GaitSolution

TAPS®（TIMS Adjustable Posterior Strut：調整機能付き後方平板支柱型短下肢装具）（**図 11-8a**）や Gait Solution（**図 11-8b**）といった高機能を備えた装具が開発されている[8,9]。

b）免荷・関節保護に対する装具

　膝蓋靭帯で体重を支持し，ソケットより下位にある下腿や足部を免荷するPTB短下肢装具（**図 11-9a**）や坐骨結節で体重を支持する坐骨支持長下肢装具（**図 11-9b**）である。また，膝の動きを制御，関節を保護する支柱付膝サポーター（**図 11-9c**）は，靭帯損傷による膝の不安定性に用いられる。

（4）靴型装具（図 11-10）

　靴型装具は，足部の保護，変形の矯正，荷重の圧分散による疼痛除去，脚長差の補正などを目的として，特殊靴型を製作し，患者の足部に適合させた靴である。また，既製靴を用いて種々の補正を行うことを靴

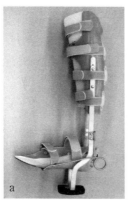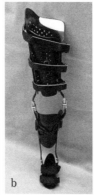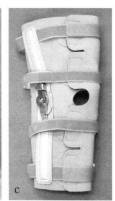

図 11-9　免荷装具
　　a．PTB 免荷短下肢装具，b．坐骨支持長下肢装具，c．支柱付膝サポーター

の補正と言い，靴外部の補正と靴内部の補正に分けられる[10]。

a）踵に対する補正

接地時の衝撃吸収に対するサッチ・ヒール，内反足に対するフレア・ヒール，外反扁平足に対する内側ウェッジ・ヒールなどがある（**図 11-10a**）。

b）ソールに対する補正

O 脚や内反足に対する外側ソール・ウェッジ，中足骨骨頭免荷に対するデンバー・バー，ふみかえしが容易となるロッカー・バーなどがある（**図 11-10b**）。

c）靴の構造に対する補正

外側縦アーチの支持を目的としたふまずしんの延長や X 脚，前足部回内変形などに対する月形しんの内側の延長，または O 脚，内反尖足に対する月形しんの外側延長などがある（**図 11-10c**）。

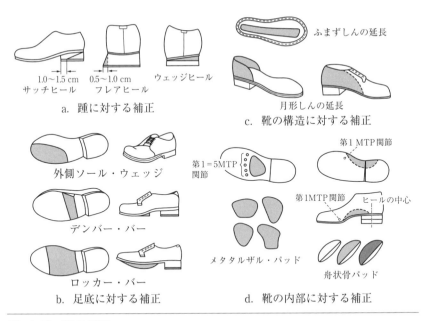

図 11-10　靴の補正
（文献 10 より引用）

d）靴の内部に対する補正

中足骨頭痛に対するメタタルザル・パッド，扁平足に対する舟状骨パッドなどがある（**図 11-10d**）。

（5）体幹装具

体幹装具は，装着部位により頸椎装具，頸胸椎装具，腰仙椎装具，胸腰仙椎装具，側彎装具に分けられる。

a）頸椎装具
■頸椎カラー（図 11-11a）

スポンジ，ウレタンなど軟性素材のものが多く，運動制限効果は小さい。

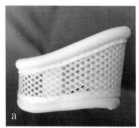
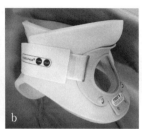
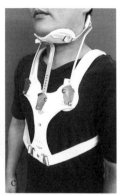

図 11-11　頸椎装具
　　a. 頸椎カラー，b. フィラデルフィアカラー，c. ソミーブレイス

■フィラデルフィアカラー（図 11-11b）
　下顎が強く固定される。前後屈の運動制限効果は大きいが，回旋，側屈は小さい。

■ソミーブレイス（図 11-11c）
　胸骨，後頭骨，下顎骨を固定する。前後屈，回旋，側屈の制限効果が大きい。

b）腰仙椎装具

■軟性コルセット（図 11-12a）
　運動制限効果は少ないが，腹圧上昇，保温効果がある。腰痛疾患，腰椎手術の術後に用いられる。

■ナイト型（図 11-12b）
　骨盤帯と 2 本の後方支柱，2 本の側方支柱，胸椎帯，軟性の腹部エプロンで構成され，腰椎部の前後屈，側屈を制限する。

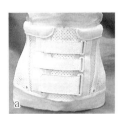
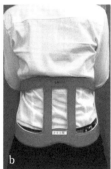
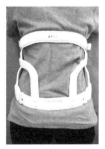
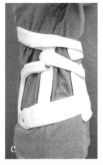

図 11-12　腰仙椎装具
　　　a. 軟性コルセット，b. ナイト型，c. ウィリアムス型

■ウィリアムス型（図 11-12c）

　骨盤帯，2本の側方支柱，2本の斜側方支柱，胸椎帯，軟性の腹部エプロン，腹部パッドで構成される。腰椎部の後屈，側方を制限するが，前屈は制限しない。腰部脊柱管狭窄症などに用いられる。

c）胸腰仙椎装具

■モールドジャケット型（図 11-13a）

　体幹の陽性モデルに合せて作製したもので，適合性がよく，運動制限効果が高い。

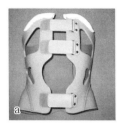
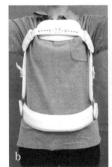
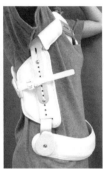
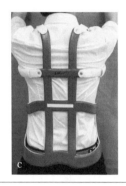

図 11-13　胸腰仙椎装具
　　a．モールドジャケット型，b．ジュエット型，c．テーラー型

■**ジュエット型（図 11-13b）**
　胸骨パッド，背部パッド，恥骨パッドで 3 点固定する。前屈制限はあるが，後屈はない。

■**テーラー型（図 11-13c）**
　骨盤帯，2 本の後方支柱，腋窩ストラップ，軟性の腹部エプロンからなる。前後屈制限はあるが，側屈，回旋制限の効果は少ない。

d）側彎装具
　前額面における脊柱の彎曲する側彎を矯正する装具である。頸胸椎型・胸椎型側彎症が適応となるミルウォーキーブレース（**図 11-14a**）

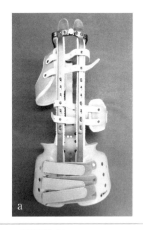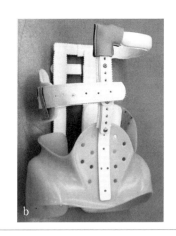

図 11-14　側彎装具
　　a．ミルウォーキーブレース，b．アンダーアーム型装具

や胸椎または胸椎型が適応のアンダーアーム型装具（**図 11-14b**）がある。

4．支援機器

（1）車いす

　車いすは，車（移動性）といす（作業性）の機能を有した支援機器である。車いすの適合は，安定した座位姿勢，身体寸法との合致，使用目的などの要因によって決まる。車いすの分類は，身体障害者福祉法によるものが一般的である。

a）車いすの構造（図 11-15）

　車いすは，身体支持部，駆動部，車輪，フレームならびに付属品から構成される[11]。

　身体支持部は，座いす部分であり，座シート，バックレスト，アーム

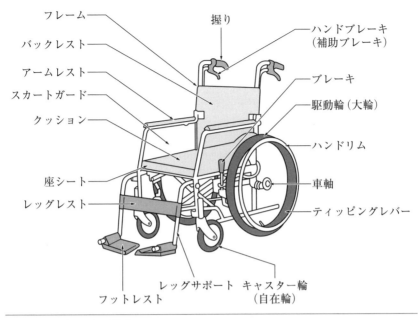

図 11-15　車いすの構造
　　　　（文献 11 より引用）

レスト，レッグレスト，フットレストに分かれる。
　ハンドリムは駆動輪よりも小径で丸パイプのものが多い。把持力が低下している場合，ハンドリムに摩擦力を高める目的として生ゴムを巻く。ブレーキは，レバー式とトグル式に分かれる。車輪は，駆動輪とキャスター輪がある。
　駆動輪は，一般的に 22，24 インチが用いられるが，介護用などは 12〜16 インチを用い，空気式とソリッド式がある。キャスター輪は，5，6 インチのゴム製タイヤが用いられる。フレームは，左右のフレーム枠とそれらを連結する機構で構成されており，固定式と折りたたみ式がある。

b）車いすの種類

■普通型車いす（図11-16a）
大車輪が後輪にあるもので，もっとも汎用されている。

■リクライニング型普通型車いす（図11-16b）
半リクライニング型と全リクライニング型がある。主に四肢麻痺者の座位保持不良や起立性低血圧などの全身状態不良時に適応となる。

■電動車いす（図11-16c）
ジョイスティックレバーにて手部で操作する手操作型と下顎で操作する顎操作型がある。また，リクライニング機能やティルト型，座席昇降機能付きなど多機能を装備したものもある。

■片手操作型車いす（図11-16d）
片麻痺者，一側上肢を含む三肢障害者に適応する。片側に駆動輪に2本のハンドリムが付いており，直進する場合は片手で2本同時に操作する片手駆動型ダブルハンドリム式と駆動用レバーを前後に繰り返し動かして推進する片手手漕ぎ型レバー式がある。しかし，片麻痺者は，非麻痺側の下肢も活用することができるので，臨床的には普通型の車いすを用いて，非麻痺側のフットレストを挙げた状態で，片手片足で駆動させることが多い。

■手押し型車いす（図11-16e）
自ら車いすを駆動することができないものが適応となり，主に介護用として用いられている。従って，ハンドリムがなく，前輪，後輪とも小輪のものが多い。また，介助者が操作し易いように，小型軽量化が図られ，小回りなどの操作性に優れている。

■スポーツタイプ型車いす（図11-16f）
種目に応じて性能が特化されており，バスケット用，テニス用，レース用などがある。

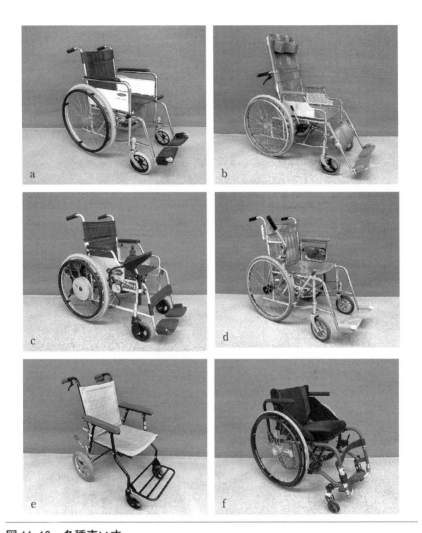

図 11-16　各種車いす
　　a. 普通型車いす，b. リクライニング型車いす，c. 電動車いす，d. 片手操作型車いす，e. 手押し型車いす，f. スポーツタイプ型車いす

（2）杖

a）杖の種類（図 11-17）

杖は，視覚障害者用杖と歩行補助杖に大別される。代表的な歩行補助杖は以下の通りである。

■**T字杖**

一本の棒に握りが付いたものである。わずかな免荷や片側障害の軽症例によく用いられる。

■**多脚杖**

杖先が分岐しており，T字杖よりも安定性に優れるが，不整地には不向きである。

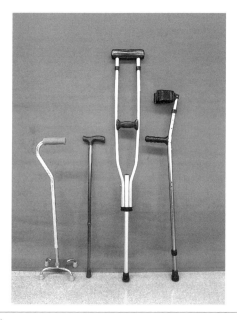

図 11-17　各種杖
　　左から順に四脚杖，T字杖，松葉杖，ロフストランド・クラッチ

■腋窩支持型クラッチ

腋窩部と手部の二点支持し，一般的に免荷を目的として用いられる。代表的なものに松葉杖がある。

■前腕支持型クラッチ

前腕支え，握り部，調整部で構成され，ロフストランド・クラッチとプラットホーム・クラッチがある。ロフストランド・クラッチは，前腕支えと握り部の二点支持によって，手関節を固定し上肢近位筋で制御する。運動失調や不全脊髄損傷の例が適応となる。プラットホーム・クラッチは，肘関節屈曲位で前腕を支持し，手関節，手指の負担を軽減する。主に関節リウマチが適応となる。

b）歩行補助杖の目的

■免　荷

患脚を完全免荷する場合は，両側に松葉杖を用いる。部分免荷の場合は，健脚側に松葉杖，T字杖を用いる。

■安定性の獲得

杖を用いて立位や歩行時の支持基底面を拡大し，安定性を獲得する。

■支持性の獲得

麻痺や筋力低下によって患脚の支持性が低い場合，健脚に杖を用いる。

■駆動と制動の動的効果

患脚の立脚後期に杖を後方に押し駆動の補助としての働きや，立脚初期に前方へ突き床からの衝撃を抑える効果がある。

（3）歩行器（図11-18）

4脚のフレームで構成しており，杖よりも確実な安定性が得られる。臨床的には片麻痺の歩行再建初期や失調などのバランス障害例に適応と

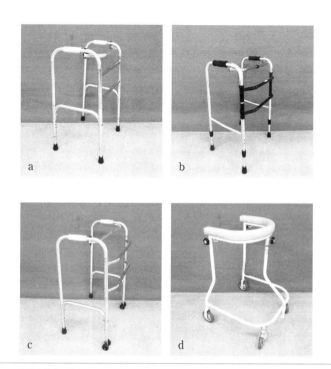

図 11-18　各種歩行器
　　　a. 固定型歩行器，b. 交互型歩行器，c. 二輪型歩行器，d. 四輪型歩行器

なることが多い。四脚歩行器と車輪式歩行器がある。四脚歩行器は，四脚を持ち上げて前進する固定型と左右が連結したフレームを交互に操作する交互式がある。車輪式は，前輪のみ車輪で後方のフレームを浮かせて前進する二輪式と走行性のよい四輪式がある。

（4）座位保持装置

　座位保持装置とは，座位姿勢保持困難例に座位を獲得させる装置の総称で**表 11-2** のような効果が期待できる。

表 11-2　座位保持装置の効果

機能・形態障害に関して
　　・身体の対称的保持と関節変形および拘縮を予防
　　・姿勢反射，筋緊張亢進，不随意運動を抑制
　　・抗重力機能が向上
　　・呼吸，循環，摂食機能を改善
能力障害に関して
　　・日常生活活動動作やコミュニケーション能力が向上
社会的不利および心理に関して
　　・生活圏の拡大
　　・精神活動を活性

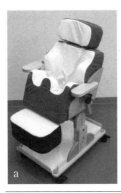 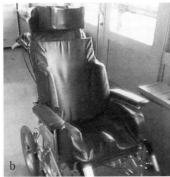 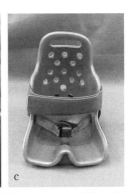

図 11-19　座位保持装置
　　a．普通型座位保持装置，b．リクライニング型座位保持装置，
　　c．モールド型座位保持装置

a）座位保持装置の種類

■普通型座位保持装置（図 11-19a）

　一般的にモジュラー型とよばれ，木製や工房椅子や金属フレーム製である。平面形状の場合，パッドなどを付け，座位姿勢の安定を図る。

■リクライニング型座位保持装置（図11-19b）
　低緊張，異常姿勢反射または股関節拘縮を有した症例に適している。リクライニングさせた姿勢は，仙骨部の圧力が増加するため，褥瘡には十分注意しなければならない。

■モールド型座位保持装置（図11-19c）
　全面接触型のプラスティックシートやクッション材で成型され，体圧分散性が良い。長時間の座位が可能となるが，通気性が悪く，成長に合せて再作製しなければならない欠点もある。

（5）リフト・吊り具

　支援機器としてのリフトとは，対象者をベッドから車いすへの移乗もしくは短距離を移動させる介助用機器であり，吊り具は対象者を保持する部分である。

a）床走行型リフト（図11-20）
　対象者を吊り上げ車輪で走行し，移乗または移動する。住宅改修の必要がない。

b）天井走行型リフト
　天井に設置されたレールに沿って移動する。住宅改修を必要とするため，予め設置箇所を検討しなければならない。

c）設置型リフト
　家屋内で移乗を必要とする箇所に直接固定して用いる。

d）据置型リフト
　家屋内にやぐらを組み，やぐらに固定されたレールに沿って移動する。レールの固定場所を変更する自由度はあるが，電灯や空調機器などの設備の制約を受けることがある。

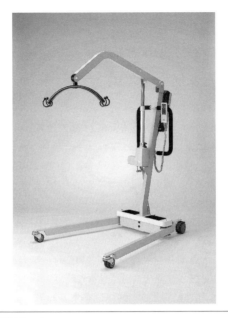

図11-20　床走行型リフト

(6) 環境制御装置

　環境制御装置（environment control system：ECS）とは，重度な運動障害を有する者がテレビ，ラジオ，電話，照明，空調などの身の回りの電化製品を，自らの操作を可能にする機器である。ECSは操作スイッチ・センサーなどの入力部，ECS本体，接続機器，出力フィードバックの表示部から構成される。また，ベッド上で主に用いる据置型と車いす上で用いるポータブル型がある。

引用文献

1) 厚生労働省：平成28年福祉行政報告例
2) 厚生労働省，平成18年身体障害児・者実態調査結果
3) JIS（日本工業規格）：JIS-T0101 福祉関連機器用語［義肢・装具部門］．日本工業規格，東京，1996
4) 澤村誠志：リハビリテーション技術全書18 切断と義肢第4版．pp431-432，医歯薬出版，東京，2001
5) 藤野宏紀，才藤栄一，岡田誠ほか：装具．総合リハ 35：757-762，2007
6) 小野木啓子，才藤栄一，皿井正子ほか：補装具 Update. journal of Clinical Rehabilitation 8：972-974，1999
7) 加倉井周一（編），日本義肢装具学会（監修）：装具学第3版．pp51-63，医歯薬出版，東京，2003
8) 水野元実，才藤栄一，岩田絵美ほか：調整機能付き後方平板支柱型短下肢装具の開発―その概念と基本性能の検討．日本義肢装具学会誌 21：225-233，2005
9) 山本澄子，萩原章由，溝部朋文ほか：GaitSolution のモニター使用評価―（1）医療関係者による評価と適応．総合リハ 34：1079-1086，2006
10) 加倉井周一（編），日本義肢装具学会（監修）：装具学第3版．pp30-34，医歯薬出版，東京，2003
11) 千住秀明（監），橋元隆，天満和人（編）：理学療法学テキストV―日常生活活動（ADL）第2版．pp105-146，神陵文庫出版部，神戸，2008

12 | 地域リハビリテーション

山田将之

《目標＆ポイント》
地域包括ケア時代の在宅医療，リハビリテーション医療について学ぶ。また，介護保険とリハビリテーションの関係性や訪問リハビリテーション，生活行為向上マネジメントにも触れ，地域リハビリテーションにおける新たな取り組みについて紹介する。
(1) 地域包括ケアシステムにおける在宅医療，リハビリテーション医療について学ぶ。
(2) 介護保険制度に触れ，訪問リハビリテーションの現状や生活行為向上マネジメントの内容，地域リハビリテーションにおける新たなあり方について知る。

《キーワード》 地域包括ケアシステム，介護保険制度，訪問リハビリテーション，生活行為向上マネジメント

1. 地域リハビリテーションとは

　地域リハビリテーションとは障害のある人々や高齢者およびその家族が，住み慣れたところで，そこに住む人々とともに，一生安全に，いきいきとした生活が送れるよう，医療や保健，福祉および生活にかかわるあらゆる人々や機関・組織がリハビリテーションの立場から協力し合って行う活動のすべてを言う。

2．地域包括ケアシステムとは

（1）はじめに

　我が国は世界中どの国でも経験したことのない高齢化が進んでいる。それに伴って医療や介護サービスの需要は大幅に増大することが予想されるが，それに見合った医療・介護サービスをどのように行っていくのか，問題が山積みである。その中で，医療や介護サービスの質を落とさずに，継続的にサービスを供給するためには，高齢者の暮らしに密着した地域の中で，その特性に合った支援システムを構築する必要がある。そのため平成25（2013）年に厚生労働省は，「地域包括ケアシステム」の構想を打ち出した。

（2）地域包括ケアシステム

　地域包括ケアシステムとは，重度の要介護状態になっても住み慣れた地域で自分らしい暮らしを人生の最期まで続けられるように①医療，②介護，③予防，④生活支援，⑤住宅が一体的に提供されるシステムである（**図12-1**）[1]。具体的には，概ね30分以内に必要なサービスが提供される中学校区内での活動を想定しており，地域生活支援センターが中心になって，病院・介護保険施設・地域コミュニティが連携して地域在住の障害者・高齢者を支えていくシステムである。このシステムは，生活の基盤として高齢者のプライバシーが守られた「住まい」が提供されること，心身機能の低下や経済的理由，家族関係の変化などがあっても尊厳ある生活が継続できるような生活支援がなされることがうたわれている。また，地域包括ケアシステムの今後の取り組みの方向性を下記に示す。

a）医療との連携強化

　・24時間対応の在宅医療，訪問看護，リハビリテーションの充実強化

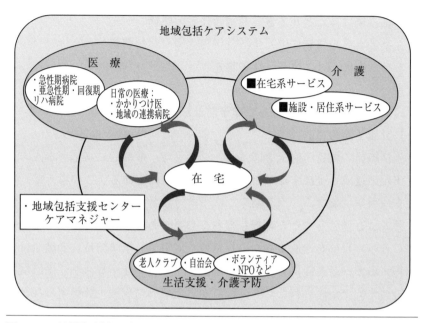

図 12-1　地域包括ケアシステム
　　　　（文献 1 より引用）

b）介護サービスの充実強化
　・特別養護老人ホームなどの介護拠点の緊急整備
　・24 時間対応の在宅サービスの強化
c）予防の推進
　・できる限り要介護状態とならないための予防の取り組みや自立支援型の介護の推進
d）多様な生活支援サービスの確保や権利擁護
　・様々な生活支援（見守り，配食などの生活支援や財産管理などの権利擁護）サービスの推進

e) 住み続けることができる高齢者住宅の整備
・高齢者専用賃貸住宅と生活支援拠点の一体的整備
・持ち家のバリアフリー化の推進

(3) 地域包括ケアにおける介護予防とリハビリテーションについて
a) 介護予防の目的
　生活機能の維持・向上を図ることを通じて，最終的に高齢者本人の自己実現の達成を支援することが介護予防の目的である。この考えは，地域支援事業における一次予防や二次予防対象者だけでなく要支援者や要介護者にも通じることを理解しておく必要がある。
　これらの目的を達成するため，地域支援事業，予防給付，介護給付に関係するサービス提供者には自らが提供しているサービスを「生活機能の維持・向上が図られたか」の視点から定期的に点検・評価することが重要である。
b) 介護予防におけるリハビリテーションの役割
・軽度要介護者に対しては，訪問リハビリテーションや通所リハビリテーションが積極的に関与し，歩行機能や活動範囲の拡大を図る。
・中度要介護者に対しては，排泄に関係する一連の行為の実行状況を高めるようなサービス関与が求められる。
・重度要介護者に対しては，食事摂食や嚥下機能の適切な評価に基づく，安全な食事摂取方法の検討，食事形態の適切な選択など，さまざまな視点からの実行状況の改善支援が求められる。

3. 介護保険制度とリハビリテーション

(1) 介護保険制度について
　介護保険制度とは，加入者が保険料を出し合い，介護が必要なときに

介護認定を受けて，必要な介護サービスを利用する制度である。
a）介護保険の対象者
　65歳以上の方（第1号被保険者）と，40歳から64歳までの健康保険，共済組合，国民健康保険などの医療保険に加入している者（第2号被保険者）である。
b）要介護度について
　要介護度とは，介護サービスを受ける際に，その状態がどの程度なのかを判定するもので，要支援は要支援1と要支援2の2段階，要介護は要介護1から要介護5まで5段階に設定されている（**表12-1**）。このいずれかの区分に認定され，介護保険サービスを利用することができる制度が介護保険制度である。要介護・要支援は段階によって，それぞれで利用できる介護サービスの範囲や量，負担料金の上限などが変わる。
c）介護サービスについて
　介護保険で利用できる介護サービスには居宅サービスと施設サービスの2つがある。
居宅サービス：訪問介護，訪問看護，訪問入浴，訪問リハビリテーション，通所介護（デイサービス），通所リハビリテーション（デイケア），短期入所生活介護（ショートステイ），福祉用具貸与，福祉用具購入，住宅改修
施設サービス：介護老人福祉施設（特別養護老人ホーム），介護老人保健施設，介護療養病床，グループホーム，有料老人ホーム，サービス付高齢者住宅，小規模多機能施設

（2）介護保険制度におけるリハビリテーションの役割
　介護保険サービスにおけるリハビリテーションは，介護老人保健施設での施設サービス，通所リハビリテーションや訪問リハビリテーション

表 12-1　要介護度について

要介護区分	状態像の目安
非該当（自立）	—
要支援1	・食事や排せつなど身の回りのことはほとんど一人でできる ・立ち上がりなどに支えが必要なことがあり，その状態の軽減もしくは悪化防止するために支援を要する状態
要支援2	・身の周りのことなど日常生活の一部に何らかの支援が必要であり，その状態の軽減もしくは悪化防止のために支援を要する状態
要介護1	・身の回りの世話など，日常生活に部分的に介助を要する状態 ・認知力，理解力に衰えがみられる場合がある
要介護2	・食事や排せつ，入浴，洗顔，衣服着脱など，日常生活の全般に軽度の介護を要する状態 ・認知力，理解力に衰えや問題行動がみられる場合がある
要介護3	・食事や排せつ，入浴，洗顔，衣服着脱など，日常生活に多くの介助が必要な中等度の介護を要する状態 ・認知力，理解力に低下や問題行動がいくつかみられる場合がある
要介護4	・日常生活全般にわたり，全面的な介護が必要となり，介護なしには日常生活を行うことが困難な状態で重度の介護を要する状態 ・認知力，理解力などの著しい低下や問題行動が増えてくる場合が多い
要介護5	・生活全般に渡って，介護なしには日常生活を行うことが不可能な状態で最重度の介護を要する状態 ・意思の伝達がほとんど，または全くできない場合が多くなる

などの居宅サービスで提供される．その内容は，理学療法士，作業療法士が中心に実施している．理学療法は，座位や立位などの基本動作能力の回復，作業療法は応用的能力，日常生活能力の回復を図る[2]．このようにリハビリテーションは要介護状態になった場合において，対象者が有する能力の維持向上を図ることを目的に行われている．

4. 訪問リハビリテーション

(1) 訪問リハビリテーションの役割

　訪問リハビリテーション（以下，訪問リハ）とは，「その人が自分らしく暮らすためにそれぞれの地域に出向いて，リハビリテーションの立場から行われる支援である。その中で理学療法士・作業療法士・言語聴覚士は健康状態を把握したうえで，生活機能および背景因子を評価し，リハビリテーションの概念に基づいた，本人・家族などへの直接的な支援と関連職種への助言などの間接的な支援を行う」と定義付けされている[3]。訪問リハの役割として本人へのアプローチはもちろん，訪問看護や訪問介護などのセラピスト以外の職種に対する情報共有と介護方法の指導も重要な役割である。

a) 訪問リハの内容

　利用者本人への直接的アプローチ
　・セルフコントロール能力の獲得
　・基本的能力に対する練習
　・応用的な能力に対する練習
　・社会適応能力の練習
　周囲の方や環境への間接的アプローチ
　・福祉用具や住宅整備などの環境調整
　・介護者，他職種に対する情報共有と指導

(2) リハビリテーションマネジメント

　リハビリテーションマネジメント（以下，リハマネ）とは，多職種協働によるリハ計画書の作成，リハ計画に基づく利用者の状態や生活環境などを踏まえた適切なリハビリテーションを提供するためのプロセスで

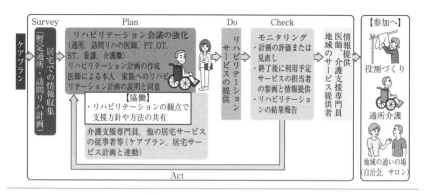

図 12-2　通所・訪問リハビリテーションにおけるリハビリテーションマネジメント
（文献 4 より引用）

ある（**図 12-2**）[4]。

　リハマネの提供内容は，その内容を評価し，結果を踏まえて計画を見直すなど，SPDCA サイクル（Survey-Plan-Do-Check-Act のサイクル）の構築を通じて，心身機能や活動および参加についてバランスよくアプローチするリハビリテーションが提供できているか継続的に管理し，質の高いリハビリテーションの提供を目指すものである。リハマネは，リハビリテーション会議を活用し，医師および多職種とリハビリテーションの視点を共有することであり，そのためにもリハビリテーション会議の意義やその運用への理解と取り組みが重要となってくる。なお，リハビリテーション会議（**図 12-3**）[4]とは，多職種協働の点においてサービス担当会議と共通しており，サービス担当者会議においては介護支援専門員が中心となり，各サービスおよび職種のアセスメントの集約，共有，ケアプランへの反映，サービスの実施，モニタリングなどと SPDCA サイクルにのっとり，全体のケアプランを整理・作成してい

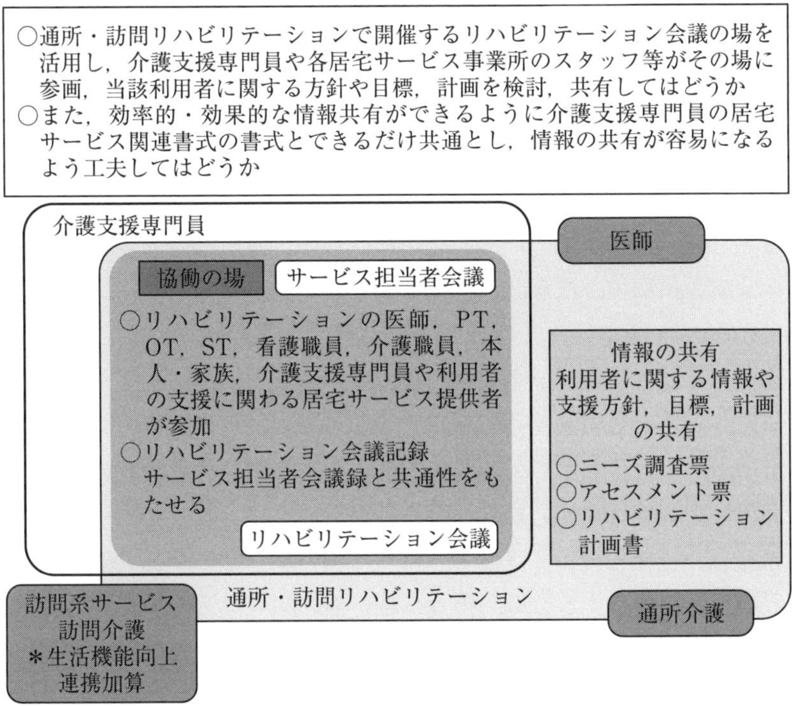

○通所・訪問リハビリテーションで開催するリハビリテーション会議の場を活用し，介護支援専門員や各居宅サービス事業所のスタッフ等がその場に参画，当該利用者に関する方針や目標，計画を検討，共有してはどうか
○また，効率的・効果的な情報共有ができるように介護支援専門員の居宅サービス関連書式の書式とできるだけ共通とし，情報の共有が容易になるよう工夫してはどうか

介護支援専門員

協働の場　サービス担当者会議

○リハビリテーションの医師，PT，OT，ST，看護職員，介護職員，本人・家族，介護支援専門員や利用者の支援に関わる居宅サービス提供者が参加
○リハビリテーション会議記録　サービス担当者会議録と共通性をもたせる

リハビリテーション会議

医師

情報の共有
利用者に関する情報や支援方針，目標，計画の共有
○ニーズ調査票
○アセスメント票
○リハビリテーション計画書

訪問系サービス
訪問介護
＊生活機能向上連携加算

通所・訪問リハビリテーション

通所介護

図 12-3　リハビリテーション会議の活用
　　　　（文献 4 より引用）

く会議である。

（3）特徴的な訪問リハビリテーション
a）ターミナルケアでの訪問リハビリテーション
■末期がんのリハビリテーション

　がんは早期診断・早期治療など医療技術の進歩もあり，死亡率は年々減少傾向にある。がんの治療を終えた，あるいは治療を受けつつあるが

ん生存者は年々増加し，がんと共存する時代になってきた。辻によれば，病状の進行とともにADLが下降する時期からは緩和的なケアに目的を修正し，疼痛，浮腫，呼吸困難感の症状緩和が含まれる[5]。

■**終末期がん患者のリハビリテーションの目的と内容**

　生命予後が長め（月単位）の場合の目的は，ADL・基本動作・歩行の安全性確立および能力向上，廃用症候群の予防・改善，浮腫の改善，安全な栄養摂取の手段確立，在宅準備とする。リハビリテーションの内容は，ADL・基本動作・歩行の安全性確立および能力向上として，残存能力および福祉機器（車いす，杖，手すりなど）の活用や動作のコツを伝え，動作を行い易くし転倒など起こさないようにしていく。廃用症候群の予防・改善として，四肢筋力低下および関節拘縮が起きないように関節可動域練習や筋力維持練習を行い機能維持・改善を図る。浮腫の改善には，圧迫やリンパドレナージ[*1]，生活指導を行う。安全な栄養摂取の手段を獲得するため，摂食・嚥下面のアプローチを行う。在宅準備は，自宅の環境評価とアドバイス，ホームプログラムの習得を中心に実施する。

　生命予後が週・日単位の場合は，疼痛緩和，浮腫による症状緩和，呼吸困難感の緩和，心理支持を目的とする。疼痛緩和として，物理療法（温熱，冷却，レーザーなど）の活用やポジショニング，リラクセーション，マッサージを行う。浮腫による症状の緩和には，リンパドレナージを中心に行う。呼吸困難感には呼吸法，呼吸介助，リラクセーションを実施して緩和を図る。心理支持には，患者が興味のあるものや気晴らしを目的として物を作成するなどアクティビティを導入する。また，訪室し積極的に日常会話を行い心理面のサポートしていくことが重要である。

[*1]　リンパドレナージ：浮腫（溜まっているリンパ液）を健康なリンパ節がある方に誘導することを言う。

b) 呼吸器疾患患者への訪問リハビリテーション

■呼吸リハビリテーション

呼吸器疾患患者は，呼吸困難，喀痰などの症状により日常生活が障害される。呼吸リハビリテーション（以下，呼吸リハ）はマニュアルに従い，多職種によるチームで包括的に実施される[6]。呼吸リハの目的は，呼吸障害患者自身のセルフマネジメントにより，可能な限り地域社会での自立生活を獲得・維持することであり，手法は運動療法と教育・指導の2項目で構築され，実施形態は大きく入院，外来，地域社会がある。

慢性呼吸不全例では，在宅酸素療法，在宅人工呼吸療法などの呼吸療法の発展に伴い，多くの患者が在宅で生活できるようになった。これらの患者の在宅生活の継続には，呼吸療法以外にも薬物療法や吸入療法，運動療法などについて患者自身や家族によるセルフマネジメントと医療スタッフのサポートが必要である。外来通院の定期的な指導によるマネジメントが困難な患者や通院が困難な患者は訪問リハなどの在宅医療が必要である。

■慢性閉塞性肺疾患（chronic obstructive pulmonary disease：COPD）の呼吸リハビリテーションについて

COPDの症状は安静時および動作時の息切れと慢性的な喀痰で，経過は進行性である。また，COPDは全身的な障害を招く疾患であり，息切れは日常の活動を制限し，活動の制限は体力や筋力を低下させるという悪循環に陥り，廃用症候群を引き起こすことが知られている。

呼吸リハビリテーションとしては，コンディショニング[*2]，下肢を中心とした運動療法，ADL指導がプログラムされる。

平地歩行が困難な例では，自転車エルゴメータ，階段昇降，ビデオや

---

*2 コンディショニング：運動療法の導入の補助的手段であり，呼吸パターンの修正や柔軟性のトレーニングが主体となる。

パンフレットを利用した呼吸筋のストレッチ体操などを進める。いずれの場合も患者個人の性格や地域の特性を評価し継続性を重視した指導を行う。

　喀痰の多い患者では，毎日の排痰の方法について可能な限りの自立を考慮し，症状と能力に応じ超音波ネブライザーの利用，体位排痰法，自己排痰法などを優先し指導する。高齢者や介護度の高い事例では継続して呼吸介助手技やスクイージングなどによる排痰の介助が必要な場合もある。

　呼吸リハビリテーションは包括的に実施されるが，薬物療法，酸素療法，運動療法，栄養管理などはそれぞれが密接に関係しながら患者に提供されている。これらの観点から，運動療法や排痰などの呼吸リハビリテーションは，COPD 患者に必要なプログラムであり，内服や吸入薬，酸素吸入，人工換気などの処方と相互に作用している。訪問リハは，訪問者単独で実施されるため，複数の処方の相互作用に関する評価も実施することが必要である。

5．生活行為向上マネジメントの概要

（1）生活行為向上マネジメントとは

　生活行為向上マネジメント（management tool for daily life performance：MTDLP）とは，ADL や IADL など，人が生活を営むうえで必要な生活全般の行為を向上させるために，その行為の遂行に必要となる要素を分析し，計画を立て，それを実行する一連の手続きであり，支援の手法を指すことである。この手法は作業療法や理学療法が生活行為の障害がある対象者の支援をするときの一連の臨床的思考プロセスでもある。MTDLP では，心身機能の健康状態などの「人の分析」，活動や参加の「作業の分析」，人的・物理的・社会的な「環境の分析」を行い，

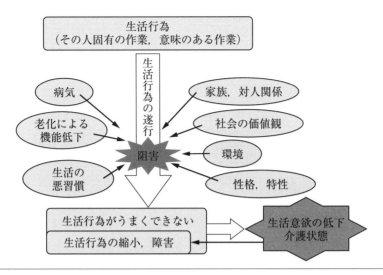

図 12-4　生活行為の障害
（文献 7，8 より引用）

その生活行為を阻害因子と促進因子と予後予測を踏まえてアセスメントを行う．また，MTDLP では，毎日の生活行為を遂行するうえで，制約や制限，障壁となる阻害因子を生活行為の障害（**図 12-4**）[7,8] と呼んでいる．

生活行為の障害が生じると，人の生活は社会参加が最初に低下し，次いで IADL が低下し，そして ADL が低下していくと言われている．

MTDLP では，生活行為の障害を引き起こす要因モデルを示し，そのような状態であっても，人が身の回りのことができ，したい作業が継続してできることで自尊心を保ち，元気でいられることに注目し，人の生活を構成する生活行為の遂行の継続を目指している．

a）MTDLP の運用方法

生活行為を再び効果的に実施できるようにするため，MTDLP の各

シートが開発されてきた．下記に各シートの使用用途を示す．

　MTDLP のプロセス（**図 12-5**）[7,8]と活用シートをに示す．「生活行為聞き取りシート」（**図 12-6**）[7,8]は対象者の困っている問題，改善したいことを聞き取り，生活行為の目標を明らかにするもので，支援の根幹となるシートである．生活行為の目標が思いつかない場合には，「興味・関心チェックシート」を活用し，対象者の生活行為の目標やニーズを把握する．MTDLP では，アセスメント表を記載する前に，本人のしている ADL や IADL など生活状態を客観的に評価するため改訂版 Franchy Activity Index（改訂版 FAI），老研式活動能力指標などを用いる．これらの客観的表をもとに対象者のしたい生活行為がなぜうまくできないのか，どこに支障があるのかを ICF の視点からアセスメントし，生活行為の自立の可能性を予測するために「生活行為アセスメント演習シー

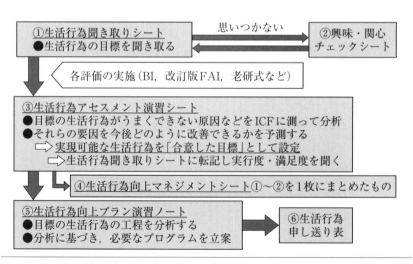

図 12-5　生活行為向上マネジメントのプロセス
　　　（文献 7, 8 より引用）

相談者		年齢	歳	性別	男・女

記入者名：＿＿＿＿＿＿＿＿＿＿＿＿＿＿（職種　　　　　　　）

認知症や寝たきりを予防するためには,家事や社会活動などの生活行為を維持し,参加していることが重要です.

1. そこで,あなたが困っているまたは問題を感じている（もっとうまくできるようになりたい,あるいは,うまくできるようになる必要があると思う）事柄で,良くなりたい,改善したいと思う事柄がありましたら,2つほど教えてください.
2. もし,生活行為の目標がうまく思い浮かばない場合は,興味・関心チェックリストを参考に確認してみてください.
3. 生活行為の目標が決まりましたら,次のそれぞれについて1～10点の範囲で思う点数をお答えください.
   ①実行度・・左の目標に対して,どの程度実行できている（頻度）と思うか.
   　　　　　十分実行できている場合は実行度10点,まったくできない場合は実行度1点です.
   ②満足度・・左の目標に対して,どのくらい満足にできている（内容・充実感）と思うか.
   　　　　　とても満足している場合は満足度10点,まったく不満である場合は満足度1点です.

生活行為の目標	自己評価	初回	最終
□A(具体的に生活行為の目標が言える) 目標1	実行度	/10	/10
	満足度	/10	/10
合意目標：	達成の 可能性	□有 □無	
□A(具体的に生活行為の目標が言える) 目標2	実行度	/10	/10
	満足度	/10	/10
合意目標：	達成の 可能性	□有 □無	

ご家族の方へ

ご本人のことについて,もっとうまくできるようになってほしい,あるいはうまくできるようになる必要があると思う生活行為がありましたら教えてください.

図 12-6　生活行為聞き取りシート
　　　　（文献7,8より転載）

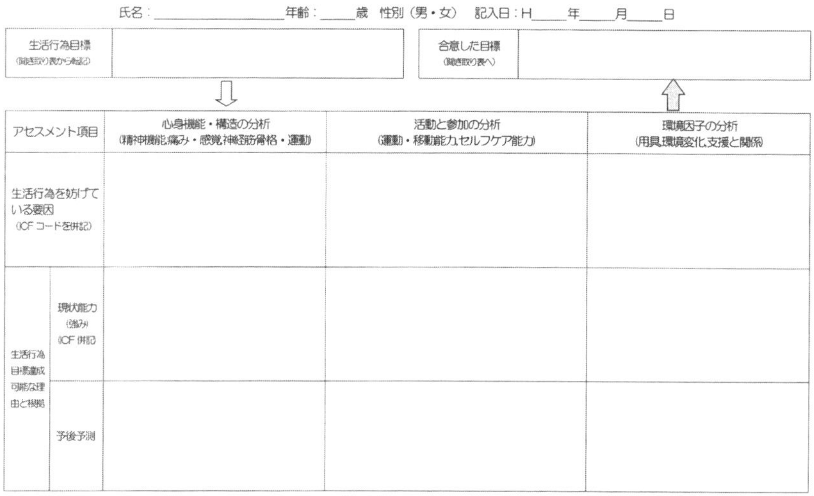

図12-7 生活行為向上アセスメント演習シート
(文献7, 8より転載)

ト」(**図12-7**)[7,8]を利用する。このアセスメントに基づき,「生活行為向上プラン演習シート」を活用して具体的な支援計画を立案する。プランを立案する際には,退院後の対象者が希望する24時間の生活をイメージすることが大切である。さらに,MTDLPでは対象者が医療機関から退院した後でも在宅で生活行為の向上に向けて継続した支援が受けられるように「生活行為申し送り表」を準備し,積極的な連携を図っている。なお,臨床で使用しやすいようにアセスメント表とプラン表を一覧できる「生活行為向上マネジメントシート」(**図12-8**)[7,8]が開発され,多くの療法士に活用されている。

b) MTDLPの適応範囲

MTDLPは厚生労働省老人保健健康増進等事業による研究事業で高齢者を主対象に開発されたものであり,介護保険領域での適用が中心と

利用者：　　　　　　　担当者：　　　　　　　記入日：　　年　　月　　日

生活行為アセスメント	生活行為の目標	本人		
		キーパーソン		
	アセスメント項目	心身機能・構造の分析 (精神機能,感覚,神経筋骨格,運動)	活動と参加の分析 (移動能力,セルフケア能力)	環境因子の分析 (用具,環境変化,支援と関係)
	生活行為を妨げている要因			
	現状能力 (強み)			
	予後予測 (いつまでに,どこまで達成できるか)			
	合意した目標 (具体的な生活行為)			
	自己評価*	初期　実行度　/10　満足度　/10　最終　実行度　/10　満足度　/10		

*自己評価では,本人の実行度(頻度などの量的評価)と満足度(質的な評価)を1から10の数字で答えてもらう

生活行為向上プラン	実施・支援内容	基本的プログラム	応用的プログラム	社会適応的プログラム
	達成のためのプログラム			
	いつ・どこで・誰が実施 　本人			
	家族や支援者			
	実施・支援期間	年　月　日　〜　年　月　日		
	達成	□達成　□変更達成　□未達成(理由：　　　　)　□中止		

図 12-8　生活行為向上マネジメントシート
(文献 7, 8 より転載)

なっている．しかし，これまでの研究事業を通じて MTDLP のノウハウは高齢者のみでなく，若年の障害者，発達障害や精神障害をもつ人たちにも役立つ[7,8)]と言われている．

6. 地域リハビリテーションにおける新たなあり方について

地域リハビリテーションにおける新たなあり方について3つの視点から述べる．

（1）地域リハビリテーションの普及

地域の基幹的リハビリテーション提供機関（回復期リハビリテーション病院，診療所，老人保健施設などで通所・訪問リハビリテーション事業を提供している）がかかりつけ医師や地域包括支援センターなどと連携を行うことで，個別の相談や地域へのリハビリテーション理念の啓発普及などの活動を実施する．このような拠点において，通所リハビリテーション事業所のリハビリテーション専門職が，要介護・要支援高齢者に対してサービスを提供するだけではなく，地域への啓発普及や地域づくりの役割などを担うことが重要である．

（2）介護予防の視点について

介護予防の視点から，生活支援・介護予防サービスと高齢者の社会参加について，リハビリテーション専門職は住民とともに活動を展開していくことが必要である．特に市町村単位で自立支援を行っていくという視点から協働体制の構築に向けて動く必要性がある．

(3) 地域資源の発掘

　地域のイベントに高齢者が参加できる仕組みづくりや町づくりや地域活性化を目指す活動の例として，地域の医療機関や介護サービス事業所が近隣の商店と連携する医商連携，耕作放棄地などを利用し機能性食品や介護食品の普及・開発などを行う医福食農連携など，医療・介護が地域において他産業と協働することが考えられる。このような活動の価値を，リハビリテーションの観点から考えるならば，医療機関や介護サービス事業所などが，地域の他産業や活動の中に，高齢者の生活を支え参加の場を提供する社会資源を見いだし，発掘をしていくことも必要である。このような取り組みプロセスにおいて住民や行政との対話の場をもち，市民協働（医療従事者も市民）という形で高齢者の居場所づくりや役割づくりが出来上がっていくことが重要である。

引用文献

1) 川手信行，水間正澄：地域包括ケアとリハビリテーション医療．地域リハビリテーション　10（6）：386-388，2015
2) 村井千賀：介護報酬改定とリハビリテーション．地域リハビリテーション　6（8）：162-166，2016
3) 内藤麻生：地域包括ケアの中の訪問リハビリテーション―多職種協働の視点から．地域リハビリテーション　12（1）：28-33，2017
4) 齋藤正美：リハビリテーションマネジメント―医師との協働を中心として．地域リハビリテーション　12（1）：22-24，2017
5) 辻哲也編著：実践！　がんのリハビリテーション．pp157-161，メヂカルフレンド，東京，2007
6) 末永輝幸，齋藤大地：訪問リハビリテーションに必要な視点と技術．地域リハビリテーション　5（6）：484-487，2010

7) 日本作業療法士協会学術部学術委員会生活行為向上マネジメント班：作業療法マニュアル 57―生活行為向上マネジメント改訂第 2 版．日本作業療法士協会，東京，2014
8) 石川隆志：生活行為向上マネジメントの概要と適用範囲．地域リハビリテーション 10（3）：158-164，2015

参考文献

9) 川越雅弘：地域包括ケアにおける介護予防とリハビリテーションのあり方．地域リハビリテーション 6（8）：584-587，2011
10) 土井勝幸：介護報酬改定を受けて．地域リハビリテーション 11（3）：172-175，2011

13 | スポーツ障害のリハビリテーション

松田文浩

《目標＆ポイント》
スポーツを行う中で生じ易い外傷や症状について解説する。また，特有の外傷や症状に対するリハビリテーションを紹介する。
(1) スポーツ障害とは何かを理解する。
(2) スポーツに関連する代表的な外傷の機序や症状を知り，リハビリテーションの考え方を理解する。
(3) 代表的なオーバーユース障害の機序や症状を知り，リハビリテーションの考え方を理解する。

《キーワード》 スポーツ障害，外傷，オーバーユース障害，外傷性肩関節脱臼，アキレス腱断裂，足関節捻挫，テニス肘，腸脛靭帯炎，Osgood-Schlatter 病

1. スポーツ障害とは

　スポーツ障害とは，スポーツ中に大きな外力が加わることによって生じる骨折や脱臼，靭帯損傷などの外傷や，スポーツに伴う繰り返し動作によって，身体の一部に頻回のストレスが加わり発生する障害の総称である。スポーツ中に生じた外傷をスポーツ外傷とし，繰り返し動作による障害（オーバーユース障害）のみをスポーツ障害と呼ぶ場合もあるが，本章では外傷もスポーツ障害の一部として扱う。
　近年，我が国ではスポーツに対する関心が高まっている。平成 23（2011）年にスポーツ基本法[*1]が制定され，スポーツ立国の実現を目指

すことが示された。その後，平成 27（2015）年には文部科学省の外局としてスポーツ庁が発足し，スポーツ立国を実現するための具体的な施策であるスポーツ基本計画を推進している。現在，成人における週 1 日以上のスポーツ実施率は 42.5 %[1] であるが，スポーツ基本計画では 2022 年までにスポーツ実施率 65 % を目指しており，今後さらにスポーツ人口が増加することが見込まれる。「健康づくりのための身体活動基準 2013」（厚生労働省）に報告されたシステマティックレビュー[2] では，運動量を増やすほど，死亡，生活習慣病，がん発症，ロコモティブシンドローム・認知症発症のリスクが減少することが示された。運動による健康への影響は大きく，スポーツが推奨されるべきであることに疑う余地はない。しかし，今後のスポーツ人口の増加に伴い国民の健康増進が期待されると同時にスポーツ障害の発生も増加することが懸念される。そのため，スポーツに直接的・間接的に関わる人々には，スポーツ障害の概要を理解し，予防を心がけるとともに，発生した場合には早期に対応できることが望まれる。

2．外　傷

　スポーツ中の他選手との接触やジャンプ後の着地の際など，身体に対して大きな外力が加わることによって，骨折や脱臼，靱帯損傷などの外傷をきたす。ここでは，スポーツ中の代表的な外傷である外傷性肩関節脱臼，アキレス腱断裂，足関節捻挫を挙げ，概要と治療について述べる。

---

*1　**スポーツ基本法**：昭和 36（1961）年に制定されたスポーツ振興法を改正し，スポーツに関する基本理念とともに施策の基本となる事項を定めたスポーツ推進のための法律である。

(1) 外傷性肩関節脱臼
a) 概　要

　外傷性肩関節脱臼は，強い外力がはたらくことによって生じる肩関節の脱臼であり，ラグビーなどのコンタクトスポーツにおいて生じ易い外傷である。肩関節は，肩甲骨の関節窩と上腕骨頭で構成されるが，関節窩のくぼみが浅く，不安定な構造である。そのため人体においてもっとも脱臼の頻度が高い関節である。特に上腕骨が肩甲骨に対して前方に逸脱する前方脱臼が多い。前方脱臼は，肩関節外転・外旋・水平伸展を強要されることで生じる場合と，上腕骨に対して後方から前方への直接的な外力が加わることで生じる場合がある。いずれにおいても，肩関節の前面を覆う下関節上腕靭帯（図13-1)[3]の破綻が生じる。下関節上腕靭帯の損傷部位としてもっとも頻度が高い関節窩付着部の損傷を特にBankart損傷と言う。下関節上腕靭帯の損傷は脱臼が整復されても自然治癒することはなく，再脱臼を生じやすい。特に，初回脱臼の年齢が若いほど，脱臼を繰り返す反復性肩関節脱臼に移行する確率が高い[4]ことが知られている。言い換えると，反復性肩関節脱臼の主病変は，外傷性肩関節脱臼によって生じ，治癒が不完全な下関節上腕靭帯損傷であると言える。

b) 治　療

　外傷性肩関節脱臼に対する主な治療は，損傷した下関節上腕靭帯を修復することである。保存療法としては，肩関節前面にある下関節上腕靭帯を短縮させた姿勢である肩関節内旋位で固定されることが多い。その場合のリハビリテーションでは，後に上肢挙上の制限因子となりうる肩関節後下方の関節包や筋の短縮を早期から予防することと，靭帯や関節包など損傷組織の修復時期を考慮しながら前方組織の柔軟性を段階的に改善させていくことが重要である。上述したBankart損傷を伴う場合

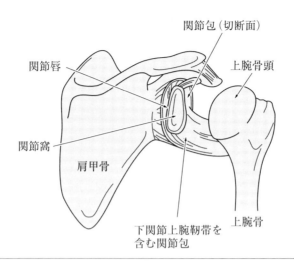

図 13-1 右肩関節内を後方からみたところ
右肩の関節包を切開して上腕骨頭を関節窩から外し，後方から関節内をのぞいたところ。関節窩の周囲には盛り上がった関節唇がある。関節包の下方は下関節上腕靱帯で補強されている。
（文献3より引用）

は，関節唇を含む損傷部位を修復するBankart修復術をはじめとした手術療法が選択されることが多い。手術後のリハビリテーションにおいても，関節唇の修復過程を考慮した段階的な対応が必要となる。術後2週までの初期では修復した関節唇に負荷を加えない患部外の拘縮予防，術後2～4週までの中期では腱板筋群のリラクゼーションと肩峰下滑動組織の機能維持・改善，術後4週以降の後期では可動域の改善を，疼痛コントロール下に進めることが大切である[5]。

（2）アキレス腱断裂
a）概　要
　アキレス腱断裂は30～50歳に好発する外傷であり，その70～90％が

スポーツ中の受傷である。レクリエーショナルスポーツによる受傷が多く，種目ではテニス，バドミントン，バレーボールなどが多い。アキレス腱は下腿三頭筋（腓腹筋，ヒラメ筋）の共通腱であり，人体中最大の腱である。この腱に過度な伸張ストレスが加わることで断裂が生じる。膝伸展時に足関節に対して急激な背屈力が加わったときにもっとも受傷し易い[6]とされる。まだ活動性は高いものの腱の退行性変化が生じる40歳前後での発症頻度が高い。受傷時には，突然バキッという違和感と同時に激痛を生じ，後ろから誰かに蹴られたような，あるいは硬いボールをぶつけられたような感じを受ける。主な理学所見は，断裂部の陥凹，つま先立ち不可能，Thompson Test 陽性である[7]。Thompson Test は，下腿三頭筋をつまんだ際に生じる足関節底屈の有無をみる検査である。下腿三頭筋をつまんでも足関節が底屈しない場合が陽性であり，アキレス腱の連続性が絶たれていることを意味する。

b）治 療

アキレス腱断裂に対する治療としては，手術療法と保存療法が症例に応じて選択される。手術療法としては各種の縫合術が行われる。一方，保存療法としては，杏林大式アキレス腱断裂保存療法[8]の進め方が一般的である。以前は手術療法において再断裂の確率が低いとされていたが，近年は保存療法においても早期運動療法を実施することで再断裂率が低下しており，手術療法と有意差がないとの報告もある[9,10]。

リハビリテーションとしては，手術療法，保存療法を問わず，ギプス固定中には足指など運動可能な部位をよく動かし，損傷部付近の癒着や，他の部位の機能低下を予防することが重要である。ギプス除去後は，痛みや荷重量に注意しながら徐々に下腿三頭筋の筋力強化を行う。また，過度な伸張による腱の延長をきたさないよう注意しながら下腿三頭筋を伸張し，足関節背屈可動域を改善させる。保存療法では，ギプス

除去後，専用の短下肢装具が使用される。この短下肢装具は，足底部に重ねられた楔状のパッドの数を段階的に減らし，踵を低くすることで下腿三頭筋を徐々に伸張できる構造になっている。保存療法においては，装具が除去される受傷後3ヶ月以降，つま先立ち運動などを行い，積極的に下腿三頭筋の筋力回復を図る。そして，受傷後5ヶ月～1年をかけ，徐々にスポーツに復帰させる。

アキレス腱断裂の治療においては，再断裂を防ぐことが非常に重要である。特に受傷後2～3ヶ月までは，立位・歩行中にバランスを崩したり，階段を踏み外したりして急激な荷重やアキレス腱の伸張が生じることのないよう，十分な注意が必要である。

(3) 足関節捻挫
a) 概　要
足関節捻挫は，様々なスポーツで生じ易い外傷である。内反捻挫と外反捻挫に分類され，内反捻挫が大部分を占める。方向転換動作や着地動作の際に受傷することが多く，地面の凹凸や人の足を踏むことが受傷に

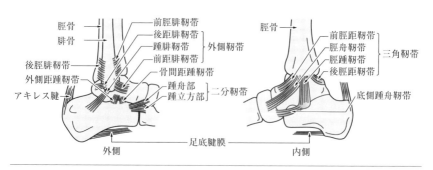

図 13-2　足関節部の靱帯
　　　　（文献11より引用）

つながる場合もある．内反捻挫では足関節の外側が急激に伸張されるため，足関節外側の靱帯損傷を伴い易い．足関節には多くの靱帯が存在する（**図 13-2**）[11]が，内反捻挫では前距腓靱帯，踵腓靱帯，後距腓靱帯の 3 つが損傷され易い．このうちもっとも損傷の頻度が高いのは，足関節の内反・底屈と足部の前方移動を制動する前距腓靱帯であり，続いて踵腓靱帯，後距腓靱帯の順である．靱帯損傷の重症度はⅠ度（微小損傷，靱帯の伸延：不安定性なし），Ⅱ度（部分断裂：不安定性なし），Ⅲ度（完全断裂：不安定性あり）と分類される[12]．

b）治 療

受傷直後の炎症期には RICE 処置（Rest：安静，Icing：冷却，Compression：圧迫，Elevation：挙上）を適切に実施することが重要である．早期の RICE 処置により，損傷部位の炎症反応を抑えるとともに，関節の不安定性に伴う二次的な軟骨損傷を予防することができる．その後の治療法は，靱帯損傷の重症度に応じて選択される．Ⅰ・Ⅱ度損傷に対しては保存療法が適応となるが，Ⅲ度損傷に対しては手術療法が選択される場合がある[13]．保存療法では足関節を固定するために，重症度に応じてギプス，サポーター，弾性包帯などが使用される．また，必要に応じて松葉杖などを用いて免荷する．症状が改善した後も，スポーツを行う際には再発を予防するために，サポーターやテーピングを使用することが多い．足関節の固定を目的としたテーピングでは一般的に，非伸縮テープを使用したスターアップ，ホースシュー，フィギュアエイト，ヒールロックなどが施行される．

リハビリテーションとしては，腫脹，熱感，痛みが軽減し，固定が解除された時点で，痛みの出現に留意しながら足関節を中心とした筋力・可動域の改善を図る．加えて，足関節は動作中のバランスに関わる重要な部位でもあるため，バランス練習も並行して行う．スポーツ復帰する

際には，痛みが誘発されないことを確認しながら，ジョギング，ランニング，ダッシュなど段階的に進める。

3．オーバーユース障害

　スポーツ中に同じ動きを繰り返し行うことで，身体の一部に頻回のストレスが加わり，筋や腱などの炎症をはじめとした障害をきたす。このような機序で生じた障害がオーバーユース障害である。オーバーユースは「使い過ぎ」を意味する。使い過ぎによって生じるため，基本的には運動をやめて安静にすることで症状は寛解する。しかし，競技レベルの高いアスリートになるほど，休むことが難しくなるため，スポーツを継続しながら局所のストレスを減少させることが治療を進めるうえでの課題となる。ここでは，代表的なオーバーユース障害であるテニス肘，腸脛靱帯炎，Osgood-Schlatter 病の概要と治療について述べる。

（1）テニス肘
a）概　要

　テニス肘は，手関節背屈や手指伸展に関わる筋群の起始部である上腕骨外側上顆付近に痛みを生じる障害であり，外側上顆炎とも呼ばれる。痛みは外側上顆を中心に訴えられるが，場合によって前腕や上腕まで放散することがある。30～50 歳代にかけての発症が多く，テニスをはじめとした運動により上腕骨外側上顆に加わる反復的な機械的ストレスと，加齢による局所の退行性変化が発症に関与していると考えられる。必ずしもテニスが原因で発症するわけではないが，テニス愛好家に多く発症する。テニス肘は従来，手関節・手指の伸筋腱の炎症と考えられてきたが，今日では短橈側手根伸筋（**図 13-3**）[14)]の付着部に生じる変性が主な原因と考えられている。

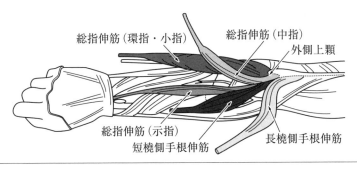

図 13-3　外側上顆における付着部構造
（文献14より改変して引用）

b）治　療

　テニス肘に対する治療においては，原則として保存療法が選択される。短橈側手根伸筋に対してマッサージやストレッチングを行い，柔軟性の改善を図る。ストレッチングは，肘関節伸展位，前腕回内位で手関節を掌屈・尺屈するようにして行う。短橈側手根伸筋の柔軟性が改善することで，その付着部に加わる機械的ストレスが減少し痛みが軽減する。テニス肘バンド（**図13-4**）の使用も痛みの軽減に有効な場合がある[15]。一方，テニス選手においてラケットの握り方が橈側優位になっている場合は，プレイに伴う短橈側手根伸筋の負担が大きく，一時的に症状が改善しても再発する可能性が高い。そのような選手に対しては，根本となる問題を解決するため，尺側の筋力強化を行うとともに，ラケットの握り方を指導する必要がある。その他，テニスにおいて短橈側手根伸筋へのストレスが大きいフォームの特徴としては，フォアハンドでの体幹回旋不足によるいわゆる"手打ち"，バックハンドでの手関節掌屈位でのインパクト，サービスでの肩内旋減少による過度の前腕回内・手関節掌屈，などが挙げられる[16]。これらの特徴が観察される場

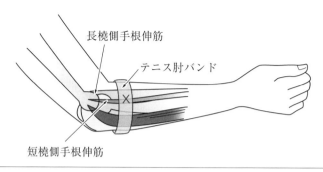

図 13-4 テニス肘バンド
橈側手根伸筋に新たな起始部（×印）をつくり，上腕骨外側上顆起始部にかかるストレスを軽減する。
（文献 15 より引用）

合には，患部に対する治療とともに，再発防止のためにフォームを改善する必要がある。

（2）腸脛靱帯炎
a）概　要

　腸脛靱帯は，大腿外側から大腿骨外側上顆付近を通過して，脛骨近位のガーディー結節に付着し，膝関節の内反や内旋に対する支持として機能する組織である。この腸脛靱帯は膝の屈曲・伸展に伴い，大腿骨外側上顆を乗り越えてその前後を移動する（**図 13-5**）[17]。腸脛靱帯炎は，膝の屈曲・伸展を繰り返すことで腸脛靱帯と大腿骨外側上顆との間に過度の摩擦が生じ，腸脛靱帯に炎症をきたしたものである。症状としては運動時に膝の外側に強い痛みを訴え，腸脛靱帯の圧痛を認める。長距離を走行する選手に生じることが多いため，ランナー膝とも呼ばれる。他にも，サイクリングなど膝の屈曲・伸展を頻回に行うスポーツ選手によくみられる。発症には腸脛靱帯の緊張の程度が関与するとされるが，腸脛

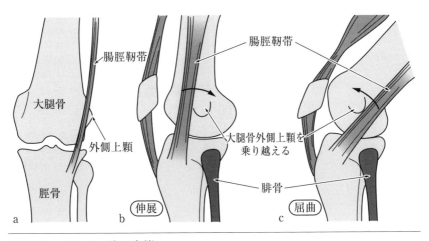

図 13-5　ランナー膝の病態
　　a. 左膝正面，b. 左膝外側面からみた伸展，c. 左膝外側面からみた屈曲。
　　（文献 17 より引用）

靱帯自体に伸縮性はないため，実際には近位部で腸脛靱帯に連結する大腿筋膜張筋や大殿筋（**図 13-6**）[7]の緊張が影響していることになる。また，内反膝（いわゆる O 脚）があると腸脛靱帯と外側上顆の間に摩擦が生じ易いため，腸脛靱帯炎を発症し易い。

b）治　療

　腸脛靱帯炎に対する治療としては，保存療法が一般的である。運動量を調整し患部にかかる負担を減らすとともに，アイシングを行う。また腸脛靱帯の緊張を緩和することを目的に，腸脛靱帯に連結する大腿筋膜張筋や大殿筋のリラクセーション，ストレッチングを実施する。また，痛みが誘発される動作を確認し，股関節が過内転位になっているなど腸脛靱帯の緊張を高める特徴がみられる場合は，必要に応じて他部位のリラクセーションや筋力強化を行いながら，動作の修正を図る。

　手術療法が適応となる症例はほとんどないが，慢性化し保存療法では

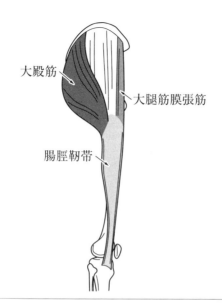

図 13-6　腸脛靱帯と周囲の解剖
（文献 7 より引用）

改善が難しい場合には，筋膜部分切除や腱延長術が検討される。

（3）Osgood-Schlatter 病
a）概　要

　Osgood-Schlatter 病は，脛骨粗面に生じる骨・軟骨の障害である。10～15 歳前後の小中学生（発育期）の男子に多く発症し，大腿四頭筋の付着部である脛骨粗面部に骨性隆起と痛みを呈する。正座時や運動時の痛みが強く，脛骨粗面部の腫脹・熱感なども生じる。また，膝関節屈曲位から伸展させる際に下腿遠位部に抵抗を加えると脛骨粗面部に痛みの再現がみられる。ジャンプ動作や加減速の頻度が高いサッカーやバレーボール，バスケットボールの選手に好発する。発症の要因としては

まず，急激な骨成長に周囲の筋肉・腱の成長が追いついていないという成長のアンバランスがある．大腿四頭筋の中でも，特に大腿直筋の相対的な短縮が症状に強く影響すると考えられている．それに加え，クラブ活動などにおいて大腿四頭筋の強力な収縮を求められる運動が繰り返されることで，脛骨粗面部への反復した過度の牽引力が作用し発症する．

b）治　療

Osgood-Schlatter 病に対する治療としては，基本的に保存療法が選択される．患部のアイシングとともに，大腿直筋をはじめとした大腿四頭筋のストレッチングが重要となる．同筋のストレッチングを行う場合

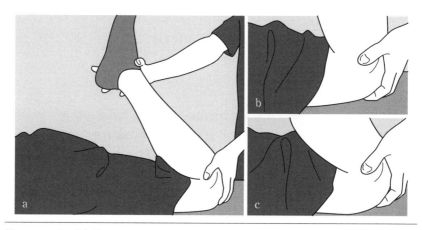

図 13-7　大腿直筋のストレッチング
　　a. Osgood-Schlatter 病は，脛骨粗面への大腿直筋の牽引力が疼痛の要因になっており，大腿直筋の伸張性改善が疼痛軽減の有効な治療法となる．しかし，単純に大腿直筋のストレッチングを行うと，脛骨粗面への牽引力によって疼痛を憎悪させる可能性がある．b. セラピストの手で膝蓋骨上底を下方へ引き寄せ，膝蓋靱帯を緩めた状態とし脛骨粗面への牽引力を遮断して行う．c. 操作している手は，屈曲角度が変化しても膝蓋骨と脛骨粗面との距離が一定に保たれていることがポイントである．
　　（文献 7 より引用）

には，単純に膝関節を屈曲して筋を伸張させようとすると，脛骨粗面に牽引力が加わり，症状を増悪させる恐れがあるため，脛骨粗面に過度な牽引力が加わらないよう工夫して行う必要がある．具体的には，ハムストリングスに最大収縮をさせて大腿四頭筋を神経的に抑制しながら伸張する方法[18]や，徒手で膝蓋骨を引き下げ膝蓋骨と脛骨粗面の間隔を一定に保持しながら膝を屈曲させる方法（**図13-7**）[7]などが用いられている．ある程度症状が改善した段階で，セルフストレッチングも指導する．大腿直筋のセルフストレッチングは，膝完全屈曲位の状態で股関節を伸展させるように行うと，脛骨粗面の疼痛が生じにくい．

一般的に，成長に伴い脛骨粗面の骨化が終了すれば症状は消退するが，遺残変形が強い場合はさらに長期にわたり症状が遷延する場合があり[19]，必要に応じて遊離骨片の摘出術が行われる．

引用文献

1) スポーツ庁：スポーツの実施状況等に関する世論調査（平成28年度）
2) 宮地元彦，田端泉，宮武伸行ほか：健康づくりのための運動基準2006改定のためのシステマティックレビュー．健康づくりのための身体活動基準2013参考資料1，厚生労働省，東京，2013
3) 新井隆三：肩のスポーツ外傷―反復性肩関節脱臼と腱板断裂を中心に．整形外科看護 12（6）545-551，2007
4) Robinson CM, Howes J, Murdoch H, et al：Functional outcome and risk of recurrent instability after primary traumatic anterior shoulder dislocation in young patients. J Bone Joint Surg Am 88：2326-2336, 2006
5) 整形外科リハビリテーション学会（編）：改訂第2版関節機能解剖学に基づく整形外科運動療法ナビゲーション．pp82-84，メジカルビュー社，東京，2014
6) Barfred, T：Kinesiological comments on subcutaneous ruptures of the Achilles tendon. Acta Orthop Scand 42：397-405, 1971

7) 整形外科リハビリテーション学会編：関節機能解剖学に基づく整形外科運動療法ナビゲーション改訂第2版．p102，111，pp214-217，メジカルビュー社，東京，2014
8) 林光俊，石井良章：アキレス腱断裂の保存療法とリハビリテーション．臨床スポーツ医学 24（10）：1065-1072, 2007
9) Willits K, Amendola A, Bryant D, et al：Operative versus nonoperative treatment of acute Achilles tendon ruptures：a multicenter randomized trial using accelerated functional rehabilitation. J Bone Joint Surg 92-A：2767-2775, 2010
10) Soroceanu A, Sidhwa F, Aarabi S, et al：Surgical versus nonsurgictreatment of acute Achilles tendon rupture：a meta-analysis of randomized trials. J Bone Joint Surg 94-A：2136-2143, 2012
11) 前田薫（著），石川朗（総編）：理学療法テキスト運動器障害理学療法学Ⅱ．p140，中山書店，東京，2011
12) Klenerman L：The management of sprained ankle. J Bone Joint Surg 80-B：11-12, 1998
13) 木下光雄，奥田龍三：足関節捻挫の病態と治療．日整会誌 84：595-602, 2010
14) Fairbank SM, Corlett RJ：The role of the extensor digitorum communis muscle in lateral epicondylitis. J Hand Surg Br 27（5）：405-409, 2002
15) 森谷浩治：患者さんに話せるスポーツ障害第6回テニス肘（上腕骨外側上顆炎）．整形外科看護 19（2）：66-70, 2014
16) 神字哲也（監），相澤純也，中丸宏二（編）：ビジュアル実践リハ—整形外科リハビリテーション カラー写真でわかるリハの根拠と手技のコツ．pp143-145，羊土社，東京，2012
17) 亀田敏明，井上雅之：患者さんに話せる スポーツ障害 第13回ランナー膝・ジャンパー膝．整形外科看護19（9）：48, 2014
18) 池田幸弘，平川信洋，道下竜馬ほか：オスグッドシュラッター病に対するリハビリテーション．九州・山口スポーツ医・科学研究会誌14：50-55, 2002
19) 斎藤明義：オスグットシュラッター病の診断と治療．骨・関節・靱帯 19（4）：295-301, 2006

14 | リハビリテーション看護

日高艶子

《目標&ポイント》
リハビリテーション看護の視点と脳卒中患者の変化した環境への適応を促す看護について事例を用いて解説する。
(1) リハビリテーション看護の目標と看護師の役割について理解する。
(2) 変化した環境への適応とコーピングについて理解する。
(3) ケアリング行為と適応について学ぶ。
(4) 脳卒中により高次脳機能障害を来たしセルフケア能力が低下した患者の適応を促す看護について事例を用いて学習する。
《キーワード》 リハビリテーション看護,セルフケア,適応,コーピング,ケアリング

1. リハビリテーション看護の視点

(1) リハビリテーション看護の目標と看護師の役割

アメリカリハビリテーション看護師協会（Association of Rehabilitation Nursing：ARN）によると，リハビリテーション看護の目標は，障害や慢性疾患をもつ人に対して最大限の機能を獲得することや維持することを支援することにあり，看護師の役割は，障害や慢性疾患をもつ人が変化したライフスタイルに適応していくことを支援することにあるとされる[1]。さらに，ARNは，対象者の適応を促す支援として，治療的な環境を提供することや支援はセルフケアに関連した科学的な理論に基づいたものであることを支持している[1]。

患者が最大限の機能を獲得し，なおかつ変化したライフスタイルに適応していくことを支援するためには，多職種との協働なくしてその実現は不可能と言える。従って，看護師はリハビリテーションチームのメンバーとしての自覚をもち，常にコミュニケーションをオープンにし，チームやケアの調整役として活動することが期待されている。

看護師がリハビリテーションチームやケアの調整役としての機能を発揮するためには，自らの専門性と多職種の専門性について十分に理解していることが必須と言える。看護師が実践の中で自らの専門性を認識するためには，リハビリテーション看護の実践を導く看護理論の臨床への適用が望まれる。

本章では，ARN が呈示したリハビリテーション看護の視点を基盤に，脳卒中や頭部外傷により運動機能障害や高次脳機能障害を呈した人の環境への適応を促進するリハビリテーション看護について述べる。

（2）変化した環境への適応とコーピング

前述したようにリハビリテーションにおける看護師の役割は，患者や家族が変化した環境に適応できるように支援することにある。ところで，適応とはどのような状況を意味するのであろうか。

適応の概念は，生物学，生理学，心理学，社会学，看護学など様々な学問領域の立場によって異なる。唯一共通していることは，いずれの学問領域においても適応は環境との関係において説明されていることである。

まず，日常から適応について考えてみると，我々は，日々変化する様々な状況や環境の中で，自らを変化させながらそれを受け入れる。または，自らが環境に積極的に働きかけるという応答を繰り返しながら，つまり環境との相互作用の中で適切なコーピング行動をとることによっ

て緊張を緩和し安定した生活を送っている。このような状況を一般に適応と言う。

　しかしながら，ある日突然予期せぬ病気や事故により，自分の置かれた状況が大きく変化した時，その変化した環境への適応は決して容易なことではない。脳卒中や頭部外傷により運動機能障害や高次脳機能障害などの後遺症を呈し，食事や排泄，更衣，入浴などのセルフケア能力が低下した状況は，患者のこれまでのコーピング能力の枠をはるかに超えた出来事であり，環境への適応が困難となることが推測される。

　運動機能障害や高次脳機能障害といった後遺症は患者の自由な精神身体活動を奪う。多くの場合において，NANDA International の看護診断分類法によって，「身体可動性の障害」や「セルフケアの不足」と診断されることが多い。「身体可動性の障害」は，「自力での意図的な身体運動や四肢運動に限界のある状態」と定義されている[2]。また，「セルフケアの不足」は，「自分のために食事行動・排泄行動・入浴行動・更衣行動を行う，あるいは完了する能力に障害のある状態」と定義されている[2]。

　さらに患者は，身体可動性の障害やセルフケアの不足により，自分のことを自らの意思で行うことができないことを認識し，コントロール感の欠如を体験する。

　「自らの意思で自分のことが決められない」，「できない」といった状況は，患者の自尊心を低下させ，無力や絶望感に繋がり，自己概念の適応問題としての看護診断が検討される。その多くは，「現状に対して自己価値の否定的な見方が生じている状態」と定義される自尊感情状況的低下[2]に代表される。

　さらに，患者のこれまでの家庭や社会における役割，親密な人々との人間関係などをアセスメントすることによって患者の全体性に焦点を当

てることになり，部分ではなく全体として機能する人の適応問題が明らかにされる。

　従って，リハビリテーション看護師は，まず患者の生理的，心理・社会的側面のアセスメントを十分に行うことで患者の適応問題を明らかにしなければならない。そして，患者と環境の相互作用に着目し，患者のコーピング能力と環境への適応レベルを評価しながら，適応促進に向けた専門的なリハビリテーション看護の実践を行うことが期待される。

　また，看護実践においては，ケアリングの実践が必須であり，それができなければ障害をもつ人々の環境への適応を促進する支援は困難と言える。患者と家族の環境への適応過程において看護師にもっとも望まれることは，苦難な状況に置かれた時の人間のもつ力を信じ，決して諦めない姿勢である。

　そのうえで看護師は専門的な知識と技術を駆使し，多職種との協働をより効果的なものとするために治療環境の場をデザインし，患者と家族の適応促進に向けて活動することが望まれる。

（3）ケアリング行為と適応

　ケアリングの一般的な意味は人に注意を向けること，関心をもつことなどである。また，ケアリングは，子どもを育てる母親，教師，家族を介護する人など全ての人間によって行われる。Milton Mayeroff[3]によると一方向的なものではなく，ケアする人，ケアされる人に生じる変化とともに成長発展をとげる関係を指しているとされる。

　つまり，患者と看護師の関係は看護師が一方的に患者をケアしてあげるという関係ではなく，ケアの実践を通して両者が変化し成長していく関係であることを意味する。

　他者に注意を向け，関心を寄せることは医療に携わる全ての人にとっ

て，重要なことであることは言うまでもないが，中でも看護学は実践の中核にケアリングを据え，看護実践のあらゆる場において今もなおケアリングの概念や効果について検討を重ねている。

本節では，Sr. M. Simone Roach[4]が，職業的ケアリングの枠組みとして示した，思いやり（compassion），能力（competency），信頼（confidence），良心（conscience），コミットメント（commitment）の5つのCについて紹介し，ケアリングと適応について述べる。

思いやり（compassion）は，他者の経験に関与し応えることであり，他者の痛みや苦しみを感じ取ることであり，他者のために自分自身を費やすことができる存在の質とされる。リハビリテーション看護師は，患者と家族が経験している環境の変化への戸惑い，怒り，不安などの感情に，常に関心をもち，彼らの苦しみや痛みを理解しようとする姿勢をもち続けなければならない。

能力（competency）は，職業者としての責任を適切に果たすために必要とされる知識，判断能力，技術，エネルギー，経験および動機づけを有している状態[4]と定義される。リハビリテーション看護師は，他領域の看護師と同様に，患者の病気に対する病態や治療，後遺症に対する知識を有し，患者の生理的側面，心理・社会的側面をアセスメントし看護診断を判断する能力，患者の目標を設定し介入し結果を評価する能力が求められる。いわゆる患者の看護過程を展開する能力である。また，リハビリテーション看護師に求められる能力の1つに，患者とともに快く笑うことができる「ユーモア」のセンスを挙げることができる。患者が変化した状況を引き受ける過程において看護師のユーモアはわずかな時間ではあるが患者の心を和ませ，希望や勇気を得る「時」となることが期待される。

信頼（confidence）は，真に頼ることができる関係，良心（conscience) は，道徳的意識をもつ状態であり，コミットメント（commitment）は，複合的な感情的な応答[4] と定義される。

5つのCの実践は，自尊心の低下や無力，絶望を感じている患者と家族を理解するために欠くことができないケアリングの属性と言える。

2. 脳卒中患者の変化した環境への適応を促す支援事例

（1）事 例

患者の属性を**表14-1**に示す。

70代男性。発症前は自宅で惣菜屋を経営しており，調理師として長年働いてきた。家族構成は，妻と2人暮らしであった。高血圧の既往があり，近所の内科に通院し内服治療を継続していた。日ごろから頭痛を経験していたが放置していた。仕事中に左半身の痺れと脱力が出現し，横になっていたが改善せず，家族が救急車を呼び救急搬送となった。頭

表14-1 患者の属性

年齢・性別	70代男性
現病歴	高血圧の既往があり，近所の内科に通って内服治療を継続していた。頭痛が出現，店舗奥で休んでいたが軽減せず，家族が救急車を呼び救急搬送。頭部CT検査の結果右視床出血を認め，入院し保存療法で加療。回復期リハビリテーション病院へ転院となった。
医学診断	右視床出血
既往歴	高血圧
運動機能障害	左片麻痺（左上下肢 MMT 1/5，右上下肢 5/5）
高次脳機能障害	左半側空間無視，注意障害，易怒性
嚥下機能	水分の摂取時に嚥下反射遅延あり，ムセあり。舌下神経麻痺あり
看護診断	身体可動性障害，摂食・更衣・入浴・排泄のセルフケア不足，転倒リスク状態，嚥下障害，自尊感情状況の低下

部CT検査の結果，右視床出血と診断され，急性期病棟に入院し急性期の治療を終え回復期リハビリテーション病院へ転院した。回復期リハビリテーション病棟では，運動麻痺（左片麻痺，左上下肢 MMT 1/5，右上下肢 MMT 5/5），高次脳機能障害（注意障害，左半側空間無視，易怒性），嚥下障害の後遺症に対してリハビリテーションの治療が開始された。

（2）事例に認められた高次脳機能障害
a）注意障害

　注意は，様々な認知機能の基盤であり，ある特定の認知機能が適切に機能するためには，注意の適切かつ効率的な動員が必要である[5]。注意障害を来たすと，患者は注意の集中や持続，多くの刺激の中から特定の刺激を選択すること，注意を柔軟に振り分けることが困難となる。そのため，患者は食事や排泄，更衣，入浴などのセルフケアに障害を来たす。介入は，患者に影響をおよぼしている視覚・聴覚刺激をアセスメントし，刺激の調整を行う環境を整え，セルフケアの障害の改善をはかる。

b）半側空間無視

　半側空間無視とは，大脳半球病巣と反対側の空間に呈示された刺激に気づかず，注意を向けたり，反応したりすることが障害される病態である。患者は，一側の空間に対する認知ができないことに気づいていない。半側空間無視の介入は，患者が無視側をみるように言語的・視覚的・触覚的な手がかりを用いることや，非無視側を壁づけにすることで，非無視側からの感覚情報処理を制限し，患者が正面や左側へ注意を移動することができるように促している。半側空間無視を来たした患者も注意障害の患者と同様に，食事や排泄，更衣，入浴などのセルフケア

に障害を来たす。

c）易怒性

易怒性は，前頭葉の損傷に起因する自己の感情を抑制する機構の損傷であり，イライラ，怒りなどの症状を認め，対人関係を良好に保つことが困難となる。介入は，患者のイライラや怒りに対して，十分に話を聴くことや，思考の切り替えを試みることである。

(3) 看護診断

看護師は看護診断として，「身体可動性障害」，「摂食・更衣・入浴・排泄のセルフケア不足」，「転倒リスク状態」，「嚥下障害」，「自尊感情状況的低下」を挙げ介入に取り組んだ。中でも，嚥下障害については，嚥下反射の遅延と嚥下関連筋の筋力低下から，トロミ剤の使用が必要と判断され，水分に対してハチミツ状になる濃度のトロミ剤を使用することが決定し実践されていた。しかし，患者自身は，「トロミ剤を使うと逆に喉に詰まる」と訴え，食事中に怒りを表出し頻回に中断していた。患者は易怒性を有していたことから，一度怒ると思考の切り替えができず，怒りの感情が持続し，食事への注意集中が困難となっていた。病棟看護師は介入に困難し，専門的な知識や介入技術をもつ専門看護師に相談した。

(4) 専門看護師

専門看護師とは，日本看護協会専門看護師認定資格に合格し，より困難で複雑な健康問題を抱えた人，家族，地域等に対してより質の高い看護を提供するための知識や技術を備えた特定の専門看護分野において卓越した看護実践能力を有する看護師である。専門看護師の資格は，5年以上の実践経験をもち，看護系の大学院で修士課程を修了した後に認定

審査に合格することで取得できる。リハビリテーション看護の領域においては，慢性疾患看護専門看護師のうち，脳卒中を専門とする専門看護師が活動している。

(5) 専門看護師の介入にみるケアリングの要素

表 14-2 に，専門看護師の介入と患者の反応，介入にみられたケアリングの要素を示す。

専門看護師は，昼食時に患者を訪れ，病棟師長に対してまず患者が注意障害と半側空間無視を有していることから，食事環境は個室が適切であることを提案した（competency）。

次に専門看護師は患者に自己紹介をすると，まず，患者が真剣に何度も訴えていた，「トロミをつけると喉に詰まる」という主訴に関心を寄せ，患者に，「トロミ剤が入っていて飲み込みにくいのですね（compassion）。喉に詰まりそうで飲み込むことが怖いですよね（compassion）」と話しかけた。

専門看護師の言葉に患者は，我が意を得たとばかりに，「そうです！　何度もそう言っているのに！　よくならない！」と強い口調で応答した。専門看護師は患者の強い口調に反応するのではなく，患者の反応から，「患者は本当に飲み物や食事が喉に詰まるのではないか，呼吸ができなくなるのではないかという怖さを体験」していたことを確認した。

専門看護師は，トロミ剤を全て外すことはできないが，トロミ剤の量を調整できないか相談することを患者に伝え，嚥下機能に関するフィジカルアセスメント（competency）を開始した。

そして，即座にリハビリテーションチームでトロミ剤の調整について検討（competency）し，調整したトロミ剤を患者に試してもらい，患者の意見を聴きながら（compassion），同時に嚥下状態を評価しながら

表 14-2　専門看護師の看護介入とケアリングの要素の分析

専門看護師の介入と患者の反応	ケアリングの要素
【介入前】Pt：トロミをつけると余計に喉に詰まる。（怒りを表出，注意が逸れ食事中断）	
【専門 Ns の介入】 専門 Ns：（病棟師長に対して）患者が，注意障害と半側空間無視を有していることから，個室で食事をすることを提案。患者に自己紹介する。	competency （能力）
Pt：トロミをつけると余計に喉に詰まる！（怒り） 専門 Ns：トロミ剤が入っていて飲み込みにくいのですね。喉に詰まりそうで飲み込むことが怖いですよね。	compassion （思いやり）
Pt：そうです！　何度もそういっているのに，よくならない！ 専門 Ns：（患者は本当に飲み物や食事が喉に詰まるのではないか。息が出来なくなるのではないかという怖さを体験していたことを確認）トロミ剤を少し減らせないか相談してみましょう。舌をみせて下さい（嚥下機能に関するフィジカルアセスメントを開始）。	compassion （思いやり）
専門 Ns：即座にリハビリテーションチームでトロミ剤の調整について検討し，調整したトロミ剤を試してもらい，患者の意見を聴きながら，同時に嚥下状態を評価しながら使用するトロミ剤の量を決定。	competency （能力）
専門 Ns：これでどうですか。気を付けて食べて下さい，と調整したお茶や食事を促す。 Pt：これなら良い。これまで喉に詰まって飲めなかった（ほっとした表情で怒りが収まる）。ありがとう。	compassion （思いやり） competency （能力）
専門 Ns：担当看護師，リハビリテーションセラピストと，患者の座位や個室環境についてディスカッション。介入方法の統一について，患者の前で担当者に依頼する。 Pt：ありがとう。これで食事が食べやすくなりました。 【介入後】Pt の食事中の怒りの表出が減少し，セラピストや看護師の意見も受け入れるようになる。専門 Ns が病室を訪れるのを待つ。	compassion （思いやり） competency （能力）

右側に「信頼（confidence）」の注記が複数箇所に示されている。

＊良心（conscience）とコミットメント（commitment）は看護実践の基盤になっている。
＊分析は，Sr. M. Simone Roach の 5 つの C を元に実施した。

（competency）使用するトロミ剤の量を決定した。

　専門看護師は患者に，「これでどうですか。気をつけて食べてください（compassion）」と，トロミ剤を調整したお茶や食事を促した。患者は，「これならよい。これまで，喉に詰まって飲めなかった」とほっとした表情で，「ありがとう」と言って食事を開始した。患者の主訴に対する早急な対応は患者にとっては，看護師を頼ることができるという信頼の第一歩となったことが伺える。

　さらに，専門看護師は，担当看護師や理学療法士，作業療法士，言語聴覚士とともに，運動機能障害や注意障害，半側空間無視による食事への影響，食事の形態について検討し，個室環境における食事に使用するテーブルの位置，トレイに配置する食器の数，患者の座位姿勢や上肢の使い方，介入する看護師の位置について統一した（competency）。

　患者は，専門看護師が来訪する昼食の介入時間を待つようになり，怒りの表出が減少し，他者の意見も受け入れるようになった。

　本事例が示すように，患者の適応行動は，看護師のケアリングの実践によって促される。本事例においては，患者の痛みや苦痛を理解しようとする看護師の思いやり（compassion），解決するための能力（competency）つまり看護師としての専門的な知識，判断，技術を用いた実践によって，看護師に対する信頼（confidence）が生まれ，環境への適応行動が促されたと言える。この看護師の行動の基盤には良心（conscience）とコミットメント（commitment）があることは言うまでもない。

　また，思いやり（compassion）抜きの能力は冷酷で，非人間的なものとなるが，逆に，能力（competency）抜きの思いやりは，援助を求めている人の生活に対する，有害とは言えないまでも無意味な介入以外の何ものでもない[4]とあるように，看護師はリハビリテーション看護の

専門性について日々研鑽し患者と家族が環境に適応できるように支援することが期待されている。

(6) 多職種協働による治療環境のデザイン

　昼食時に多職種が協働して介入することを提案した専門看護師は，複数の高次脳機能障害の中でも注意障害を改善することを優先し，昼食時に個室環境で集中して介入することについて多職種に説明し同意を得た。また，注意障害の改善は，半側空間無視に対する代償行為の獲得に向けた介入効果に繋がることも予測された。多職種による介入場面を**図 14-1～3**に示す。

　専門看護師は，注意障害に対して外的環境からの刺激を制限するために個室環境を設定した。さらに，食事に使用するテーブルの非無視側である右側を壁につけ，非無視側からの感覚情報処理を制限した。この環境設定により患者が無視側に配置された食事に注意を移動させることを可能にすることが推測された。

　また，専門看護師は**図 14-1**に示すように，トレイに配置される食器の数を4つに限定した。そして，患者が4つの食器に注意を配分できるように，無視側への注意喚起を促した。さらに，食事の途中で患者が怒りを表出した際には思考の切り替えを行い，食事摂取が途切れないように促した。

　理学療法士は，**図 14-2**に示すように食事中の安定した座位の確立をはかるために，食前に骨盤後傾に対する徒手的修正や車いすでのシーティング，体幹のサポートを行った。理学療法士の介入により，患者は食事中に姿勢を崩すことなく摂食行為に集中できた。食事に必要な基本動作を調整することは，食事開始前のもっとも重要な介入と言える。多くの看護師は，食事の途中で患者の姿勢が崩れると注意の集中も同時に

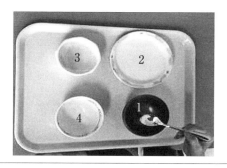

図 14-1　食器の配置

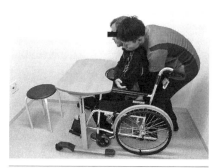

図 14-2　食事前の姿勢の調整

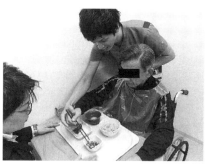

図 14-3　作業療法士と看護師の協働

途切れることを経験している。

　作業療法士は，**図 14-3** に示すように，専門看護師が患者の食事行為を誘導している際にその誘導に沿って，患者が食事行為を中断しないように注意を払い，非麻痺側上肢のハンドリングや麻痺側上肢のポジショニングを行った。ハンドリングは，患者の易怒性を助長しないように，患者の後方から，専門看護師の介入に合わせて行った。ここでは，看護師と作業療法士の介入のタイミングが大変重要な要素となる。また，作

業療法士は，患者の意見を聴きながら自助具を作製した．

さらに，作業療法の治療時間についても昼食の前にスケジュールを組み，昼食の行為に治療効果を反映させるように試みた．専門看護師は言語聴覚士とも常に連絡をとり，嚥下機能の評価，食事形態の検討を行った．

以上のように専門看護師がリハビリテーションチームのコーディネーターとしての役割をとり，多職種協働による治療環境の場をデザインし介入した結果，患者の摂食セルフケア不足は2週間で改善し，患者は個室環境からデイルームでの食事環境へと移行した．

同時に患者は内的環境の安定を取り戻し，退院後の生活の構築について家族とともにデザインするようになり，環境への効果的な適応過程をたどった．

本章の冒頭で述べたように，患者と家族の環境への適応過程においてリハビリテーション看護師にもっとも望まれることは，人間のもつ力を信じ決して諦めない姿勢である．そのうえで看護師は専門職意識をもち，多職種との協働をより効果的なものとするために，治療環境の場をデザインし，患者と家族が変化した環境に適応することができるように適応の促進者としての役割を遂行しなければならない．

引用文献

1) ARN ホームページ：http://membercircle.rehabnurse.org/home （2017年12月10日閲覧）
2) Herdman T. H, 上鶴重美（編），日本看護診断学会（監訳）：NANDA-I 看護診断―定義と分類 2015-2017 原書第10版．医学書院，東京，2015
3) Mayeroff M（著），田村真，向野宜之（訳）：ケアの本質―生きることの意味．ゆみる出版，東京，1987

4) Sr. M. Simone Roach（著），鈴木智之，操華子，森岡崇（訳）：アクト・オブ・ケアリング―ケアする存在としての人間．ゆみる出版．東京，1996
5) 加藤元一郎：高次神経機能障害のリハビリテーション 4 ―注意障害．理学療法ジャーナル 33（8）：575-581，1999
6) Roy SC：The Roy Adaptation Model（Third edition）.Pearson, USA
7) 日高艶子：適応．安酸史子，鈴木純恵，吉田澄恵（編）：ナーシンググラフィカ―成人看護学①成人看護学概論，pp247-258，メディカ出版，大阪，2004
8) 日高艶子：セルフケア再獲得を支援する方法．安酸史子，鈴木純恵，吉田澄恵（編）：ナーシンググラフィカ―成人看護学②健康危機状況/セルフケアの再獲得，pp 217-237，メディカ出版．大阪，2015
9) Association of Rehabilitation Nursing（編），奥宮暁子（監訳）：リハビリテーション看護の実践―概念と専門性を示す ARN のコアカリキュラム．日本看護協会出版会，東京，2006
10) 鹿島晴雄，大東祥孝，種村純（編）：よくわかる失語症セラピーと認知リハビリテーション．永井書店，大阪，2008

15 | 我が国におけるリハビリテーション医療の現在と未来

金田嘉清

《**目標&ポイント**》
我が国における高齢・少子化社会，医師不足，療法士教育の現状について概説するとともに今後，リハビリテーション医療が直面する問題とその対策について解説する。また，将来期待されているリハビリテーション分野における新しい治療について触れる。
(1) 我が国における高齢・少子化社会の現状と将来像を理解する。
(2) 世界における高齢化の動向を理解する。
(3) 高齢化社会に対してリハビリテーション医療が抱える問題を理解する。
《**キーワード**》 高齢・少子化社会，リハビリテーション科専門医，医師不足，療法士の過剰養成の問題，リハビリテーションロボット

1. 少子・高齢化社会の現状と未来

(1) 我が国における人口推移と高齢化の動向
a）総人口と人口構造の推移（図 15-1）

　昭和 20（1945）年では 7,215 万人であった我が国の総人口は，昭和 42（1967）年に 1 億人を突破し，平成 20（2008）年には 1 億 2,808 万人とピークに達した。しかし，平成 23（2011）年以降，総人口は継続して減少した結果，平成 28（2016）年では 1 億 2,693 万人となった。また，日本人人口の減少幅は，この 6 年間で連続して拡大している[1,2]。
　総人口の人口構造を年齢 3 区分別人口割合（年少人口：0〜14 歳，生

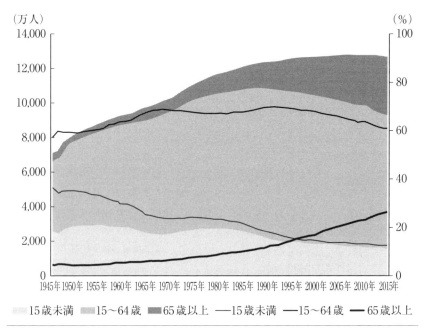

図 15-1　我が国における人口構造の推移

産年齢人口：15〜64 歳，高齢者人口：65 歳以上）でみると，昭和 20 (1945) 年に 36.8 % あった年少人口割合は緩やかに減少を続け，平成 27 (2015) 年に 12.5 % となった[3,4]。生産年齢人口割合は平成 4 (1992) 年の 69.8 % をピークに減少を続け，平成 27 (2015) 年には 60.8 % となった[1,4]。その一方で昭和 25 (1950) 年には 5 % に満たなかった高齢者人口割合は，昭和 60 (1985) 年には 10.3 %，平成 17 (2005) 年には 20.2 % と急速に増加し，平成 27 (2015) 年は 26.7 % と過去最高となった[1,4]。我が国の高齢者人口割合は，平成 9 年 (1997) 年に年少人口割合を上回っている。

b）人口構造の将来像（図15-2）

　内閣府が公表している「平成29年版高齢社会白書」[5]によると，将来推計人口（全国の将来の出生，死亡および国際人口移動について仮定を設け，これらに基づいて日本の将来の人口規模並びに年齢構成等の人口構造の推移について計測したもの）は，2029年に1億2,000万人を下回った後も減少を続け，2053年には1億人を割り9,924万人となり，2065年には8,808万人になると推計されている。高齢者人口は，「団塊の世代」が75歳以上となる2025年に3,677万に達し，その後も増加を続け，2042年に3,935万人でピークを迎え，その後は減少に転じると推計されている。

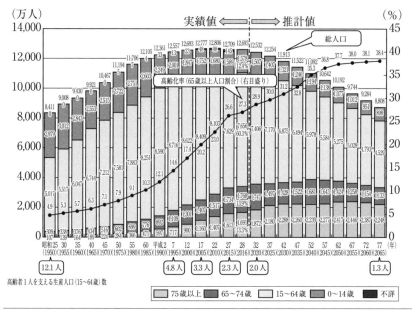

図15-2　人口構造の将来像
　　　　（文献5より改変して引用）

総人口が減少する中で高齢化率は上昇を続け，2036年に33.3％で3人に1人が高齢者を占める社会となる。そして，2042年以降は高齢者人口が減少に転じても高齢化率は上昇傾向にあり，2065年には38.4％に達し，国民の2.6人に1人が高齢者となる社会が到来すると推計されている。

　高齢者人口割合と生産人口割合の比率でみてみると，昭和25（1950）年には1人の高齢者に対して12.1人の生産人口がいたのに対し，平成27（2015）年には高齢者1人に対して生産人口2.3人となっている。そして，2065年には1人の高齢者に対し1.3人の生産人口という比率となる。

（2）主要国における人口推移と高齢化の動向
a）世界の人口推移と主要国の動向（表15-1）

　平成27（2015）年に世界の総人口は73億4,947万人であり，今後，総人口は増加を続け，2060年には101億8,429万に到達すると見込まれている[5]。人口の推移を主要国にみると，中国とインドは平成27（2015）年の総人口数が13億人を超えており，2050年にはインドの人口が17億人と増加を続け，中国とインドの両国の総人口が，世界の総人口の約32％を占めるようになると見込まれている。また，韓国，アメリカ合衆国，イギリス，フランス，ベトナムも平成27（2015）年から2050年までの間に総人口の増加が見込まれている。

　人口増加率をみると，平成27（2015）年以降に各国とも減少しており，2050年から韓国，ドイツ，中国がマイナス値となり，我が国と同様に人口の減少がはじまることが見込まれている。

b）世界の高齢化の動向（図15-3）

　主要国の高齢化率は，右上がりに上昇を続けており，各国とも高齢化

表 15-1 主要国の人口および人口増加率：1950〜2100 年

国名	人口 (1,000 人)					年平均人口増加率 (%)			
	1950 年	1980 年	2015 年	2050 年	2100 年	1950〜55 年	2015〜20 年	2050〜55 年	2095〜100 年
日本	82,199	115,912	126,573	107,411	83,175	1.45	−0.24	−0.56	−0.33
韓国	19,211	37,451	50,293	50,593	38,504	1.94	0.38	−0.51	−0.37
アメリカ	157,813	229,588	321,774	388,865	450,385	1.58	0.72	0.37	0.20
イギリス	50,616	56,222	64,716	75,361	82,370	0.20	0.60	0.27	0.11
フランス	41,880	54,053	64,395	71,137	75,998	0.77	0.41	0.13	0.09
ドイツ	69,786	78,160	80,689	74,513	63,244	0.43	−0.07	−0.43	−0.21
ベトナム	24,810	54,373	93,448	112,783	105,076	2.53	0.98	0.09	−0.19
中国	544,113	977,837	1,376,049	1,348,056	1,004,392	1.91	0.39	−0.49	−0.47
インド	376,325	697,230	1,311,051	1,705,333	1,659,786	1.68	1.15	0.28	−0.28

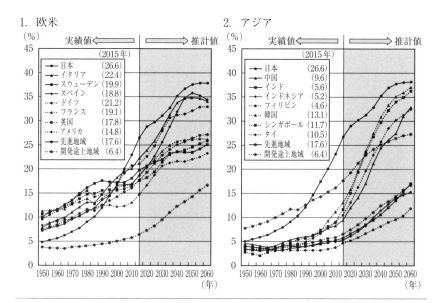

図 15-3　世界の高齢化の動向

が進行することが見込まれる（**図 15-3**）[3]。主要国の高齢化率と比較してみると，昭和 55（1980）年までは低水準であった我が国の高齢化率は，平成 17（2005）年にもっとも高い水準となり，その後急激な速度で増加する見込みである[5]。また，アジア諸国の高齢化率は，2060 年には平成 27（2015）年のおよそ 3 倍になることが予想される[5]。

　主要国の高齢化の速度を倍加年数（高齢化率が 7 ％からその倍の 14 ％に達するまでの所要年数）で比較すると，フランスが 115 年，イギリスが 46 年，ドイツが 40 年であるのに対し，我が国は昭和 45（1970）年から 24 年後の平成 6（1994）年に 14 ％に到達している[5]。主要国ともに，高齢化が進展しているが，我が国の高齢化が，著しい速度で進展してきたことがわかる。また，韓国は 18 年，中国は 23 年と，我が国を

上回る速度で高齢化が進展することが予測されている[5]。

　主要国の人口増加率と高齢化率の関係を比較すると，平成27（2015）年から2020年に主要国は人口増加率をプラス値で維持しながら高齢化が進展しているが，我が国とドイツは増加率がマイナス値，すなわち人口が減少しながら高齢化が進展している。この傾向は，いずれほとんどの主要国で直面するものであり，その先陣を切っている我が国の対応は，今後高齢化対策の基本モデルになりうると各国から高い関心が集まっている。

（3）我が国の高齢化社会における高齢者と障害者の実態
a）平均寿命と健康寿命の推移
　我が国の平均寿命は，生活環境の改善や食生活および栄養状態の改善，医療技術の進歩，または福祉・公衆衛生の向上により急速に延び，平成28（2016）年では男性80.98年，女性87.14年と世界トップクラスとなった（**図15-4**）。また，健康寿命（健康上の問題で日常生活が制限されることなく生活できる期間）も，平成25（2013）年で男性71.19年，女性74.21年と世界トップクラスである[1]。

　平均寿命と健康寿命の推移についてみてみると，両者とも延びているが，両者の差，すなわち日常生活に制限のある「何らかの不健康な状態である期間」は若干広がっている（**図15-5**）[5]。平均寿命の延伸は，特に医療技術の進歩の貢献は大きく，これまで死因となる疾病の治療が可能となり，延命に大きく貢献した。しかし，一命は取りとめたものの，主の疾病によって生じた何らかの機能障害を有したまま，生存しなければならない患者が急増することとなった。従って，死亡するまでの間，何らかの障害を有すると考えると，高齢者人口がピークを迎える2042年前後には，同時に障害者数も最多になると予測できる。

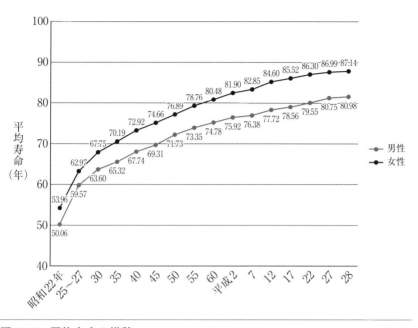

図 15-4 平均寿命の推移
平成 28 年簡易生命表のデータで作成

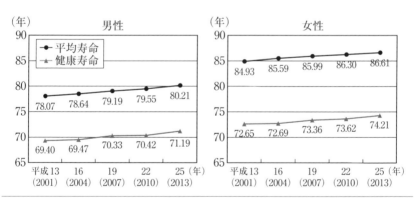

図 15-5 健康寿命と平均寿命の推移
（文献 5 より改変して引用）

b）受療率と死因死亡率の推移（図 15-6, 7）

　平成 26（2014）年の「患者調査」によると 65 歳以上の受療率（ある特定の日に疾病治療のために，すべての医療施設に入院あるいは通院，または往診を受けた患者数と人口 10 万人との比率）は，入院が 2,840 人，外来が 10,637 人と，他の年齢階級に比べ高い水準であった[6]。65 歳以上の高齢者の受療率の高い主な疾病は，入院では「脳血管疾患」，「悪性新生物」となっており，外来では「高血圧性疾患」，「脊柱障害」であった[5]。

　高齢者の死因をみると，死亡率（人口 10 万人あたりの死亡数）は，平成 27（2015）年では「悪性新生物（がん）」がもっとも高く，次いで「心疾患（高血圧性を除く）」，「肺炎」の順であり，これら 3 つの疾患が高齢者の死因の半分を占めている[5]。

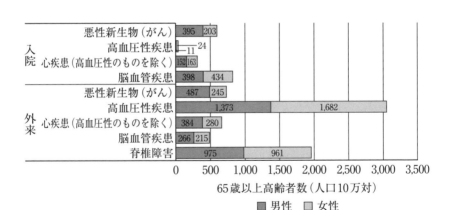

図 15-6　主な傷病別にみた受病率（人口 10 万対）
　　　（文献 5 より改変して引用）

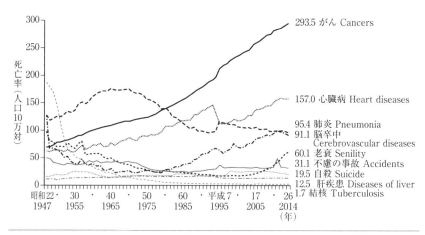

図 15-7　主な死因別にみた死亡率の年次推移

c）高齢者介護の現状（図 15-8）

　介護保険制度における「要介護者」または「要支援者」と認定を受けた要介護者は，平成 26（2014）年度末で 591.8 万人となっており，平成 15（2003）年度末の 370.4 万人から 221.4 万人増加している。要介護者のうち第 1 号被保険者は 17.9 ％を占めている[5]。

　要介護者について介護が必要になった要因についてみてみると，平成 25（2013）年では「脳血管疾患（脳卒中）」が 17.2 ％ともっとも多く，次いで「認知症」16.4 ％，「高齢による衰弱」13.9 ％，「骨折・転倒」12.2 ％であった[5]。

　65〜74 歳で要支援の認定者は 24.5 万人（1.4 ％），要介護の認定者は 50.8 万人（3.0 ％）であるのに対し，75 歳以上では要支援の認定者は 143.2 万人（9.0 ％），要介護の認定者は 373.3 万人（23.5 ％）と要介護の認定者の割合が大きく上昇している[5]。

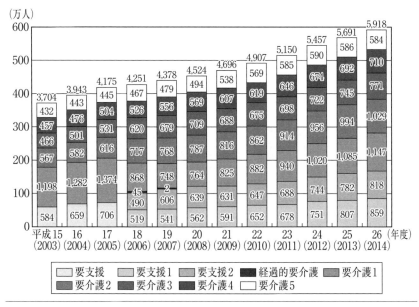

図15-8 第1号被保険者（65歳以上）の要介護度認定者数の推定
（文献5より改変して引用）

d）介護要因となる認知症の実態（図15-9）

認知症は，介護が必要となる要因の1つであり，今後さらに患者数は増えることが見込まれている。65歳以上の高齢者の認知症患者数と有病率の将来推計についてみると，平成24（2012）年は認知症患者数が462万人と，65歳以上の高齢者の7人に1人（有病率15％）であったが，2025年には約700万人，5人に1人となると推計されている[5]。

e）障害者数の推計（表15-2, 3）

小口は，身体障害者実態調査と介護認定の推定から2040年の障害者数を推計している[7]。身体障害者実態調査から算出した結果では，障害者総数が417.6万人となり，平成13（2001）年の1.29倍となる。ま

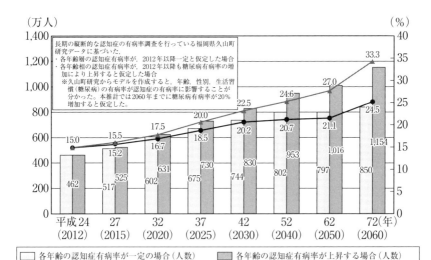

図 15-9　65 歳以上の認知症患者の推定者と推定有病率
（文献 5 より改変して引用）

表 15-2　身体障害者の将来推計　　　　　　　　　　　　　　　　　（単位：千人）

年齢階級	身体障害者	人口千人対	2040 年人口	推計身体障害者	2001 年比
18～19 歳	11	3.7	1,798	7	0.60
20～29	70	3.9	10,122	39	0.56
30～39	93	5.4	11,868	64	0.69
40～49	213	13.0	12,525	163	0.76
50～59	468	24.2	14,078	341	0.73
60～65	363	46.5	7,989	371	1.02
65～69	522	72.1	8,818	636	1.22
70 歳以上	1,482	96.2	26,563	2,555	1.72
合計	3,245	31.1	93,761	4,176	1.29

（文献 7 より転載）

表 15-3　介護認定者の将来推計

男性	2002年人口	介護認定者	人口比	2040年人口	推定介護認定者	2002年比
40〜64歳	21,492	68	0.003	17,200	55	0.800
65〜69	3,488	97	0.028	4,180	116	1.199
70〜74	2,826	161	0.057	3,411	194	1.207
75〜79	1,925	201	0.105	2,732	286	1.419
80〜84	976	196	0.200	2,044	409	2.094
85〜89	506	174	0.344	1,494	515	2.952
90歳以上	204	110	0.539	1,099	593	5.388
合計	31,417	1,007	0.032	32,160	2,167	2.152
女性	2002年人口	介護認定者	人口比	2040年人口	推定介護認定者	2002年比
40〜64歳	21,830	62	0.003	17,392	50	0.797
65〜69	3,880	106	0.027	4,637	126	1.195
70〜74	3,385	227	0.067	4,015	269	1.186
75〜79	3,642	415	0.114	3,505	399	0.962
80〜84	1,870	567	0.303	3,028	919	1.619
85〜89	1,141	552	0.484	2,793	1,351	2.448
90歳以上	638	429	0.673	3,394	2,284	5.318
合計	36,386	2,358	0.065	38,763	5,397	2.289
総計	67,803	3,365	0.050	70,923	7,564	2.248

（文献7より転載）

た，65歳以上の階級の障害者数は，319.1万人と全体の76.4％を占める．65〜69歳と70歳以上の階級の推計身体障害者の平成13（2001）年比は，1.22倍と1.72倍であった．しかし，本調査では70歳以上を1階級と設定しているため，後期高齢人口増加を反映できておらず，実際にはこの計算値以上の身体障害者が出現する可能性がある．

　介護認定による将来推計の結果は，2040年の推計介護認定者の総数

は，756.4万人と平成14（2002）年比の2.25倍となった。特に85歳以上では男性3.00倍，女性2.45倍，90歳以上では男性5.39倍，女性5.32倍と高い。

2．リハビリテーション医療の現状

（1）医療保険と介護保険制度
a）医療保険制度におけるリハビリテーション医療

我が国の公的な医療保険は，各種被用者保険と国民健康保険，後期高齢者医療制度に分かれており，すべての国民はいずれかの制度に加入し，保険料を納付することにより，一定の自己負担にて安心して医療が受けられるようになっている。これを「国民皆保険」と言う。保険医療機関等の実施した医療サービスの対価は，診療報酬にて定められており，概ね2年に1回，厚生労働省に設置された中央社会保険医療審議会にて定められている。

リハビリテーション医療に関する診療報酬は，平成14（2002）年は，複雑（40分），簡単（20分）という枠組みから個別療法として単位制（1単位20分）に大きく改訂され，理学療法士，作業療法士，言語聴覚士1人あたりの日および週の実施上限や患者1人に対する1日の実施上限が設けられた。

平成28（2016）年度時点における診療報酬は，単位制に基づき疾患別（脳血管疾患，運動器，廃用症候群，心大血管，呼吸器）リハビリテーション料及び施設基準にて分類されており，疾患ごとに標準算定日数（定められた診療報酬を全額請求できる日数）が設定されている。また，この他に早期リハビリテーション加算やADL維持向上等体制加算などの多数のリハビリテーション関連の診療報酬が設定されている[8]。

b）介護保険制度の現状と今後

少子高齢化の進行に伴い，膨らみ続ける医療費の財政的問題や介護期間の長期化，核家族化の進行，介護者の高齢化など社会情勢の変化に伴う介護ニーズに対応する制度として，平成12（2000）年に介護保険法が施行され，我が国の5つ目の公的社会保険制度として介護保険制度が開始された。

介護保険におけるリハビリテーション関連の報酬は，リハビリテーションマネジメント加算，をはじめに訪問系は訪問リハビリテーション

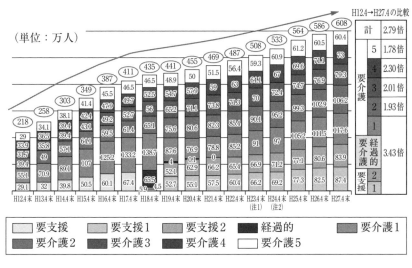

注1）陸前高田市，大槌町，女川町，桑折町，広野町，楢葉町，富岡町，川内村，大熊町，双葉町，浪江町は含まれていない。
注2）楢葉町，富岡町，大熊町は含まれていない。

図 15-10　要介護度別認定者数の推移

要介護（要支援）の認定者数は，平成27年4月現在608万人で，この15年間で約2.79倍に。このうち軽度の認定者数の増が大きい。また，近年，増加のペースが再び拡大。
（文献10より引用）

基本報酬や短期集中リハビリテーション実施加算，社会参加支援加算，また通所系の通所リハビリテーション基本報酬，短期集中個別リハビリテーション実施加算，認知症短期集中リハビリテーション実施加算などが設定されている[9]。

　介護保険制度は，創設以来15年以上が経過し，65歳以上被保険者数が約1.5倍に増加する中で，サービス利用者数は約3倍に増加し，我が国における高齢者の介護の現状に定着している（**図15-10**）[10]。しかし，平成28（2016）年度10.4兆円となっている介護費用は，2025年には約21兆円に膨れ上がることが推計されている（**図15-11**）[10]。この介護費用の増大は，介護保険制度創設当時，全国平均3,000円程度であった介護保険料は，現在5,500円になっており，2025年には8,200円になることが見込まれている[1]。

（2）医療と介護改革の取り組み
a）地域包括ケアシステム

　介護保険制度の状況等を踏まえ，平成26（2014）年に医療介護総合保護推進法が第186回通常国会で成立され，介護分野の制度改革に関して，地域包括ケアシステムの構築と介護保険制度の持続可能性の確保のための見直し事項が盛り込まれ，平成27（2015）年から順次施行されている。

　地域包括ケアシステムは，疾病構造の変化とともに，高齢化によって複数の慢性疾患を抱えながら，地域で暮らす人が増加している中，「治す医療」から「治し，支える医療」への転換を図るうえで基盤となる仕組みである。

b）地域医療構想と病床機能報告制度

　医療介護総合保護推進法の成立によって，効率的かつ質の高い医療提

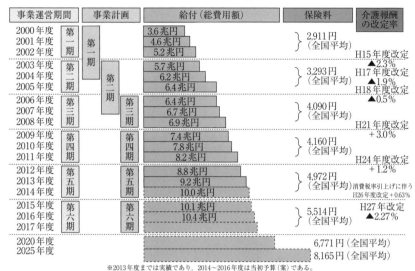

図15-11　介護給付と保険料の推移

市町村は3年を1期（2005年度までは5年を1期）とする介護保険事業計画を策定し，3年ごとに見直しを行う。保険料は，3年ごとに，事業計画に定めるサービス費用見込額等に基づき，3年間を通じて財政の均衡を保つよう設定。

高齢化の進展により，保険料が2020年には6,711円，2025年には8,165円に上昇することが見込まれており，地域包括ケアシステムの構築を図る一方，介護保険制度の持続可能性の確保のための重点化・効率化も必要となっている。

（文献10より引用）

供体制を構築するとともに，地域包括ケアシステムの構築を通じ，地域における医療および介護の総合的な確保を推進するため，医療法が改正され，「地域医療構想」と「病床機能報告制度」が導入された。「地域医療構想」と「病床機能報告制度」は，病床の機能の分化・連携を推進するための仕組みである。

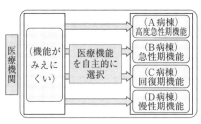
・高度急性期機能
　－急性期の患者に対し，状態の早期安定化に向けて，診療密度が特に高い医療を提供する機能
・急性期機能
　－急性期の患者に対し，状態の早期安定化に向けて，医療を提供する機能
・回復期機能
　－急性期を経過した患者への在宅復帰に向けた医療やリハビリテーションを提供する機能
　－特に，急性期を経過した脳血管疾患や大腿骨頸部骨折等の患者に対し，ADLの向上や在宅復帰を目的としたリハビリテーションを集中的に提供する機能（回復期リハビリテーション機能）．
・慢性期機能
　－長期にわたり療養が必要な患者を入院させる機能
　－長期にわたり療養が必要な重度の障害者（重度の意識障害者を含む），筋ジストロフィー患者または難病患者等を入院させる機能

図 15-12　病床の機能分化と 4 つの医療機能
（文献 11 より引用）

「地域医療構想」は，都道府県の二次医療圏を基本とした「構想区域」ごとに，2025 年の「高度急性期機能」「急性期機能」「回復期機能」「慢性期機能」という 4 機能別に必要病床数を定め，その達成に向けた病床の機能分化および連携を推進する施策を検討する制度である（**図 15-12**）[11]．

「病床機能報告制度」は医療機関が病棟ごとに現在 4 つの機能のうちいずれの機能を担っており，将来 6 年後にはどのような機能を担うことになるかを都道府県に報告する制度であり，「地域医療構想」の基礎情報となる．

c）2025 年の構想（図 15-13）

平成 27（2015）年の医療・介護情報の活用による改革の推進に関する専門調査会の第一次報告によると医療施設調査の対象となった 134.7 万床のうち病床機能報告のあった 123.4 万床の情報から算出した結果，

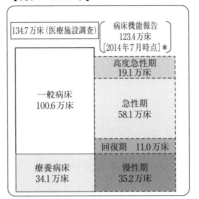

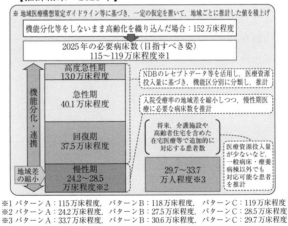

図 15-13　2025 年の医療機能別必要病床数の推計結果
（文献 11 より引用）

2025年に必要となる病床数は115〜119万床と推計された。高度急性期は19.1万床から13.0万床,急性期は58.1万床から40.1万床,回復期は11.0万床から37.5万床,慢性期は35.2万床から24.2〜28.5万床と推計された[11]。まだ,確定した結果ではないが,いずれにせよこの2025年の構想に向けて,リハビリテーション関連職種も再編されることになると考えられる。

3. リハビリテーション医療関連職種が抱える課題

(1) リハビリテーション科専門医の課題
a) リハビリテーション科専門医不足の問題

リハビリテーション科専門医は,日本リハビリテーション医学会によって認定されたリハビリテーション医学・医療に関する専門的な知識や技術を有する医師であり,我が国には,平成25(2013)年8月現在,1,930名のリハビリテーション科専門医が認定されている。平成19

表15-4 職域割合別のリハビリテーション科専門医現在数,必要数および不足数

	専門医現在数(名)	専門医必要数(名)	専門医不足数(名)
②臨床回復期	195	885〜1,325	690〜1,130
①臨床急性期・一般病床	1,068	1,529〜2,038* 1,461〜1,948**	821〜1,398
③臨床維持期・地域支援			
④教育・研究	121	304	183
合計	1,384	3,078〜4,095	1,694〜2,711

*神奈川モデルより推計
**厚生労働省全国医療施設調査より推計

(文献12より転載)

(2007) 年,リハビリテーション科専門医会で設置されたリハビリテーション科専門医需給に関するワーキンググループがリハビリテーション科専門医の将来必要数に関して公表した (**表 15-4**)[12,13]。調査時点での専門医現在数 1,384 名に対し,必要数は 3,078～4,095 名と推計され,1,694～2,711 名の不足が算出された。平成 19 (2007) 年時点では,必要数の 3 分の 1～2 分の 1 を充足しているに過ぎず,現システムでの自然増に任せるなら,必要数充足まで 50 年先になると指摘している。

b) 我が国の医師不足の問題

リハビリテーション科専門医の不足問題には,我が国が抱える医師不足が根底の問題となっている。我が国における医師不足の問題は,社会情勢とともに幾度なく議論がなされてきている[14]。日本の医師不足の根拠とされている 1 つが経済協力開発機構 (Organisation for Economic Co-operation and Development:OECD) 加盟国の人口あたりに対する医師数との比較によるものである。平成 27 年に発表された OECD Health Statistics のデータによると,我が国は人口 1,000 人あたりに対し,2.8 人と OECD 加重平均 (加盟国の全医師数を加盟国の全人口で除した値に 1,000 を乗じた値) 2.8 よりも下回っていた (**図 15-14**)[15]。

我が国では,着実に医師数は増えてきており,総人口の減少や少子高齢化といった社会背景を踏まえると,医師の絶対数の不足は,いずれ解消されると考えられる。しかしながら,地域包括ケアシステムや地域医療構想などの政策を推進させる中では,地域や診療科における医師数の偏在の問題解消は急務と考えられる。特に,高齢者と障害者の人口増加が見込まれる我が国では,リハビリテーション医療の需要増加は必至であり,リハビリテーション科専門医の不足問題は我が国の施策として取り組むべき課題である。

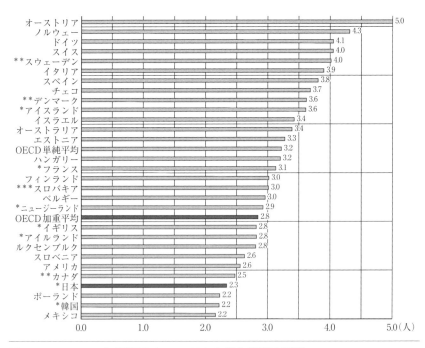

図 15-14　OECD 加盟国の人口 1,000 人当たり臨床医数
（文献 15 より引用）

（2）理学療法士・作業療法士の課題
a）理学療法士・作業療法士の養成

　理学療法士・作業療法士数は，養成がはじまった昭和 41（1966）年以降，比較的緩やかに増加していたものの，平成 3（1991）年に「高齢者保健福祉推進 10 カ年計画」いわゆるゴールドプランが策定されたことによって，リハビリテーション専門職の必要性が謳われ，国内各地に養成校が開設され，急増する結果となった。しかしその一方で，18 歳人口は，平成 4（1992）年に 205 万人，平成 26（2014）年は 118 万人と

第15章 我が国におけるリハビリテーション医療の現在と未来 | 321

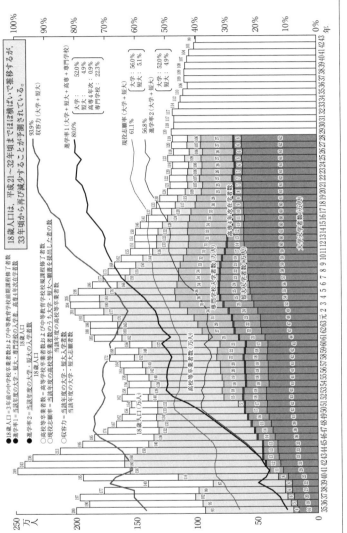

図15-15 18歳人口の高等教育機関への進学率等の推移
（文献16より引用）

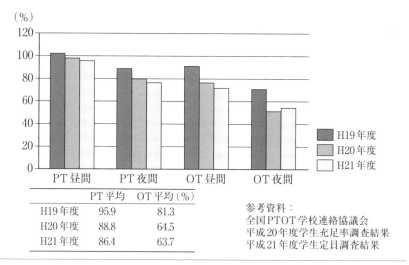

図 15-16　全国理学療法士・作業療法士学校連絡協議会会員校
　　　　　総入学定員数に対する充足率
　　　　　（文献17より引用）

年々減少し，2021年以降再び減少すると推計されている（**図15-15**）[16]。平成29（2017）年時点，入学定員充足率が100％に達していない私立大学は，約45％を占めている[16]。全国理学療法作業療法学校連絡協議会会員校の総入学定員数に対する充足率をみると，平成19（2007）年の理学療法の昼間校を除き，すべて100％を下回っているという現状にある（**図15-16**）[17]。

b）需要と供給の問題

　平成28（2016）年の医療従事者の需給に関する検討会の第2回理学療法士・作業療法士需給分科会にて報告された理学療法士・作業療法士・言語聴覚士需給調査によると，四病院団体協議会の会員病院（4,963施設）を対象に調査を行ったところ（回答数1,061施設），セラ

5) 内閣府：平成29年版高齢社会白書
6) 厚生労働省：平成26年患者調査
7) 小口和代：障害白書．才藤栄一，園田茂（編）：FITプログラム—総合的高密度リハビリテーション病棟の実現に向けて，pp113-125，医学書院，東京，2003
8) 厚生労働省：平成28年度診療報酬改訂について
9) 厚生労働省：平成27年度介護報酬改訂について
10) 厚生労働省老健局総務課：平成27年度公的介護保険制度の現状と今後の役割
11) 厚生労働省医政局地域医療計画課：地域医療構想・医療計画について
12) 佐伯寛：リハビリテーション科専門医，認定臨床医，研修施設の推移と将来必要数推計．総合リハ 38：80-82，2010
13) 佐伯寛，菅原英和，瀬田拓ほか：「リハビリテーション科専門医需給」に関する報告．リハ医学 45：528-534，2008
14) 中澤勇一：医師不足の現状と対策．信州医誌 58，291-300，2010
15) 厚生労働省医政局医事課：医療従事者の需給に関する検討会医師需給分科会（第2回）
16) 文部科学省高等教育局高等教育企画課高等教育政策室：高等教育の将来構想に関する基礎データ—第135回大学分科会資料
17) 全国PTOT学校連絡協議会：平成20年度学生充足率調査結果，平成21年度学生定員調査結果
18) 厚生労働省医政局医事課：医療従事者の需給に関する検討会—第2回理学療法士・作業療法士需給分科会—資料3 理学療法士・作業療法士・言語聴覚士需要調査
19) 本望修，宝金清博：神経再生治療．綜合臨床 58：217-220，2009
20) 本望修，宝金清博：骨髄幹細胞移植による脳梗塞治療．Surgery Frontier 16：315-320，2009

索引

● 配列は五十音順，＊は人名を示す．

●あ 行

アキレス腱断裂　272
アスペルガー症候群　217
圧痛　89
アテローム血栓性脳梗塞　46
安静臥位　77
安静時振戦　116
安静度　22
アンダーアーム型装具　238
医学的治療　22
医師　37
意識障害　22
一過性脳虚血発作　47
移動　32
移動動作　33
意欲の指標　167
医療職　31
インクルージョン　5
インターフェイス　222
ウィリアムス型　236
ウェルニッケ失語　52
うっ血　73
ウートフ徴候　126
運動学習　63
運動器疾患　71, 72
運動失調　115
運動発達　139
運動発達遅滞　139
運動療法　77
腋窩支持型クラッチ　243
園芸療法　205
嚥下障害　52
嚥下体操　33
嚥下練習　26

●か 行

遠城寺式幼児分析的発達検査法　139
起き上がり　26
オーバーユース障害　269, 276
折りたたみナイフ現象　49

介護福祉士　38
介護負担感　39
介護保険制度　252
介護予防　252
外在的フィードバック　68
外傷　269, 270
外傷性肩関節脱臼　271
外側ソール・ウェッジ　233
介達牽引　77
改訂長谷川式簡易知能スケール　167
回復　20
回復期　28
回復期リハビリテーション病棟　21
外来　71
顔ふき　26
下関節上腕靱帯　271
殻構造義肢　223
学習曲線　66
荷重痛　76
家族状況　31
下腿義足　225
肩関節周囲炎　86
片手操作型車いす　240
カックアップスプリント　228
活動　25
合併症　22
過負荷の原理　74
冠危険因子　95

環境因子　25
環境制御装置　247
観血的治療　72
看護師　38
患者　22
関節　71
関節可動域維持運動　25
関節可動域制限　72,73
関節固定　73
関節疾患　71
関節軟骨　73
関節破壊　79
関節包　77
義肢　222
義手　224
義足　225
企図振戦　115
機能障害　82
機能練習　148
気分障害　210
球症状　127
急性期　22
急性痛　76
吸着式ソケット　222
強直　72
胸腰仙椎装具　236
極超短波　77
筋　71
筋萎縮性側索硬化症　113,127
筋骨格系　71
筋ジストロフィー　113,129
金属支柱付き短下肢装具　231
筋膜リリース　77
筋力維持運動　25
筋力増強運動　74
筋力低下　73

靴型装具　232
屈筋共同運動パターン　49
クモ膜下出血　46
車いす　238
ケアリング　287
脛骨高位骨切り術　79
芸術療法　205
痙性麻痺　49
頸椎カラー　234
頸椎装具　234
血圧　25
血管　71
腱　71
牽引治療器　77
肩外転装具　228
肩義手　225
健康寿命　305
健康状態　25
言語聴覚士　39
幻肢　226
幻肢痛　226
原始反射　139
後遺症　37
更衣動作　26
構音障害　52
後期高齢者医療制度　312
口腔ケア　26,193
高次脳機能　31
高次脳機能障害　51
拘縮　72
拘縮期　86,87
巧緻性　30
行動変化　65
広汎性発達障害　217
高齢者　77
高齢者人口　300

誤嚥　33
股義足　225
5期モデル　178
呼吸器機能障害　102
呼吸困難　102
呼吸不全　103
呼吸リハビリテーション　103, 259
国際障害分類　8
国際生活機能分類　9
国民皆保険　312
国民健康保険　312
固縮　49
個人因子　25
骨　71
骨格構造義肢　223
骨折　71, 72
骨接合術　77
骨粗鬆症　77
コーピング　285
コミュニケーションエイド　128
固有受容性神経筋促通法　123

....

● さ 行

再生医療　323
座位保持装置　244
作業分析　203
作業用義肢　223
作業療法士　36
坐骨支持長下肢装具　232
差し込みソケット　222
サッチ・ヒール　233
サルコペニア　158
参加　25
残存能力　31
弛緩性麻痺　48
磁気波治療器　77

持久性運動　99
支持部　222
自助具　32
姿勢　33
指装具　228
持続的筋緊張　73
持続的他動運動　73
肢体不自由児　135
支柱付膝サポーター　232
失語症　51
自動運動　73
自動介助運動　73
児童福祉法　137
社会生活技能訓練　205
社会的背景　21, 29
社会復帰　20
習慣　31
収縮痛　76
舟状骨パッド　234
住宅　31
終末期　258
ジュエット型　237
手段的日常生活活動　32
手段的日常生活動作　53
腫脹　89
受療率　307
循環障害　73
障害者基本法　202
障害者自立支援法　202
障害者総合支援法　137, 201
障害福祉サービス　137
上肢装具　228
小児自閉症　217
情報収集　25
上腕義手　224
職業的背景　31

食事　26, 32
処置　22
自立生活運動　5
伸筋共同運動パターン　49
神経　71
神経筋疾患　113
神経症性障害　211
心原性脳塞栓症　47
人工骨頭置換術　78
人工膝関節置換術　79
心身機能　25
振戦　116
心臓機能障害　95
心臓リハビリテーション　95
靱帯　71
身体機能　20
身体機能評価　25
身体構造　25
伸張痛　76
心拍数　25
身辺動作　26
心理教育　205
心理の発達障害　217
据置型リフト　246
スプリング・バランサー　228
スポーツ障害　269
スポーツタイプ型車いす　240
生活期　38
生活行為向上マネジメント　260
整形外科的治療　152
生産年齢人口　299
精神疾患　198
精神障害者保健福祉手帳　202
精神発達遅滞　139
精神保健福祉法　200
精神療法　202

静的装具　228
生命維持　22
整容動作　33
脊髄小脳変性症　113, 121
脊髄損傷　81
脊椎圧迫骨折　80
摂食嚥下　177
摂食嚥下機能　31
摂食嚥下障害　181
設置型リフト　246
セルフケア　290
セルフケア能力　286
洗顔　32
前距腓靱帯　275
前十字靱帯損傷　88
全身耐久性　30
前方引き出し徴候　88
全面接触ソケット　222
前腕義手　224
前腕支持型クラッチ　243
早期機能回復　22
早期離床　22
装具　227
装具療法　89
装飾用義肢　223
足関節捻挫　274
促通　25
側彎装具　237
ソケット部　222
ソミーブレイス　235

●た　行

体幹装具　234
大腿義足　225
大腿骨頸部骨折　77
大腿骨頸部内側骨折　77

多脚杖　242
他動運動　73
多発性硬化症　113,125
ターミナルケア　257
ターミナルデバイス　222
短下肢装具　231,274
端座位　26
断端管理　226
短橈側手根伸筋　276
地域医療構想　315,316
地域包括ケアシステム　250,314
知的障害　215
チームアプローチ　16
長下肢装具　231
長期臥床　73
腸脛靭帯炎　278
長座位　26
長対立式装具　228
鎮痛消炎剤　79
杖の適合　164
手押し型車いす　240
適応　285
テニス肘　276
テニス肘バンド　277
テノデーシススプリント　228
テーラー型　237
転移性　64
天井走行型リフト　246
転倒　71,72,159
電動車いす　240
転倒予防　161
デンバー・バー　233
電流治療器　77
頭蓋内出血　45,46
動機づけ　64
統合失調症　206

到達目標　20
疼痛　73,76
疼痛期　86,87
動的装具　228
登はん性起立　129
動脈血酸素飽和度　25
徒手療法　77

●な　行

内在的フィードバック　68
内側ウェッジ・ヒール　233
内側側副靭帯損傷　89
ナイト型　235
内反捻挫　274
内反変形　79
内部障害　92
軟性コルセット　235
軟部組織　71
日常生活活動　25,52
日本版デンバー式発達スクリーニング検査　139
入浴　32
認知行動療法　203
認知症　165
ヌルミ　152
寝返り　26
年少人口　299
年齢3区分別人口割合　299
脳血管障害患者　21
脳血栓　46
脳血栓症　46
脳梗塞　45,46
脳性麻痺児　148
脳塞栓症　46
脳卒中機能評価法　50
能動義肢　223

脳内出血　46
ノーマライゼーション　4

●は　行

排泄　32
バイタルサイン　25
廃用症候群　22
廃用性筋萎縮　73,74
パーキンソン病　113,116
跛行　79
発達障害　139
歯磨き　26,32
バランス機能　30
半月板損傷　88
半側空間無視　51,52
反復性肩関節脱臼　271
ヒアルロン酸　79
髭剃り　26
非言語的コミュニケーションスキル　172
膝くずれ　88
ビネー（Binet）法　145
皮膚　71
病床機能報告制度　315,316
フィラデルフィアカラー　235
浮腫　73
普通型車いす　240
普通型座位保持装置　245
物質依存　213
物理療法　77
不動　73
プラスティック製短下肢装具　231
フレア・ヒール　233
フレイル　157
フレンケル体操　124
ブローカ失語　51
平均寿命　305

閉鎖運動連鎖　75
変形性股関節症　79
変形性膝関節症　78
変性　73
訪問リハビリテーション　255
歩行器　243
歩行練習　81
ポジショニング　73
補装具　32,79
補装具療法　150
保存的治療　72
ホットパック　77

●ま　行

麻痺　114
慢性痛　76
慢性閉塞性肺疾患　102,259
ミルウォーキーブレース　237
メタタルザル・パッド　234
目標心拍数　99
モビライゼーション　77
森田療法　206
モールド型座位保持装置　246
モールドジャケット型　236

●や　行

薬物療法　77
役割　31
床走行型リフト　246
養育者　134
要介護者　72
要介護度　253
腰仙椎装具　235
予後　37

●ら　行

ラクナ梗塞　46
ランナー膝　278
理学療法士　36
リクライニング型座位保持装置　246
リクライニング型普通型車いす　240
リスク管理　22
リスクの層別化　96
リハビリテーション　1
リハビリテーション会議　256
リハビリテーション看護　284
リハビリテーションロボット　324
レジスタンストレーニング　100
連合反応　49
老年症候群　156
ロッカー・バー　233
ロフストランド杖　152

欧文（ABC順）

activities of daily living　52
ADL　25,32,52
balance forearm orthosis　228
Bankart 損傷　271
Barthel Index　55
BFO　228
Borg 指数　100
Brunnstrom Recovery Stage　49
CKC　75
COPD　102
DASC-21　169
Duchenne 型筋ジストロフィー　129
end feel　73
FAI　36
FIM　55
Functional Independence Measure　55
Garden の分類　77

GCS　50
giving way　88
Glasgow Coma Scale　24,50
gower's 徴候　129
HDS-R　167
IADL　32,53
ICF　9
ICIDH　8
IL 運動　5
instrumental activities of daily living　53
interface component　222
Japan Coma Scale　22,24,51
JCS　22,51
Lachman テスト　88
MCL　89
Mini-Mental State Examination　51
MIS　79
MMSE　51,167
MTDLP　260
NRS　77
on-off 現象　117
Osgood-Schlatter 病　280
OT　36
overload principle　74
PCW　152
performance change　65
PT　36
PTB 短下肢装具　232
QOL　40
RGO　151
RICE 処置　275
SARA　123
Scale for the Assessment and Rating of Ataxia　123
SIAS　50
SRC　152

ST　39
Stroke Impairment Assessment Set　50
suction socket　222
T字杖　242
Thompson Test　273
TKA　79

total contact socket　222
VAS　77
Vitality Index　167
wearing-off 現象　117
WISC-R　139
Yahr 分類　117

分担執筆者紹介

(執筆の章順)

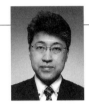

櫻井　宏明（さくらい・ひろあき）
執筆章→2・4

1967年	愛知県に生まれる
1989年	中部リハビリテーション専門学校卒業
	東海記念病院
1996年	藤田保健衛生大学七栗サナトリウム
1998年	藤田保健衛生大学リハビリテーション専門学校　専任教員
2004年	藤田保健衛生大学リハビリテーション専門学校　教務主任
2007年	藤田保健衛生大学医療科学部リハビリテーション学科　准教授，学科長補佐
2008年	藤田保健衛生大学大学院保健学研究科　准教授
2013年	藤田保健衛生大学医療科学部リハビリテーション学科　教授，学科長補佐
2013年	藤田保健衛生大学大学院保健学研究科　教授
2015年	藤田保健衛生大学医療科学部リハビリテーション学科　教授，学科長
2015年	藤田保健衛生大学大学院保健学研究科　教授，領域長
現在	藤田医科大学保健衛生学部リハビリテーション学科教授，学科長
	藤田医科大学大学院健学研究科教授，領域長
主な著書	PT・OTのためのOSCE（共著　金原出版）
	PT・OTのための臨床技能とOSCE（共著　金原出版）
	骨・関節系理学療法クイックレファレンス（共著　文光堂）
	図解　理学療法検査・測定ガイド第2版（共著　文光堂）
	理学療法のとらえかた4（共著　文光堂）

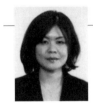

鈴木　由佳理（すずき・ゆかり）
執筆章→5・7

1976年	愛知県に生まれる
1998年	藤田保健衛生大学リハビリテーション専門学校卒業
	藤田保健衛生大学病院リハビリテーション科（現 リハビリテーション部）
2004年	藤田保健衛生大学大学院医学研究科研究員
2004年	藤田保健衛生大学リハビリテーション専門学校専任教員
2007年	藤田保健衛生大学医療科学部リハビリテーション学科助手
2011年	藤田保健衛生大学大学院医学研究科博士（医学）修了
2011年	藤田保健衛生大学医療科学部リハビリテーション学科講師
現在	藤田医科大学大学院保健学研究科講師
専攻	理学療法評価学，物理理学療法
主な著書	PT・OTのためのOSCE（共著　金原出版）
	今日の理学療法指針（共著　医学書院）

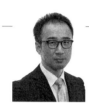

松田　文浩（まつだ・ふみひろ）
・執筆章→6・13

1977年	京都府に生まれる
1999年	専門学校愛知医療学院理学療法学科卒業
	犬山中央病院リハビリテーション科
2003年	放送大学教養学部卒業
2007年	藤田保健衛生大学病院リハビリテーション部
2012年	放送大学大学院文化学研究科修士（学術）修了
	藤田保健衛生大学医療科学部リハビリテーション学科助教
2017年	藤田保健衛生大学大学院医学研究科博士（医学）修了
2018年	藤田医科大学医療科学部（現・保健衛生学部）リハビリテーション学科講師
現在	藤田医科大学大学院保健学研究科講師
専攻	理学療法評価学
主な著書	歩行分析と動作分析（共著　一般財団法人学会誌刊行センター）
	PT・OTのための臨床技能とOSCE（共著　金原出版）

鈴木　めぐみ（すずき・めぐみ）
・執筆章→8・9

1968年	愛知県に生まれる
2011年	名古屋大学大学院医学系研究科博士後期課程満期退学
2011年	リハビリテーション療法学博士取得
現在	藤田医科大学保健衛生学部リハビリテーション学科教授
専攻	作業療法治療学
主な著書	PT・OTのための臨床技能とOSCE（共著　金原出版）
	高次脳機能障害作業療法学改訂第2版（共著　メジカルビュー社）
論文	日本人におけるCommunity Integration Questionnaire (CIQ)の年代および性別得点傾向について（総合リハ37(9)：865-876, 2009）
	健常者におけるプリズム適応訓練が反応時間と指差し課題の偏倚に及ぼす影響（作業療法29(1)：10-19, 2010）
	Difference in P300 response between hemi-field visual stimulation (Neurological sciences 32 603-608, 2011)
	Visual function assessment in stroke patients using a dynamic three-dimensional visual tasks (Fujita Medical Journal 3(3)：67-71, 2017)

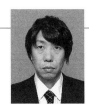

山田　将之 (やまだ・まさゆき)　・執筆章→10・12

1975年	山口県に生まれる。
1998年	藤田保健衛生大学リハビリテーション専門学校 医療専門課程 作業療法科卒業
	藤田保健衛生大学病院　作業療法士
2005年	藤田保健衛生大学リハビリテーション専門学校専任教員
2007年	藤田保健衛生大学医療科学部　リハビリテーション学科助教
2011年	日本福祉大学大学院医療福祉マネジメント専攻修士課程終了
2018年	藤田保健衛生大学大学院保健学研究科医療科学専攻博士後期課程　終了
現在	藤田医科大学大学院保健学研究科講師
専攻	作業療法治療学　作業療法理論　スプリント製作実習
主な著書	PT・OTのためのOSCE（共著　金原出版）
	PT・OTのための臨床技能とOSCE（コミュニケーションと介助・検査測定編）
	PT・OTのための臨床技能とOSCE（機能障害・能力低下への介入編）

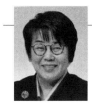

日高　艶子 (ひだか・つやこ)　・執筆章→14

1957年	長崎県に生まれる
1978年	聖マリア看護専門学校卒業
	聖マリア病院（精神科病棟・脳神経外科病棟）
1987年	聖マリア学院短期大学看護学科助手
1990年	聖マリア学院短期大学看護学科講師
1996年	久留米大学文学部人間科学科心理学系コース卒業
1997年	聖マリア学院短期大学看護学科助教授
1998年	誠愛リハビリテーション病院看護部長
1999年	九州看護福祉大学看護福祉学部看護学科　助教授
2002年	鳥取大学医学部保健学科　助教授
2004年	鳥取大学大学院医学系研究科保健学専攻看護学分野助教授
	鳥取大学医学部附属病院高次脳機能障害外来看護業務に従事
2006年	聖マリア学院大学看護学部看護学科助教授（2007年4月准教授）
2009年	福岡大学大学院人文科学研究科教育・臨床心理専攻博士課程前期修了（教育学）
2010年	聖マリア学院大学大学院看護学研究科准教授
2012年	聖マリア学院大学看護学部看護学科・大学院看護学研究科教授
現在	聖マリア学院大学看護学部看護学科・大学院看護学研究科教授
専攻	リハビリテーション看護学特論，健康・療養支援看護学，看護理論学，ライフスパン・フィジカルアセスメント
主な著書	健康危機状況／セルフケアの再獲得（共著，メディカ出版）
	成人看護学概論（共著，メディカ出版）
	ヘルスアセスメント（共著，メディカ出版）

編著者紹介

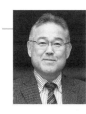

金田　嘉清（かなだ・よしきよ）　・執筆章→1・15

1957年	長野県に生まれる
1984年	国立療養所東名古屋病院附属リハビリテーション学院理学療法科卒業
	名古屋保健衛生大学病院（現　藤田保健衛生大学病院）理学診療科就職
1989年	愛知県立大学外国語学部英米学科卒業
1991年	藤田保健衛生大学病院理学療法科副主任
1992年	藤田保健衛生大学大学院医学研究科研究員
1992年	藤田保健衛生大学リハビリテーション専門学校専任教員
	藤田保健衛生大学病院理学療法科係長（併任）
1997年	藤田保健衛生大学リハビリテーション専門学校教務主任
2001年	藤田保健衛生大学リハビリテーション専門学校副校長
2004年	藤田保健衛生大学衛生学部リハビリテーション学科　学科長・教授
現在	学校法人藤田学園理事
	藤田医科大学副学長
専攻	理学療法，療法士教育
主な著書	PT・OTのためのOSCE（共著　金原出版）
	介護保険で役立つセラピストとは―介護保険の新しい展開；理学療法のとらえかた4（共著　文光堂）

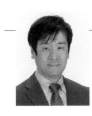

大塚　圭（おおつか・けい）

執筆章 → 3・11

1972 年	愛知県に生まれる
1998 年	藤田保健衛生大学リハビリテーション専門学校卒業
	藤田保健衛生大学病院リハビリテーション科（現リハビリテーション部）
2004 年	藤田保健衛生大学大学院医学研究科研究員
2005 年	藤田保健衛生大学リハビリテーション専門学校専任教員
2007 年	藤田保健衛生大学医療科学部リハビリテーション学科助教
2010 年	藤田保健衛生大学大学院医学研究科博士(医学)修了
2010 年	藤田保健衛生大学医療科学部リハビリテーション学科講師
2015 年	藤田保健衛生大学医療科学部リハビリテーション学科准教授
	藤田保健衛生大学大学院保健学研究科准教授
2017 年	University of Alberta, Division of Physical Medicine & Rehabilitation, Visiting Professor（～2018 年 3 月）
現在	藤田医科大学保健衛生学部リハビリテーション学科准教授
	藤田医科大学大学院保健学研究科准教授
専攻	理学療法概論，病態運動学，動作分析論
主な著書	臨床歩行計測（共著　医歯薬出版）
	PT・OT のための OSCE（共著　金原出版）
	PT・OT のための臨床技能と OSCE（共著　金原出版）
	脳卒中患者に対する課題指向型トレーニング（共著　文光堂）

放送大学教材　1519182-1-1911（ラジオ）

リハビリテーション

発　行	2019 年 3 月 20 日　第 1 刷
	2023 年 8 月 20 日　第 3 刷
編著者	金田嘉清・大塚　圭
発行所	一般財団法人　放送大学教育振興会
	〒105-0001　東京都港区虎ノ門 1-14-1　郵政福祉琴平ビル
	電話　03（3502）2750

市販用は放送大学教材と同じ内容です。定価はカバーに表示してあります。
落丁本・乱丁本はお取り替えいたします。

Printed in Japan　ISBN978-4-595-31938-9　C1347